U0138691

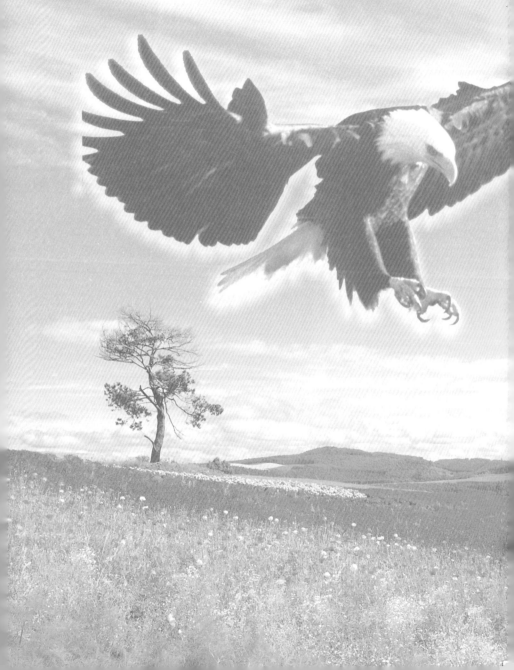

大展好書　好書大展

品嘗好書　冠群可期

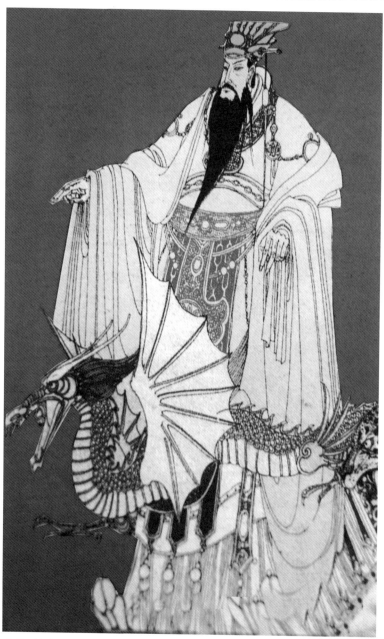

中國道家內丹養生之道祖師中華民族神聖祖先　黃帝　聖像

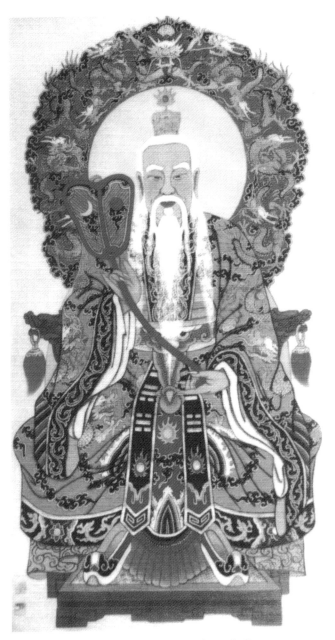

中國道家養生祖師老子坐像

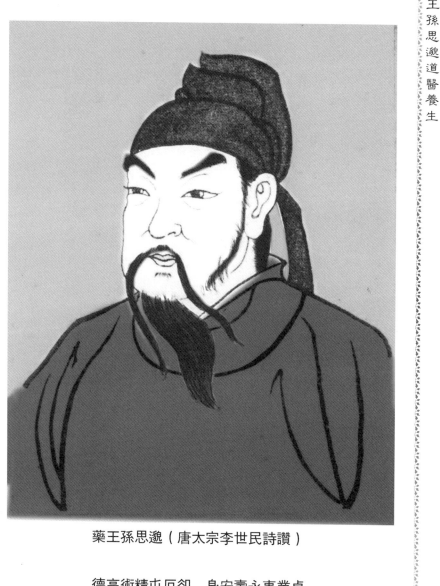

藥王孫思邈（唐太宗李世民詩讚）

德高術精屯厄卻　身安壽永事業卓
鑿開徑路名魁醫　巍巍堂堂百代模

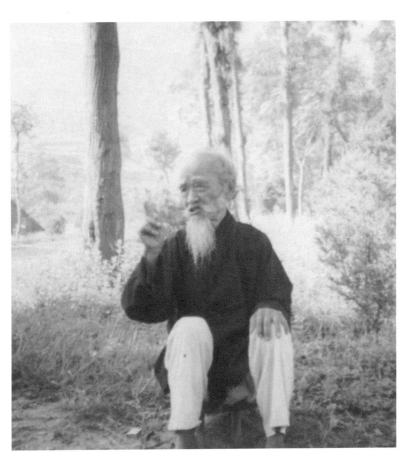

藥王孫思邈道醫當代傳人百歲道長李理祥在終南山

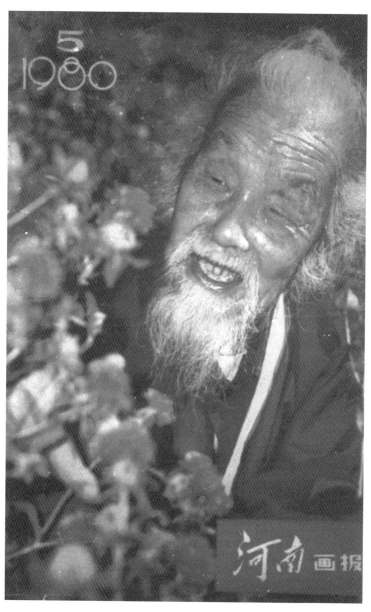

孫思邈道醫養生當代傳人 117 歲道長唐道成
在河南泌陽白雲山

藥王孫思邈道醫養生

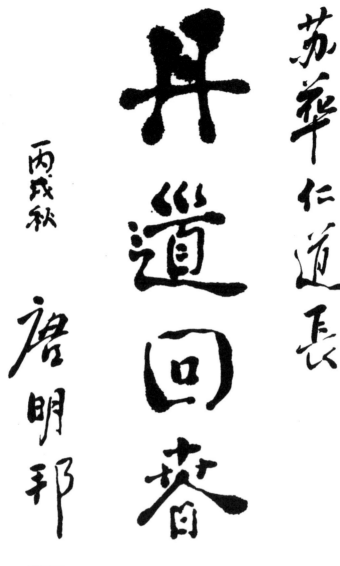

苏华仁道长

丹道回春

丙戌秋

唐明邦

當代易學與道學學術泰斗武漢大學唐明邦教授墨寶

謹將本叢書敬獻給

中國道家養生之道集大成者
中華民族神聖祖先黃帝，老子

獻給渴望康壽事業成功，天人合一者。

中華聖祖黃帝、老子養生之道禮贊：

浩浩茫茫銀河悠，
浮動蔚藍地球，
造化生人世間稠；
生老病亡去，
轉眼百春秋。

黃帝、老子創養生，
度人超凡康壽，
道法自然合宇宙；
復歸於嬰兒，
含笑逍遙遊。

——蘇華仁於
《中國道家養生全書與現代生命科學叢書》總主編
道易養生院2008年春於廣東羅浮山沖虛觀東坡亭

142歲的吳雲青增補爲延安市政協委員

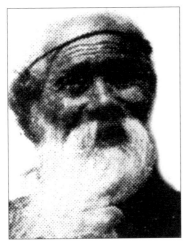

陝西省延安市青化砭村142歲的老人吳雲青，增補為延安市五屆政協委員。

吳雲青出生於清朝道光18（戊戌）年臘月（即1839年）。原為青化寺長老，現為人民公社社員。他雖然經歷了142個春秋，但仍精神矍鑠，步履穩健。

張純本攝（新華社稿）

1980年9月10日《人民日報》第四版

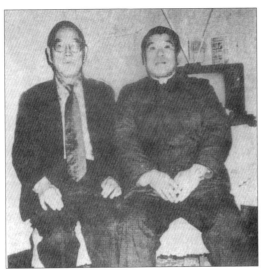

世界著名生物學家牛滿江博士1982年專程來中國北京向邊智中道長學練中國道家養生時合影

本書特點

　　中國藥王孫思邈是中國道家養生學偉大的集大成者。

　　首先，孫思邈本人修學中國道家養生學大成，他生於公元541年，卒於公元682年，壽高142歲，取得了年逾百歲而童顏之效。

　　孫思邈又是集中國道家、佛家、儒家和中國易學養生、道家內丹養生之道、中醫藥養生學的集大成者。

　　孫思邈同時是集中國道家養生長壽學和中華仙道養生學的集大成者。

　　孫思邈還是集中國道家哲學思想、易學哲學思想、儒學哲學、佛學哲學思想之集大成者。

　　緣於上述諸因，《藥王孫思邈道醫養生》一書，主要以藥王孫思邈本人原著為綱，再經過編著者長年認真工作，將孫思邈翔實的史料兼豐富的養生方法，靈驗的道醫康復與美容秘方精選於一處，然後再用言簡意賅的敘述方法，將中國藥王孫思邈平生集易、道、醫、儒、佛養生大成之道和道醫養生實用經驗，娓娓向您道來，助你站在藥王孫思邈巨人的肩膀上，樂攀中國傳統養生高峰，獲得身心康壽、事業成功、天人合一效果。

　　本叢書孫思邈藥王道醫養生傳承者李理祥、唐道成兩位道醫，均是聞名海內外道德高深、醫術精湛而年逾百歲猶童

顏的高師。本叢書編著：巫懷徵、蘇華仁、劉繼洪、任芝華
也都是研究道家學多年的專家、學者，有著豐富的道醫實踐
經驗，其醫德醫術足以讓世人信賴。

唐明邦序

現代科學發展日新月異。無論宏觀世界或微觀世界研究都有長足進展。唯人體生命科學研究，相對滯後。人類養生之道和生命科學研究成為當今熱門課題，實非偶然。《中國道家養生與現代生命科學系列》叢書，正好為人們提供一套中國先賢留下的寶貴養生經典文獻與養生之道，閱後令人高興頗感實用。其中主要包括：

①中國道家養生學說；

②中國道家養生精華內丹養生之道；

③中國道家內丹養生之道與現代生命科學結合對當代人類身心健康的啟示。

我今真誠向讀者推介本叢書，同時簡要試論其內容如下：

一、關於中國道家養生學說

早在2500多年前，中國道家已提出深刻的養生學說，建立了完整思想體系，成為中華傳統文化中的瑰寶。中華聖祖道家始祖黃帝、道家祖師老子，首先闡揚天人統一宇宙觀。《黃帝陰符經》精闢指出：「宇宙在乎手，萬化生乎身。」《老子道德經》第二十五章曰：「人法地，地法天，天法道，道法自然。」強調人同自然和諧統一。《老子道德經》第四十二章，同時闡發「萬物負陰而抱陽，沖氣以為和」的生命哲學，肯定人體保持陰陽和諧和維護生命的基本要求。

莊子《齊物論》強調「天地與我並生，萬物與我為一，」人體小宇宙與天地大宇宙是息息相通的統一體。這也同《黃帝內經‧素問‧上古天真論》堅持的「法於陰陽，和於術數」哲學思想與養生原理完全一致。

道家養生學說既指導又吸取中國傳統中醫學中的臟腑、經絡、氣血理論，認為人體生理機能的正常發揮，全靠陰陽與五行（五臟的代表符號）的相生相剋機制，調和陰陽、血氣，促使氣血流暢，任、督二脈暢通。後來道教繼承這一思想傳統，實現醫道結合，高道多成名醫，名醫亦多高道。宗教與科學聯盟，成為中國道家與道教文化的重大特徵。

中國道家養生學說、博大精深包容宇宙，但其養生之道卻至簡至易。其養生三原則如下：

① 道家養生思想與養生之道首先重心性修養，《老子道德經》第十九章強調「少私寡欲，見素抱樸」淡泊名利，貴柔居下，不慕榮華，超脫塵世紛擾。

② 道家養生、養性同時重視性格與生活習慣的修養，其核心機制尤貴守和。心平氣和，血氣平和，心性和諧。

③ 在修練完成心性和諧，道家則進一步提出性、命雙修，即心性與肌體雙修，最終達到天人合一，心理與肌體都復歸於嬰兒，長生久視。

道家養生三原則是道家養生最根本、最偉大之處，實乃人類養生至寶。具有深遠科學價值與應用價值，這是歷史經驗與結論。

二、關於中國道家養生精華內丹養生之道

中華民族神聖祖先、中國道家祖師黃帝，中國道家大宗師老子創立的道家養生學說和道家內丹養生之道，為後來的

中國道教繼承並發展，並以之為指導原則，繼承、創立了多種養生方術，如服食、導引、胎息、存神、坐忘、房中術等；再經過歷代丹家長期實踐修練，不斷總結提升，形成完整的內丹學體系，成為中國道教養生學說與實踐的中心內容。故載於中國《道藏》的《黃帝陰符經》、《老子道德經》《太上老君內丹經》，是有史以來中國道家內丹養生之道最早的經典，因此，中國宋代道家內丹養生之道名家、中國道教南宗祖師張伯端在《悟真篇》曰：

　　　陰符寶字逾三百，
　　　道德靈文止五千，
　　　今古上仙無限數，
　　　盡從此處達眞詮。

　　道家內丹養生之道的操作規程，多由師徒口傳心授，不立文字，立為文字者多用金烏、玉兔、赤龍、白虎、嬰兒、姹女、黃婆、黃芽等隱喻，若無得道名師點傳，外人實難領悟。

　　修練內丹，最上乘的修法是九轉還丹，其目的是讓人類由內練生命本源精、氣、神，達到「還精補腦」，再進一步達到天人合一；達到《老子道德經》第五十九章中講的：「是謂深根固蒂、長生久視之道。」其具體修練法如下：首先要安爐立鼎。外丹的鼎，指藥物熔化器，爐，指生火加熱器。內丹養生之道謂鼎爐均在身內。一般指上丹田為鼎，下丹田為爐。前者在印堂後三寸處，後者在臍下三寸處。還有中丹田在膻中穴，煉丹過程即「藥物」在三丹田之間循環。

　　煉丹的藥物，亦在人身內。指人體的精、氣、神，丹家

謂之三寶。乃人體內生命的三大要素。精為基礎，在下丹田；氣為動力，在中丹田；神為主宰，在上丹田，實指人的心神與意念力。煉丹過程就是用自己的心神意念主導人體精水與內氣在三丹田線上回還，以心神的功力調協呼吸，吐故納新，調理、優化人體生理機能。

煉丹過程中「火候」極為重要。心神主導精、氣、神三寶在三田中循環往復，必須嚴格掌控其節奏快慢，深淺層次，是為「火候」。練丹成功與否，關鍵在於火候的調控，若無得道、同時修練成功的內丹學名師點傳，實難知其訣竅。

內丹修練，分三個階段，火候不同，成就各異，三個階段，當循序漸進，前階段為後階段打基礎，不可超越。

小成階段，練精化氣。以心神主導精與氣合一，即三化為二。此時內氣循行路線為河車，旨在打通任、督二脈，促使百脈暢通，有健體祛病功效。河車，喻人體內精氣神運行時，恍恍惚惚的軌跡。中成階段，練氣化神。達到神氣合一，即二化為一。是為中河車，功可延壽。大成階段，練神還虛，也稱練神合道，天人合一，即自身精氣神歸於太虛，太虛以零為代表，即一化為零。太虛與《周易》太極相似，指天地未分之先，元氣混而為一的狀態。此謂大河車或紫河車，乃達到長生久視的最高成就。

總的來看，練丹過程同宇宙衍化過程正好相反。宇宙衍化是《老子道德經》第四章所講的那樣：道生一，一生二，二生三，三生萬物。由簡而繁，稱為「順則生人。」丹法演化是由三而二，由二而一，由一而零，由精氣神的生命體、返歸太虛，稱為「逆則成仙。」《老子道德經》第十六章曰：「歸根曰靜，靜曰復命。」實現此一法則，端賴火候掌

控得法。

丹家指出：內氣在丹田中運轉，火候的調控，須透過「內觀」或「內照」。內觀指的是人的意念集中冥想體內某一臟腑或某個神靈，做到排除一切思慮，保持絕對寧靜。意念猶如心猿意馬，極易逃逸；內觀要求拴住心猿意馬，使心神完全入靜，其功用是自主調控生理系統。入靜在養生中的重要性，為儒佛道所共識。儒家經典《禮記・大學》載孔子主張「定而後能靜，靜而後能安，安而後能慮。」其足以開發智慧。佛教主禪定，亦以靜慮為宗旨。《老子道德經》第十六章強調「致虛極，守靜篤」，為修道根本。

凝神靜慮以修道，必須首先排除外界的九大阻難，如衣食逼迫，尊長勸阻，恩愛牽纏，名利牽掛等。丹道要求「免此九難，方可奉道。」內觀過程，更大的障礙是「十魔」，即種種美妙幻象引誘，或兇惡幻象恫嚇，均能破壞修練者的意志，使其以為修練成功而中止修練。

美妙幻象有：金玉滿堂（富魔），封侯拜相（貴魔），笙歌嘹亮（樂魔），金娥玉女（情魔），三清玉皇（聖賢魔）等；兇惡幻象有：路逢凶黨（患難魔），兒女疾病（恩愛魔），弓箭齊張（刀兵魔）等，丹家要求見此十魔幻象應「心不退而志不移」，「神不迷而觀不散」。必須「免此十魔，方可成道」。

其詳情請參閱《鍾呂傳道集・論魔難第十七》。

道家內丹養生之道、也稱作內丹學或內丹術，是在道家養生理論指導下制定的一套修練程式。理論離開方術，容易流於空談；方術失去理論指導，將失去方向與依歸。中國道家道教的內丹養生學，理論與實踐結合，故能保持其永久魅力，造福人類，享譽古今中外。

故世界著名科學家李約瑟在《中國科技史》一書中，高度評價中國道家內丹養生之道，他寫道：中國的內丹，成為世界早期生物化學史上的一個里程碑。

三、關於道家內丹學與現代生命科學結合對人類康壽的啓示

自然科學的發展，到20世紀下半頁，興起系統科學與復雜科學，宏觀研究與微觀研究同時深化，迎來了「科學革命」。大力開展天地生人的綜合研究，建立了天地生人網路觀，從而將整個自然科學特別是人體生命科學研究推向發展新階段。人們開始發現，人體生命科學研究的目標任務，同中國道家與道教內丹學的目標任務，十分相近，其主要內容有四：

① 優化生命。由優生、優育到生命的優化，使免疫力提高，排除疾病困擾；保持血氣平和，生理機能旺盛，耳聰目明，精神奮發。

② 促進生命延續。做到健康長壽，童顏鶴髮，返老還童，黛發重生，長生久視。

③ 開發智慧。增強認知力、記憶力；超強的隨機應變力、獨創力；直覺頓悟，捕捉可遇而不可求的奇思妙悟；打開思想新境界，發現新的科學規律或物質結構。

④ 開發人體潛能，具備超常的能量，抗強力打擊，不畏嚴寒、酷暑，耐饑渴、能深眠與久眠；具有透視功能、預測神通；誘發常人所不具備的特異功能。

人體潛能的開發，關鍵在人的大腦，人腦的功能，目前只用到百分之幾；許多人體功能的奧秘尚待破解。超越人的生命界線，早已成為道家道教內丹術奮鬥的目標。這實際上

已為人體生命科學提出新任務和新課題。

　　四川教育出版社1989年出版的《錢學森等論人體科學》一書載：舉世聞名的中國科學家錢學森早有科學預見：「中醫理論，氣功科學，人體特異功能，是打開生命科學新發展之門的一把鑰匙。」錢學森同時指出：「結合科學的觀點，練功、練內丹。」道家內丹學將為生命科學提供新的課題，新的研究方法，引起生命科學的新突破；現代生命科學將以其現代化的科學手段，幫助道家內丹術進行測試、實驗、總結，使之上升到理論高度，構建更完備的理論思想體系，制定更加切實可行、利於普及的修練程式。兩者結合，相互促進，相得益彰。必將對現代人類身心健康長壽、事業成功做出巨大　貢獻。

　　《中國道家養生與現代生命科學系列叢書》的出版，正好為二者架上橋樑。道家養生著作甚多，講服食、導引、胎息、存神、守一、坐忘、房中術均有專著。內丹學著作，由理論與方術結合緊密，成為道家道教養生文化的核心，其由行家編著的尚不多見。現經世界著名丹道老壽星吳雲青入室弟子，內丹名師、全書總主編蘇華仁道長，約集海內外部分丹道行家擇其精要，精心校點，詳加注釋、評析，或加今譯，分輯分期出版，洋洋大觀，先賢古仙宏論盡收眼底，內丹養生學與生命科學研究經典文獻，熔於一爐。生命科學激發內丹學煥發新的活力；內丹學為生命科學研究提供新的參照系統，打開新思路，開拓新領域，兩大學科攜手並進，定能為研究中華傳統文化打開新局面，綻繁花，結碩果，造福全人類。

　　總主編蘇華仁道長徵序於愚，卻之不恭，聊陳淺見以就正於方家。同時附上近作「道家道教內丹學與中國傳統文

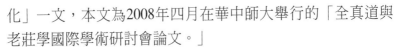

化」一文，本文為2008年四月在華中師大舉行的「全真道與老莊學國際學術研討會論文。」

唐明邦簡介：

唐明邦：男，號雲鶴。重慶忠縣人。1925年生。武漢大學哲學學院教授，博士生導師，中國當代著名易學家。畢業於北京大學哲學系，歷任中國哲學史學會理事，中國周易研究會會長，國際易學聯合會顧問，東方國際易學研究院學術委員，中國周易學會顧問，湖北省道教學術研究會會長等職。

主講中國哲學史，中國辯證法史，中國哲學文獻，易學源流舉要，道教文化研究等課程。

著作有《邵雍評傳》附《陳摶評傳》、《當代易學與時代精神》、《易學與長江文化》、《論道崇真集》、《李時珍評傳》、《本草綱目導讀》。主編《周易評注》、《周易縱橫錄》、《中國古代哲學名著選讀》、《中國近代啟蒙思潮》；合編《中國哲學史》、《易學基礎教程》、《易學與管理》。多次應邀參加國際易學、道學、儒學、佛學、學術會議。應邀赴香港、臺灣講學。發表學術論文多篇。

董應周序

中華道家內丹養生　人類和諧發展福星

史載由中華聖祖黃帝、老子創立的中華傳統絕學、道家內丹養生大道，自古迄今，修練者眾多。得真傳修練成功者，當代海內外有數。

世界著名道家內丹養生壽星吳雲青弟子、蘇華仁道長數十載寒暑，轉益多師，洗心修練，易筋髓化神氣，還精入虛，丹道洞明，遂通老子養生學真諦，庶幾徹悟人生妙境。但不願意自有、欲天下共用之。故而與諸同道共編《中國道家養生與現代生命科學系列叢書》，將丹道精華、公諸於世，使天下士人，能聞見此寶，持而養身，養人養家，利民利國利天下，誠謂不朽之盛事業。

何緣歟？蓋為21世紀人類文明，雖已可分裂原子，利用核能，控制基因，進行宇宙探索，然而，對自身卻知之甚少，人們能登上月球，卻不肯穿過街道去拜訪新鄰居；我們征服了高遠太空，卻征服不了近身內心，我們對生命真相的理解，至今還停留在蛋白質，基因、神經元等純物質層面。而在精神層面，知之更少：僅及於潛意識，稍深者，亦不過榮格的「集體潛意識，」當今世界、物質主義大行其道，人類精神幾近泯滅，有識之士，大聲疾呼，人類文明若不調整自己物質至上的發展方向，將會走向自我毀滅。

二次大戰後，1984年11月，美國參謀長聯席會議主席布魯德利說：「我們有無數科學家卻沒有什麼宗教家。我們掌

握了原子的秘密，卻摒棄了耶穌的訓喻。人類一邊在精神的黑暗中盲目地蹣跚而行，一邊卻在玩弄著生命和死亡的秘密。這個世界有光輝而無智慧，有強權而無良知。我們的世界是核子的巨人，道德侏儒的世界。我們精通戰爭遠甚於和平，熟諳殺戮遠甚於生存。」

現在，我們又看到了全球氣候變暖，發展中國家空氣，水、土壤生物圈的大規模污染和破壞，各種致命疾病的傳播等等。美國前副總統高爾四處奔波，呼籲拯救地球。英國著名物理學家霍金，於去年兩次提出人類應該向外太空移民以防止自身毀滅。

他在2006年6月的一次記者招待會上預言：「為了人類的生存和延續，我們應該分散到宇宙空間居住，這是非常重要的。地球上的生命被次大災難滅絕的危險性越來越大，比如突然的溫度上升的災難、核戰爭，基因變異的病毒，或者其他我們還沒有想到的災難。」

以上諸位道出了目前人類病因，也開出了藥方。能行否？可操作嗎？且不說眼下走不掉，即使能移民外太空，若不改變人類本性中貪婪的一面，還不是照樣污染破壞宇宙。

地球真的無法拯救了？難道這個世界真的是「有光輝而無智慧，有強權無良知？」是「核子的巨人，道德的侏儒」嗎？是也，非也，有是，有不是。問題存在但有就地解決辦法，不需要逃離地球，移民外太空目前只是異想天開！

這打開智慧之門，拯救人類良知的金鑰匙在哪裏？就在中華傳統道家內丹大道中，中華內丹大道，功能可導引人類重新認識自己，發現人類自身良知良能，改變自身觀念，使人類昇華再造，進而改觀地球村，使之成為真正的桃花源伊甸園。中華內丹大道智慧，能教人人從知我化我開始，進而

知人知物知天地，化人化物化天地；其智能之高能量之大，古往今來蓋莫過焉！

史載距今八千多年前，中華聖祖伏羲「仰觀天文，俯察地理，遠取諸物，近取諸身。」畫成伏羲先天八卦，首開人類天人合一世界觀和天人合一，性、命雙修大道。故中國唐代道家內丹名家呂洞賓祖師，禮贊伏羲詩曰：「伏羲創道到如今，窮理盡性致於命。」

距今約五千年前，《莊子‧在宥》記載：中華聖祖黃帝之師廣成子，開示中華道家內丹養生大道秘訣曰：「勿勞汝形，勿搖汝精，乃可以長生。」

中華聖祖黃帝《陰符經》，開示宇宙天人合一生命要訣曰：「宇宙在乎手，萬化生乎身。」「知之修練，謂之聖人。」「聖人知自然之道不可違，因而制之。」

「東方聖經」老子《道德經》開示生命之道要訣曰：「道法自然」「修之於身。」「歸根曰靜，靜曰復命。」「聖人之道，為而不爭。」

整個人類若能忠行中華聖祖伏羲、廣成子、黃帝、老子取得人生成功的極其寶貴的經驗，修練中國道家內丹養生之道，身心自然會強健，身心自然會安靜下來，清淨起來，內觀返照。五蘊洞開，自會頓悟出原來人類的內心世界是如此廣闊無限，清淨無垢，透徹寬容，澄明神朗。這時候，自然的就都能收斂起外部的物欲競爭，停止巧取豪奪。人人和諧相處，家家和諧相處，區域和諧相處，天下和諧相處；自然的，地球村也就和諧和安清了，適合人居了。

天地人和諧安清，還用得著移民外太空嗎？人類如要去太空，那只是去遊玩、去逍遙遊罷了！

華仁道長內丹全冊已就，開券有益，人人自我修練，庶

藥王孫思邈道醫養生

幾自救救人。莫失良機。是為序。

董應周簡介：

董應周：男，1942年生於中國河南省禹州市，當代著名中華傳統文化研究專家與行家。1965年加入中國共產黨，1966年畢業於鄭州大學中文系。著名作家、詩人。本人任中國中州古籍出版社原總編輯兼社長期間，曾主持整理、出版了大量的中華傳統文化典籍。此舉在海內外各界影響深遠。目前任中國河南省易經學會會長，擔任香港中國港臺圖書社總編。

蘇華仁序

　　《中國道家養生與現代生命科學系列》叢書，由中國、美國、馬來西亞、澳洲和香港、臺灣，對中國道家養生學與現代生命科學結合研究和實修的部分專家與行家精心編著。其中，海內外著名、當代《周易》研究與道家學術研究泰斗、武漢大學教授唐明邦擔任重要編著者之一，並為該叢書作序、題字，同時擔任該叢書道家學術與周易學術顧問；中國社會科學院博士生導師、海內外著名的中國道家養生學術與內丹學專家、老子道學文化研究會會長胡孚琛教授，擔任該叢書道家養生學術與內丹學顧問；當代中國傳統養生文化研究專家、中國·中州古籍出版社原總編輯兼社長董應周，擔任該叢書技術編輯與出版藝術顧問，同時為該叢書作序。

　　《中國道家養生全書與現代生命科學系列》叢書編委，緣於本人為世界著名內丹養生壽星吳雲青弟子、中國廣東羅浮山軒轅庵紫雲洞道長、中山大學兼職教授，故推舉我擔任該叢書總主編；山西科學技術出版社副總編趙志春擔任該叢書總策劃。

　　為了確保《中國道家養生全書與現代生命科學叢書》的高品質、高水準，該叢書特別在世界範圍內諸如中國、美國、馬來西亞、澳洲和香港、臺灣，聘請有關專家與行家擔任該叢書編著者和編委。

　　經過該叢書編委和有關工作人員、歷時近兩年的緊張工作，現在即由山西科學技術出版社出版，將與廣大有緣讀者

見面了。其主要內容有三：

一、中國道家養生學與現代生命科學簡介

中國道家養生學，是一門凝聚著中國傳統養生科學與人天科學和生命科學精華的綜合學科。被古今中外大哲學家、大科學家和各界養生人士公認為：世界傳統養生文化寶庫中的精華和瑰寶。根據記載中華五千年文明史的中國《二十四史》和有關史書記載：中國道家養生學，主要由中華民族神聖祖先、中國道家始祖黃帝，中國道家祖師老子，依據「道法自然」規律，又「因而制之」自然規律的中國道家哲學思想和道家養生之道綜合確立。

古今中外無數事實啟迪人類：修學中國道家養生學，可促進全人類身心健康長壽、事業成功、天人合一。故其在中華大地和世界各地已享譽大約有五千多年歷史。

中國道家養生學歷史悠久、博大精深，其核心是中國道家內丹養生之道，其理論基礎主要為中國傳統的生命科學理論：其主旨是讓人們的生活方式「道法自然」規律生活，進而因而制之自然規律，達到「樂天知命，掌握人類自身生命密碼，同時掌握宇宙天地人大自然萬物生命變化的規律」，最終讓全人類達到健康長壽、平生事業獲得成功。

用黃帝《陰符經》中的話講：「宇宙在乎手，萬化生乎身。」中國道家養生學及其核心中國道家內丹養生之道主要經典有：《黃帝陰符經》、《黃帝內經》、《黃帝外經》、《黃帝歸藏易》、老子《道德經》、《太上老君內丹經》、《老子常清靜經》等。

中國道家養生學核心中國道家內丹養生之道的科學機制為「天人合一」、由修練中國道家內丹養生之道達到「返樸

歸真」，其主要經典有：老子親傳弟子：尹喜真人《尹真人東華正脈皇極闔辟證道仙經》，鬼谷子《黃帝陰符經注》，魏伯陽《周易參同契》，葛洪《抱朴子》，孫思邈《養生銘》、《四言內丹詩》《千金要方》，漢鍾離、呂洞賓《鍾、呂傳道集》《呂祖百字碑》，張伯端《悟真篇》，張三豐太極拳和張三豐《丹經秘訣》等道家養生著作。中國道家養生學核心是中國道家內丹養生之道，修練方法要訣為「內練生命本源精、氣、神，返還精、氣、神於人體之內」。從而確保修學者能常保自身生命本源精、氣、神圓滿。經現代生命科學家用現代高科技儀器實驗表明：中國道家養生學核心的中國道家內丹養生之道所講的「精」、即現代生命科學中所講的去氧核糖核酸，「氣」、即臆肽，「神」、即丘腦。此三者是人類生命賴以生存的本源，同時是人類健康長壽，開智回春、天人合一的根本保障和法寶。

中國道家養生學的核心是中國道家內丹養生學養生之道，其功理完全合乎宇宙天地人大自然萬物變化規律，故立論極其科學而高妙。其養生之道具體的操作方法卻步步緊扣生命密碼，故簡便易學、易練、易記。其效果真實而神奇、既立竿見影，又顯著鞏固。因此，古今中外無數修學中國道家養生學者的實踐表明：學習中國道家養生學的核心中國道家內丹養生學養生之道，可確保學習者在短時間內學得一套上乘養生方法，從而掌握生命密碼基本規律，為身心健康長壽、事業成功鋪平道路，並能確定一個正確而科學的人生目標而樂天知命地為之奮鬥、精進。

因此，靜觀記載中華五千年文明史的中國《二十四史》一目了然：大凡在中國歷史上大有作為的各界泰斗人物，大多首選了中國道家養生學的核心中國道家內丹養生之道，作

藥王孫思邈道醫養生

為平生養生與改善命運規律的法寶。並因平生修學中國道家內丹養生之道，而獲得身心康壽、開啟大智，建成造福人類的萬世事業，成為各界泰斗。

諸如：中華民族神聖祖先、中華文明始祖黃帝，「東方聖經」《道德經》的作者、中國道家祖師老子，中國儒家聖人、中國教育界祖師孔子，中國兵家祖師、《孫子兵法》的作者孫子，中國商業祖師范蠡，中國智慧聖人鬼谷子，中國道學高師黃石公（即黃大仙），中國帝王之師張良，中國道教創始人張道陵，中國「萬古丹經王」《周易參同契》的作者魏伯陽，中國大科學家張衡、中國大書法家、書聖王羲之；中國晉代道家養生名家葛洪，中國藥王孫思邈，中國詩仙李白，中國唐、宋時代道家養生名家鍾離權、呂洞賓，張果老，陳摶，張伯端；中國元明之際，主要有中國太極拳與中國武當派武術創始人張三豐，中國清代道學名家黃元吉，中國近代道學名家陳攖寧，當代世界著名老壽星吳雲青，中國華山道功名家邊智中道長，中國終南山百歲道醫李理祥，中國安陽三教寺李嵐峰高師，中國武當山百歲高道唐道成，中國四川青城山百歲高道趙百川……

由於中國道家養生學核心的中國道家內丹養生之道，確有回春益智，促進人類事業成功，使人類天人合一，改善人類生命密碼之效，故從中國道家內丹養生之道祖師廣成子傳黃帝內丹始，為嚴防世間小人學得、幹出傷天害理之事。故數千年來其核心養生機制一直以「不立文字、口口相傳」的方式，秘傳於中國道家高文化素質階層之內，世人難學真訣；當今之世，諸因所致：真正掌握中國道家養生學的核心與中國道家內丹養生之道真諦，並且自身修學而獲得年逾百歲猶童顏大成就的傳師甚少，主要有：世界著名百歲老壽

星、道家內丹養生高師吳雲青，李理祥、唐道成、趙百川：中國道家養生學華山道功名家邊治中（道號邊智中），中國古都安陽三教寺李嵐峰等……

眾所周知：當今世界、進入西方現代實驗科學加東方古代經驗科學、進行綜合研究促進現代科學新發展的新時代，作為中國傳統養生科學精華的中國道家養生學核心的道家內丹養生之道，日益受到當今世界中、西方有緣的大科學家的學習與推薦，諸如舉世聞名的英國劍橋大學李約瑟博士，在其科學巨著《中國科技史》一書中精闢地指出：「中國的內丹成為人類早期生物化學史上的一個里程碑。」同時指出：「道家思想一開始就有長生不死概念，而世界上其他國家沒有這方面例子，這種不死思想對科學具有難以估計的重要性。」

世界著名生物遺傳科學家牛滿江博士，因科學研究工作日繁導致身心狀況日衰，又因求中、西醫而苦無良策，效果不佳。故於1979年，他來中國北京，向中國道家華山道功名家邊智中道長、（俗名邊治中）修學了屬於中國道家養生學核心的道家內丹養生之道動功的中國道家秘傳養生長壽術後、身心短時間回春。故他以大科學家的嚴謹態度，經過現代科學研究後，確認本功是：「細胞長壽術，返老還童術，係生命科學。」四年之後的1982年，牛滿江博士深有感觸地向全人類推薦道：「我學練這種功法已經四年，受益匪淺，真誠地希望此術能在世界開花，使全人類受益。」（本文修訂之際，適逢世界著名生物遺傳科學家牛滿江博士於2007年11月8日以95歲高齡辭世，此足見道家內丹養生之道養生長壽效果真實不虛。）

中國當代著名大科學家錢學森，站在歷史的高度、站在

高文化素養的基礎之上：深知中國道家養生學核心的道家內丹養生之道、為中國傳統生命科學和中國傳統人天科學精華，因此，對中國道家養生學核心的道家內丹養生之道又十分推崇，他在《論人體科學》講話中精闢地指出：「結合科學的觀點，練功、練內丹」。錢學森同時支援、中國社會科學院博士生導師、中國當代道學名家胡孚琛確立完善：「中國道家內丹學。」

經過胡孚琛博士長年千辛萬苦、千方百計地努力，中國道家養生學核心的道家內丹養生之道得以完成。走進了本應早走進的現代科學殿堂。成為一門古老而嶄新的生命科學學科。此舉，對弘揚中國傳統生命科學，對於全人類身心健康、事業成功，無疑是千古一大幸事。

為使天下有緣善士學習到中國道家養生學核心的道家內丹養生之道，世界著名老壽星、當代內丹傳師吳雲青、邊治中二位高師，曾經親自在中國西安、北京和新加坡等地對海內外有緣善士辦班推廣，同時委託其入室弟子，世界傳統養生文化學會的主要創辦人之一的蘇華仁等人，隨緣將中國道家養生學核心的道家內丹養生之道，傳授給了中國、美國、英國、法國、日本、新加坡、馬來西亞等國家和中國香港、澳門地區的有緣學員。

二、中國道家養生學核心道家內丹養生之道效果簡介

根據當代世界各地有緣修學、習練中國道家養生學核心的道家內丹養生之道課程的學員，自己填寫的大量效果登記表，同時根據中國山東省中國醫藥研究所，所作的大量醫學臨床報告表明：學習中國道家養生學核心的中的道家內丹養生之道課程，短時間內可有效地，大幅度地提高人類的智商

和思想水準與思維觀念，並能確立一個樂天知命的科學目標
而精進。同時，短時間內可有效地增加生命本源精、氣、
神，提高人體內分泌水準和改善人體各系統功能，從而可使
人們顯著地達到身心健康，軀體健美，智慧提高，身心整體
水準回春。同時，還可以讓人類克服亞健康，康復人類所患
的各類疑難雜症，諸如：神經系統失眠、憂鬱、焦慮等症。
腎臟與泌尿系統各類腎病，精力不足、性功能減退等症。內
分泌功能失調造成的肥胖與過瘦等症。循環系統糖尿病、心
腦血管病，高、低血壓等症。呼吸系統各類肺病、哮喘病、
鼻炎、過敏等症。消化系統各類胃病、肝病、便秘與腹瀉等
症。免疫系統、衰老過快和容易疲勞的亞健康等症。

綜上所述：修學與忠行中國道家養生學核心的道家內丹
養生之道，短時間內確保您身心能整體水準改善和提升與回
春。為您一生取得身心健康、事業成功奠定一個堅實可靠的
基礎，同時為您修學中國道家養生學核心道家內丹上乘大
道，達到天人合一奠定基礎。這是古今中外大量修學中國道
家養生學核心的道家內丹養生之道者的成功經驗。供您借
鑒，您不妨一試。

（蘇華仁撰稿）

藥王孫思邈道醫養生

《中國道家養生與現代生命科學系列叢書》

編委會名單

本叢書所載中國道家養生秘傳師承

1.吳雲青（1838～1998）

中華聖祖黃帝、老子創立道家內丹養生當代160歲傳師，世界著名壽星。

2.邊智中（1910～1989）

中國道家華山派內丹道功當代傳師，世界著名生物學家牛滿江道功師父。

3.李理祥（1893～1996）

中國道家龍門派內丹道功當代百歲傳師，中國當代著名道家醫學傳師。

4.李嵐峰（1905～1977）

中國道家金山派內丹道功當代傳師，張三豐太極拳與內丹養生當代傳師。

5.唐道成（1868～1985）

中國道家武當派內丹道功當代117歲傳師，中國當代著名道家醫學傳師。

6.趙百川（1876～2003）

中國道家青城山內丹道功當代127歲傳師，中國當代著名長壽老人。

本叢書專業學術顧問

中國道家養生與周易養生學術顧問：

——唐明邦（中國當代易學學術泰斗、中國武漢大學教授）

中國道家養生學術與內丹學術顧問：

——胡孚琛（中國社會科學院博士生導師、著名道家學術學者）

總主編　蘇華仁
總策劃　趙志春
副主編　辛　平（馬來西亞）
編　委　丁成仙　毛飛天　馬　源　王正忠　王麗萍
　　　　王炳堯　王　強　王學忠　鄭衛東　田合祿
　　　　田雅瑞　玉真子　葉欣榮　葉掌國　葉崇霖
　　　　古陽子　占米占　劉永明　劉小平　劉俊發
　　　　劉繼洪　劉裕明　劉偉霞　劉　功　明賜東
　　　　任芝華　孫光明　孫愛民　朱瑞華　朱瑞生
　　　　朱文啟　牟國志　辛　平　辛立洲　蘇華仁
　　　　蘇小文　巫懷征　蘇華禮　李宗旭　李武勛
　　　　李太平　李靜甫　李志杰　李　興　吳祥相
　　　　吳吉平　何山欣　嚴　輝　趙志春　趙　珀
　　　　趙樹同　趙振記　張海良　張德鼉　張若根
　　　　張高澄　張良澤　陳　維　陳成才　陳全林
　　　　陳志剛　陳安濤　陳紹聰　陳紹球　陳春生
　　　　金世明　林遠嬌　周一謀　周彥文　周敏敏

藥王孫思邈道醫養生

	楊　波	楊建國	楊懷玉	楊東來	楊曜華
	駢運來	賀曦瑞	聞玄真	鄭德光	柏　林
	胡建平	柯　可	高　峰	高志良	徐曉昌
	鄒通玄	秦光中	唐明邦	唐福柱	黃紹昌
	黃易文	黃子龍	梁偉明	梁淑范	郭棣輝
	郭中隆	曾本才	梅全喜	董應周	韓百廣
	釋印得	釋心月	黎平華	黎　力	魏秀婷
秘　書	吳朝霞	吳鳴泉	嵇道明	蘇　明	蘇小黎
	宋烽華	張　莉	潘海聰	米　鐸	劉文清

目　　錄

上篇　孫思邈養生總論

中篇　孫思邈養生特色

下篇　孫思邈養生之道精選

上編

孫思邈養生總論

第一章

藥王孫思邈
生平及其道醫研究

第一節　孫思邈真實而傳奇的一生

　　孫思邈（541～682），中國藥王。為唐代著名道士，醫藥學家。壽高 141 歲，取得了年逾百歲而童顏之效。

　　孫思邈是中國道家醫學與中國道家養生集大成者，孫思邈又是集中國道家、佛家、儒家，和中國易學養生、道家內丹養生、中醫藥養生學的集大成者。故後人公認為：藥王孫思邈與扁鵲、華佗三人並稱為：「中國三大神醫」，又與張仲景、李時珍三人並稱為：「中國三大名醫」。

　　根據《舊唐書・孫思邈本傳》和《新唐書・孫思邈本傳》等有關史書記載：孫思邈，京兆華原（今陝西耀縣）人。生於西元 541 年，幼聰穎好學。自謂「幼遭風冷，屢造醫門，湯藥之資，罄盡家產」。及長，通老、莊及百家之說，兼好佛典。年十八立志究醫，「頗覺有悟，是以親鄰中外有疾厄者，多所濟益」。

　　北周大成元年（579），以王室多故，乃隱居太白山（在今陝西眉縣）向世外高人學道，煉氣、養形，探究養生長壽之術。及周靜帝即位，楊堅輔政時，徵為國子博士，稱疾不

就。隋大業（605～618）中，遊蜀中峨嵋。隋亡，隱於終南山，與高僧道宣相友善。

至唐太宗李世民即位，詔至京師，以其「有道」，授予爵位，固辭不受，再入峨眉煉「太一神精丹」。顯慶四年（658），唐高宗又徵召至京，居於鄱陽公主廢府。翌年，高宗召見，拜諫議大夫，仍固辭不受。咸亨四年（673），高宗患疾，令其隨御。上元元年（674），辭疾還山，高宗賜良馬，假鄱陽公主邑司以屬之。

永淳元年卒（西元 682 年），享年 141 歲。遺令薄葬，不藏明器，祭免牲牢。藥王孫思邈傳世的主要著作為《千金要方》《千金翼方》。宋徽宗崇寧二年（1103）追封為妙應真人。

由於《千金要方》及《千金翼方》的影響極大，因此這兩部著作被譽為我國古代的醫學百科全書，起到了上承漢魏，下接宋元的歷史作用。兩書問世後，備受世人矚目，甚至飄揚過海，廣為流傳。日本在天寶、萬治、天明、嘉永及寬政年間，都曾經出版過《千金要方》，其影響可見一斑。

孫思邈死後，人們將他隱居過的「五臺山」改名為「藥王山」，並在山上為他建廟塑像，樹碑立傳。每年農曆二月初三，當地群眾都要舉行廟會，以紀念孫思邈為我國醫學所作出的巨大貢獻。廟會時間長達半月之久，前來遊覽、憑弔的八方來客絡繹不絕。相傳當年孫思邈洗藥用的洗藥池和他親手種植的柏樹還完好無損。

這些中華文化的寶貴遺產深受海內外炎黃子孫的珍愛。每年二月，人們都在藥王廟舉行儀式，隆重紀念和緬懷這位名垂千古的偉大醫藥學家。

孫氏自幼聰穎好學，敏慧強記，他 7 歲時每天能背誦一

千多字，人稱聖童。孫思邈的家鄉在長安附近，長安為秦漢時期的政治、經濟文化中心，在當時也是東、西魏之間戰爭的後方，當時的戰亂對其歷史文化的破壞不大。

在這種條件下，孫思邈有機會從小就博覽群書。因自幼體弱多病，常請醫生診治，以致耗盡家資。因此，他從青年時代就立志以醫為業，用畢生精力從事醫學研究，為民除病，因而刻苦研習岐黃之術。

到20歲左右，他已對醫學有一定造詣並小有名氣，所以「京鄰中外有疾厄者」多找他治療。除醫學書籍外，儒家、道家、佛家的典籍他也無所不讀。到青年時代，孫氏已是個知識淵博，尤其精通儒家、道家與易學並兼通佛學思想的頗有功底的學者了。

西元579年即孫氏大約37歲以後，他以聰慧敏銳的頭腦和相當淵博的知識看透了當時的統治集團之間相互勾心鬥角、彼此傾軋殺戮的本質，加之道家和佛家思想的影響，他鄙棄仕途，離開家鄉，先後到長安以西稍偏南，距長安600餘里的太白山和長安以南200餘里的終南山過了數十年的隱居生活。

在這期間，他潛心鑽研唐以前歷代醫家的著作，如黃帝《素問》、《甲乙》、《黃帝針經》、《明堂流注》及扁鵲、張仲景、倉公、華佗、葛洪、陶弘景、王叔和、阮河南、范東陽、張苗、靳邵等諸家的《經方》，對人體的「五臟六腑」、「十二經脈」、「表裏孔穴」、「三部九候」及「本草對藥」等均進行了深入細緻的研究。

除此之外，他也在當時盛行的「陰陽籙命」、「諸家相法」、「灼龜五兆」、「周易六壬」即預測禍福、卜筮吉凶、符籙消災等方面花費了大量的時間，去學習、實踐、應

用、研究。除了熟讀經典探究醫理，他還利用久居山林的自然條件，鑽研並整理記載了大量藥物識別、採集、炮製、貯存等方面的豐富經驗。

在長年為方圓數百里內平民百姓治療各種疾病的實踐中，他所學的醫學理論與臨床實踐融會貫通，醫療技術達到了爐火純青的境地。

孫氏治病針藥並用，效若桴鼓。例如唐高祖武德年間（西元 618–626 年），他成功地治癒過上吐下瀉的重症；唐太宗貞觀初年（約西元 627 年），他治癒過幾乎不治的虛癆病；貞觀九年（西元 636 年），他妙手回春，治癒了漢王的頑固性水腫病；唐高宗永徽元年（西元 650 年），他用內服中藥的方法治癒過頑症箭傷。

除此之外，在他數十年的醫療實踐中，經治了 600 餘名麻風病人，治癒率達 10%，這在 1300 年前來講，已經是一個奇跡。如此等等，不勝枚舉。各種多方求治輾轉數醫而不效的疑難雜證，一經孫氏診治多可手到病除。就這樣，他的名氣不僅聲噪山林，而且已經譽滿京師。

自 85 歲以後，他時而居京師，時而居山林，以行醫為主要社會活動。

唐高宗上元元年，即西元 674 年，孫思邈 132 歲左右，他大約和朝廷有某種聯繫，受到某種約束，因此他上表高宗皇帝，藉口身體不佳申請離京返回山林，高宗未予批准，而特賜其良馬，並把當時閒置不用的原鄱陽公主的府第送給他居住。在此期間，孫氏在上流社會頗受尊重，當時的東台詳正學士宋令文、名士孟詵和唐初四傑「王楊盧駱」之一的盧照鄰等均以「師資之禮」對待他。

孫思邈到了晚年，對天文、地理、人文、社會、心理等

諸方面學問無不精通，對事物的發展變化有著深刻和洞察力，甚至達到了出神入化的境地。

據《舊唐書》記載，當時的東台侍郎孫處約帶著五個兒子孫俓、孫儆、孫俊、孫佑、孫佺去拜見孫思邈，孫氏見了他們之後說，孫俊會先發達，孫佑的事業成功將較晚，孫佑在幾個兄弟中將會名氣最大，但其不幸在於帶兵。以後事情的發展果然如孫氏所料。

還有，太子詹事盧齊卿幼年時曾遇到過孫思邈，孫氏說，「你五十年以後將為官，我的孫子將成為你的部下」。以後盧齊卿果然當了徐州刺史，而孫思邈的孫子孫溥果然當了徐州蕭縣的縣丞。孫思邈和盧齊卿講話時孫溥尚未出生。

孫思邈晚年把主要精力用於著書立說，據南宋文學家葉夢得的《避暑錄話》所說，孫氏在一百多歲才開始著手寫《千金要方》30卷。永淳元年（682）他集最後30年之經驗，著成了《千金翼方》30卷，以補《千金要方》之遺。同年，壽至141歲左右的一代名醫孫思邈在長安與世長辭。他在遺囑中囑咐家人對他的葬禮要從簡，不要陪葬品，不要宰殺牲畜祭奠。

據《舊唐書》記載，他死後「經月餘，顏貌不改，舉屍就木，猶若空衣，時人異之。」這和他長期練道家內丹養生之道並服用某些中藥，使其機體代謝發生了某些特殊的變化所致。此有待今後深入發掘加以研究。

他所著的《備急千金要方》，簡稱《千金要方》，共三十卷，內容極為豐富。分醫學總論、婦人、少兒嬰孺、七竅、諸風、腳氣、傷寒、內臟、癰疽、解毒、備急諸方、食治、平脈、針灸等，共計二百三十二門，收方五千三百首。書中首創「複方」。開創方劑一方多用、多方合用的先河。

　　《傷寒論》的體例是一病一方，而孫思邈在《千金要方》中發展為一病多方，還靈活變通了張仲景的「經方」。有時兩三個經方合成一個「複方」，以增強治療效果；有時一個經方分成幾個單方，以分別治療某種疾病。這是孫思邈對醫學的重大建樹，是我國醫學史上的重大革新。

　　《千金翼方》是對《千金要方》的補編。書名含有和《千金要方》相輔相濟，羽翼雙飛的意思。此書共三十卷，其中收錄了唐代以前本草書中所未有的藥物，補充了很多方劑和治療方法。首載藥物八百餘種。這兩部書，合稱為《千金方》，收集了大量的醫藥資料，是中國唐代以前醫藥成就的系統總結，也是我國現存最早的醫學類書，對學習、研究我國傳統醫學有重要的參考價值。

　　宋代郭思高度評價《千金方》，說：「世皆知此書為醫經之寶」（《千金寶要》）。清代醫學家徐大椿也認為該書「用意之奇，用藥之功，亦自成一家，有不可磨滅之處」（《醫學源流論》）。這書不僅在國內受歡迎，而且還影響到國外，如朝鮮，日本。西元六〇八年，日本來中國學醫的醫生，就把《千金方》等方帶回日本，對日本的漢醫影響深遠。

　　孫思邈在生之年為醫藥事業做了那麼多重大的貢獻，臨終時，卻遺囑「薄葬，不藏明器，祭去牲牢」。這種精神是很可貴的。他深受人民的愛戴和敬仰。他的家鄉人民給他修廟立碑，把他隱居過的「五臺山」改名為「藥王山」。山上至今保留有許多有關孫思邈的古跡，如「藥王廟」、「拜真台」、「太玄洞」、「千金寶要碑」、「洗藥池」等。這也說明歷代人民對他的感情是多麼深厚。

　　在周宣帝時（西元 579 年），正值王室內部的多事之秋，藥王孫思邈到太白山隱居。在隋文帝輔政之時，徵聘他

去做最高學府國子學中的教授之官「國子博士」，他聲稱有疾而不去出任該官職，他對自己周圍比較親近的人說：「五十年後，就有聖人出現，我才會出來幫助他做一些濟世救人的事情。」

果然，到了唐太宗李世民即位時（西元627年），便把他召到京都長安去。他的容貌看上去如此年輕，唐太宗禁不住大為讚歎地說：「我本來就知道，有道之人是值得尊重的。至於羨門和廣成子這些仙人的事蹟，絕不是人們虛妄之言啊！」

唐太宗又要授予他爵位，他堅決推辭了。（西元659）唐高宗召見他，授他「諫議大夫」的官，他又推辭而沒有接收。

藥王孫思邈在太白山隱居修道時，「練氣養神，求度世之術」。他對醫藥有長時期的精心研究，且常懷仁慈之心，親自採製藥物，為人治病，以醫藥助人。作為修道人，他奉行「凡所舉動，務行陰德，濟物為功」的原則。

當時的知名人士多曾拜他為師，甘當他的學生。「初唐四傑」之一的著名詩人盧照鄰在他的《病梨樹賦序》中稱孫思邈「道合古今，學殫數術」，「推步甲乙，度量乾坤」。他又向孫思邈請教名醫治病的道理。孫思邈回答，「善談天地之變化者，必須參證於人之道；善言人身之病變者，也必須以天地的變化為根據。」又說，「形體有可癒之疾，天地有可消之災」，但必須「良醫導之以藥石，救人以針劑；聖人和之以至德，輔之以事。」他還進一步談到做人的道理，認為要「膽欲大而心欲小，智欲圓而行欲方。」並且具體解釋說：「赳赳武夫，公侯干城」，就是說膽大；「如臨深淵。如履薄冰」是說小心；「見機而作，不俟終日」是說智

之圓；「不為利回，不為義疚」是說行之方。

在盧照鄰寫《病梨樹賦序》時，孫思邈已經九十多歲了。但他的眼耳一點也沒有衰老的跡象；身體壯盛，神色清朗。當初魏徵受皇上詔書編修齊、梁、陳、周、隋五代史的時候，擔心會有遺漏，便多次訪問孫思邈。孫思邈以口傳授，就像眼前親自看到一樣的清楚。

永淳元年（西元 682 年）二月十五日，孫思邈早晨起來沐浴身體，衣冠整齊的端正拱手而座。他對子孫說：「我為世人所逼，隱於洞府修練，將升無何有之鄉，臣於金闕，不能應召往來。」一會兒便辭世而去。他在遺囑中指示「薄葬」，不用任何殉葬器物，不用豬牛羊牲。孫思邈去世後一個月多月，容貌沒有改變。把他的屍體放入木棺中去時，輕的就像只有衣服一樣，當時的人們都感到奇怪，修道之人則稱其「已『屍解』矣」。宋徽宗崇寧二年（西元 1103 年），孫思邈被追封為「妙道真人」，因此後世又稱他是「孫真人」。

下面介紹幾則流傳在中國民間關於藥王孫思邈的一些神話傳說，僅供我們研究藥王孫思邈時參考。

傳說有一次孫思邈在行路時，看見一個牧童在殺小蛇，那蛇已經受傷出血了。孫思邈懇求牧童不要殺它，並脫下自己的衣服來送給牧童，贖救了小蛇。然後又用藥物把蛇封裹起來，把它放回到草叢中去。

一個多月後，孫思邈又外出行走，看見一個白衣少年，僕人和馬匹都很壯實，下馬來拜見他，並感謝他說：「小弟承蒙道者救了一命，孫思邈聽後沒有介意。少年又再次拜他，並請他騎另一匹馬。兩馬馳行如飛，到了一處城郭的地方。那裏花木繁盛，春景和媚，門庭燦然顯赫，人物繁雜，簡直就像君王的住處。原來孫思邈救的小蛇是龍王的兒子，

那裏就是龍宮的所在「涇陽水府」。

龍王為報孫思邈救子之恩，臨行時要送他許多金珠寶物，但都被孫思邈堅決推辭了。龍王見他不愛富貴，便叫兒子取出龍宮三十藥方贈送給他，並告訴他說：「這是真方，可以濟世救人。」孫思邈回家以後把每一個藥方都試用了，發現都有神效。後來孫思邈在撰寫自己的方書《千金方》三十卷時，便把龍宮藥方分散放在裏面。

迄今為止的後世方劑學家們，在研究《千金方》時都注意到一個事實：《千金方》中的有些方劑，無法用中醫已有的理論通過辨證論治的精神去衡量和理解。這一類「奇崛」的方劑中，有些是配伍方法奇怪，與方劑配伍的通常理論不吻合（比如「神丹」）；有些則不僅配伍方法超常，而且用藥多而繁雜，乙方之中寒熱溫涼氣血功補兼備，簡直無法用醫理做方劑分析。其實，這些「奇崛」的方劑可能正是龍宮藥方，以及孫思邈根據自己對龍宮藥方的體悟而仿製的一些方劑。他們與「正常」方劑完全不同，正好鮮明的體現了「儒醫」與「道醫」在方劑學上的不同源流和認識上的層次差別。

《太平廣記》中收錄了另外一個故事，不過估計很多人不會相信，大可不必為此爭論計較，大家不妨就當作神話故事聽吧：

玄照和尚在嵩山白鵲谷修道，操行精嚴，在出家人中推為首位。他發願講授一千遍《法華經》，以利眾生。在山中開講以後，雖然寒暑無常，山路險惡，但是來聽經的總是座無缺席。

當時有三個老頭，眉毛鬍鬚全白，相貌與眾不同，在那虔誠的聽講。如此聽了多日，玄照感到奇怪。忽然一日，三

個老頭一大早就來拜見玄照。他們說：「我們三個弟子，其實是龍，有各自的職責，也很辛苦，以後還要作幾千年了。能聽到你精妙的說法，沒有什麼報答的，也許你有什麼事情需要我們去做，我們願意效微薄之力。」

玄照：「現在陰陽失調，乾旱少雨，國內鬧饑荒，你們可以下些雨來拯救天下百姓。這是貧僧的願望。」

三個老頭說：「聚雲下雨，本來是一椿小事。只是關於下雨的禁令絕對嚴重，不奉上天之命擅自行雨之罪不小，有性命之憂呢！我們試說一個辦法，差不多可以成功，不知長老能不能去做？」

玄照說：「那你說給我聽聽吧！」

三個老頭道：「少室山的孫思邈處士望高德重，一定能使弟子的災禍解脫，那就可以馬上下雨了。」

玄照：「貧僧知道孫處士在山中，但是不知道他的道行，又怎麼能如此呢？」

三老頭：「孫公的仁義不可估量。仁義之心附著於濟世的藥方，造福於萬代。他的名望已經在天宮登記入冊，實在是世外高人。如果他能說話相救，保證沒有問題。只要長老先和他約好，如果他答應了，立即就依你的話去做。」

於是他們就把救護的辦法告訴玄照。玄照到孫思邈的住處去，誠懇的拜謁，人情禮數特別謹慎，坐定許久才說：「孫處士以賢德明哲的氣度，把濟助於蒼生為己任，現在極旱，寸苗不長，百姓叫苦不迭，焦渴乾枯如此，施用仁術的時候到了。希望你開恩，救一救天下百姓。」

孫思邈答：「我沒有能耐才遁入山野，憑什麼功力有助於人呢？如果有什麼可以施與百姓，保證不會吝惜。」

玄照：「貧僧昨天遇到三條龍，讓他們下點雨，他們都

說，不奉天帝的命令擅自行雨，殺頭之罪不輕，只有孫處士德高功大，能把他們救下來。我特意來表示心願，請處士斟酌。」

孫思邈：「只要可以辦到，我沒有什麼顧惜的。」

玄照：「下雨之後，三條龍逃避罪責，投到處士居所後邊的池子裏蔭蔽。當有異人來捕捉他們的時候，處士向來人說明白，把他打發走，三條龍就會免罪。」

孫思邈答應下來。玄照回山，在路上遇到三個老頭，玄照就把孫思邈的意思告訴了他們。他們約好一天一夜，如期下雨，淋淋灑灑，滋潤千里。第二天玄照來謁見孫思邈，說話之間，有一個樣子奇特的人，直接來到後邊的池畔，嘟嘟囔囔的念起咒語，一會兒，池水結冰，立刻有兩蒼一白三隻水獺從池中出來，那人就用赤色繩索把三隻水獺捆綁起來，要帶走。

孫思邈上前招呼道：「這三個東西的罪，就是處死也應該的。但是他們擅自下雨，是我讓他們幹的，希望饒過他們，並請代我向天帝求情，不要責罰他們了。」

那人聽了這些話，便解開繩索把他們放了，自己提著繩索離去。過了一會兒，三個老頭向孫思邈致謝，不知如何酬謝。孫思邈說：「我住在山谷中，用不著什麼東西，不需要報答。」

三個老頭回身又拜見玄照，要為他效力。玄照答：「住在山中，一個是吃，一個是穿，此外什麼也不需要，不用什麼報酬。」經不住三個老頭再三要求，玄照便說：「前山擋路，來往很不方便，你們可以把它搬走嗎？」

三個老頭說：「這是一件小事，只要別怪怨風雷太大就行，馬上就可以辦。」

這天晚上，雷霆大作，狂風四起，到了早晨才風停雨住。寺前的小山沒有了，豁然開朗，數里平坦，三個老頭又來，叩謝而去。

孫思邈的德行最高，不圖他們報答，尤其令人敬佩。

第二節　《舊唐書》孫思邈本傳

《舊唐書・方技篇・孫思邈傳》

孫思邈京兆華原人也。七歲就學，日誦千餘言。弱冠，善談老莊、及百家之說，兼好釋典。洛州總管獨孤信見而歎曰：『此聖童也，但恨其器大，適小難爲用也。』周宣帝時，思邈以王室多故，乃隱居太白山。隋文帝輔政，徵爲國子博士，稱疾不起。嘗謂所親曰：『過五十年，當有聖人出，吾方助之以濟人。』

及太宗即位，召詣京師，嗟其容色甚少，謂曰：『故知有道者誠可尊重，羨門、廣成豈虛言哉！』將授以爵位，固辭不受。顯慶四年，高宗召見，拜諫議大夫，又固辭不受。

上元元年，辭疾請歸，特賜良馬，及鄱陽公主邑司以居焉。當時知名之士宋令文、孟詵、盧照鄰等，執師資之禮以事焉。思邈嘗從幸九成宮，照鄰留在其宅。時庭前有病梨樹，照鄰爲之賦，其序曰：『癸酉之歲，余臥疾長安光德坊之官舍。父老云：「是鄱陽公主邑司。昔公主未嫁而卒，故其邑廢。」時有孫思邈處士居之。

邈道合古今，學殫數術。高談正一，則古之蒙莊子；深入不二，則今之維摩詰耳。其推步甲乙，度量乾坤，則洛下閎、安期先生之儔也。照鄰有惡疾，醫所不能癒，乃問思邈：『名

醫癒疾，其道何如？』

思邈曰：『吾聞善言天者，必質之於人；善言人者，亦本之於天。天有四時五行，寒暑迭代，其轉運也，和而爲雨，怒而爲風，凝而爲霜雪，張而爲虹霓，此天地之常數也。人有四肢五臟，一覺一寐，呼吸吐納，精氣往來，流而爲榮衛，彰而爲氣色，發而爲音聲，此人之常數也。陽用其形，陰用其精，天人之所同也。及其失也，蒸則生熱，否則生寒，結而爲瘤贅，陷而爲癰疽，奔而爲喘乏，竭而爲焦枯，診發乎面，變動乎形。推此以及天地亦如之。故五緯盈縮，星辰錯行，日月薄蝕，孛慧飛流，此天地之危診也。寒暑不時，天地之蒸否也；石立土踴，天地之瘤贅也；山崩土陷，天地之癰疽也；奔風暴雨，天地之喘乏也；川瀆竭涸，天地之焦枯也。良醫導之以藥石，救之以針劑，聖人和之以至德，輔之以人事，故形體有可癒之疾，天地有可消之災。』

又曰：『膽欲大而心欲小，智欲圓而行欲方。《詩》曰：「如臨深淵，如履薄冰」，謂小心也；「赳赳武夫，公侯干城」，謂大膽也。「不爲利回，不爲義疚」行之方也；「見機而作，不俟終日」氣智之圓也。』

思邈自云開皇辛酉歲生，至今年九十三矣，詢之鄉里，咸云數百歲人，話周、齊間事，歷歷如眼見，以此參之，不啻百歲人矣。然猶視聽不衰，神采甚茂，可謂古之聰明博達不死者也。

初，魏徵等受詔修齊、梁、陳、周、隋五代史，恐有遺漏，屢訪之，思邈口以傳授，有如目睹。東台侍郎孫處約將其五子聽庭、儆、俊、佑、佺以謁思邈，思邈曰：『俊當先貴；佑當晚達；佺最名重，禍在執兵』。後皆如其言。太子詹事盧齊卿童幼時，請問人倫之事，思邈曰：『汝後五十年位登方

伯，吾孫當爲屬吏，可自保也。』後齊卿爲徐州刺史，思邈孫
溥果爲徐州蕭縣丞。思邈初謂齊卿之時，溥猶未生，而預知其
事。凡諸異跡，多此類也。

永淳①元年卒。遺令薄葬，不藏冥器，祭祀無牲牢。經月
餘，顏貌不改，舉屍就木，猶若空衣，時人異之。自注《老
子》、《莊子》，撰《千金方》三十卷，行於世。又撰《福祿
論》三卷·《攝生眞錄》及《枕中素書》、《會三敎論》各一
卷。子行，天授中爲鳳合侍郎。

第三節　《新唐書》孫思邈本傳

《新唐書·隱逸傳·孫思邈傳》

孫思邈京兆華原人。通百家說，善言老子、莊周。周洛州
總管獨孤信見其少，異之，曰：『聖童也，顧器大難爲用
爾！』及長，居太白山。隋文帝輔政，以國子博士召，不拜。
密語人曰：『後五十年有聖人出，吾且助之。』

太宗初，召詣京師，年已老，而聽視聰。帝歎曰：『有道
者！』欲官之，不受。顯慶中，復召見，拜諫議大夫，固辭。
上元元年，稱疾還山，高宗賜良馬，假鄱陽公主邑司以居之。

思邈於陰陽、推步、醫藥無不善，孟詵、盧照鄰等師事
之。照鄰有惡疾，不可爲，感而問曰：『高醫癒疾，奈何？』
答曰：『天有四時五行，寒暑迭居，和爲雨，怒爲風，凝爲雪
霜，張爲虹霓，天常數也。人之四肢五臟，一覺一寐，吐納往
來，流爲榮衛，章爲氣色，發爲音聲，人常數也。陽用其形，
陰用其精，天人所同也。失則蒸生熟，否則生寒，結爲瘤贅，
陷爲癰疽，奔則喘乏，竭則焦槁，發乎面，動乎形。天地亦

然：五緯縮贏，孛彗飛流，其危診也；寒暑不時，其蒸否也；石立土踊，是其瘤贅；山崩土陷，是其癰疽；奔風暴雨其喘乏，川瀆竭涸其焦槁。高醫道以藥石，救以砭劑；聖人和以至德，輔以人事。故體有可癒之疾，天有可振之災。』

照鄰曰：『人事奈何？』曰：『心為之君，君尚恭，故欲小。《詩》曰「如臨深淵，如履薄冰」小之謂也。膽為之將，以果決為務，故欲大。《詩》曰「赳赳武夫，公侯干城」大之謂也。仁者靜，地之象，故欲方。《傳》曰「不為利回，不為義疚」方之謂也。智者動，天之象，故欲圓。《易》曰「見機而作，不俟終日」圓之謂也。』

復問養性之要，答曰：『天有盈虛，人有屯危，不自慎，不能濟也。故養性必先知自慎也。慎以畏為本，故士無畏則簡仁義，農無畏則墮稼穡，工無畏則慢規矩，商無畏則貨不值，子無畏則忘孝，父無畏則廢慈，臣無畏則勳不立，君無畏則亂不治。是乙太上畏道，其次畏天，其次畏物，其次畏人，其次畏身。憂於身者不抱於人，畏於己者不制於彼，慎於小者不懼於大，戒於近者不悔於遠。知此則人事畢矣。』

初，魏徵等修齊、梁、周、隋等五家史，屢咨所遺，其傳最詳。永淳初，卒，年百餘歲，遺令薄葬，不藏冥器，祭去牲牢。

孫處約嘗以諸子見，思邈曰：『俊先顯，侑晚貴，兇禍在執兵。』後皆驗。太子詹事盧齊卿之少也，思邈曰：『後五十年位方伯，吾口孫為屬吏，願自愛。』時思邈之孫溥尚未生，及溥為蕭丞，而齊卿徐州刺史。

第四節　藥王孫思邈生平大事記

・西元 541 年（西魏大統七年），孫思邈生於陝西耀縣孫家塬一個有一定文化。一定財產、與西魏王朝有一定關係的家庭。

・幼年身遭風寒，經常有病，請醫治療，花錢很多。548年（西魏大統十四年），7 歲。

・就學讀書，聰明過人，能日誦千言。556 年（西魏恭帝三年），15 歲。

・曾受到西魏尚書令獨孤信的品評。獨孤信贊他為「聖童」，以為他是大器，將來難為朝廷所用。557 年（北周閔帝元年），16 歲。

・西魏政權為宇文覺篡奪，建立北周。560 年（北周武成二年），18 歲。

・有志於醫。562 年（北周保定二年），20 歲以後。

・喜學習與談《老子》、《莊子》及百家之說，對佛經也有興趣。

・自言「立身」以後，曾兩次患熱痢，一次患冷痢。

・開始以一個民間醫生為周圍的群眾治病。

・注釋《老子》、《莊子》。

■〔按〕孫氏的《老子注》與《莊子注》很可能是他 30歲以後寫的，因為他這時對老莊之學十分喜愛，作為學習和研究，平時注釋一點，集以成書，是有可能的。577 年（北周建德五年），36 歲。

・周武帝下《詔制九條》要各州郡向朝廷推薦人才。578

年（北周建德六年），37歲。

‧他由於「王室多故」，離開家鄉，上太白山隱居於湯峪河谷之碓窩坪，從事養生，採藥、治病等活動。579年（周宣政元年），38歲及其以後。

‧楊堅把持朝政，徵辟他為國子博士，他「稱疾不起」。

‧他開始每天服五、六兩鐘乳石。

‧在太白山上寫成養生的通俗讀物《枕中記》。

■〔按〕《枕中記》一書，由其自序看，宣揚的是「君子憂畏」思想，與他後來給盧照鄰談「癒疾之道」中的思想是一致的，且其中文字風格與《千金要方》一致。因此，我們以為是他的作品。這部作品，很可能是他在太白山養生活動期間的體會和學習古代養生的筆記摘要。因此，可能是在太白山的後期完成的。605年（隋大業元年），64歲及其以後。

‧楊堅死去，楊廣登基。

‧他幾次煉太乙精神丹，因無雄黃與曾青而失敗。

‧他由靜智道人處得到「三健散」方。618年（唐武德元年），77歲及其以後。

‧隋王朝覆滅，李淵稱帝，國號大唐。

‧合和「玉壺丸」，由於沒注意氣候而失敗。

‧由太白山轉徙終南山的青華山。

‧與青華山附近淨業寺中和尚道宣往來甚密，終夕清談。

‧曾為著名尼姑靜明治好了連巢元方等都沒治好的霍亂病。

‧治療過北方出現的腳氣病。

‧與貴高大師相遇。

- 得龍齋《服水經》一卷，閱讀研究「不捨晝夜」。

- 由韋雲起處得佳山連「治水氣腫脹小便不利方」。627年（貞觀元年），86歲。

- 唐太宗李世民詔請他到長安，驚異他「容貌甚少」將封給他爵位，他固辭不受。

- 由徐俠君處得治療腫人韓光方，後治30餘人，皆效。

- 為野老答詢暮年陽道忽盛，是不吉之兆。629年（唐貞觀三年），88歲以後。

- 魏徵令孤德芬再次受詔修齊、梁、陳、周、隋史，向孫氏諮詢前代史實。他口述甚詳，尤如目見。630年（唐貞觀四年），89歲。

- 口角生疔腫，自療得癒。631年（唐貞觀五年），90歲。

- 左手中指「觸庭樹」而腫痛，自療得癒，632年（唐貞觀六年），91歲。

- 第一次去四川。

- 在峨眉山道士處得高於良服柏葉法。633年（唐貞觀七年），92歲及其以後。

- 在內江縣衙，患額角腫痛，後自療得癒。

- 在江州（今江西九江）為前湘東王治腳氣得癒。

- 或沿長江東下游渝州（今重慶）、三峽、夏口（今漢口）、九江。盧山。635年（唐貞觀九年），94歲。

- 由江西回到梁州（今陝西漢中），為漢王元昌治療水腫。636年（唐貞觀十年），95歲及其以後。

- 再次去四川，在梓州（今中江縣三台）為其刺史李文博治消渴。

- 在梓州的玄武（今中江縣）、飛鳥（今蓬萊鎮）得到

曾青。

- 在蜀中遇雄黃大賤，遂購得。

- 在蜀縣（今成都東）魏家煉成一釜太一精神丹。

- 在離開蜀縣以後，居於峨眉山或青城山直到貞觀十七年以後，開始《千金要方》的撰寫工作。

- 在此期間，曾手療麻風病人六百餘人，治癒者十分之一。他對病人皆「一一撫養」。

- 曾帶一士人入山，為之治療麻風，服松脂百日，鬚眉俱生。643 年（唐貞觀十七年），102 歲及其以後。

- 《千金要方》基本完成，並在永徽元年以前回到陝西故里。

- 為隴州韓府君仲良，用馬灌酒治療風疾。650 年（唐永徽元年），109 歲。

- 為曾在貞觀年間，中了流矢的功臣用瞿麥丸治療，使其箭鏃自行脫出。659 年（唐顯慶四年），118 歲及其以後。

- 唐高宗李治詔請他到長安，將授給他諫議大夫之職，他固辭不受。由此留在京城，住在長安光德坊鄱陽公主邑司，待詔為李治療疾。

■〔按〕李治在顯慶四年十月，和武后東行至東都洛陽。五年正月，他又和武後到並州（今山西文水縣）武後的家鄉。十月李治發病，頭重風眩，雙目失明，國政委於武后。十二月又回到洛陽，到元朔元年才回到長安。這次東行長達 19 個月，作為李治請來的醫生孫思邈很可能隨幸東行，並遊嵩山。

- 當時的名流如宋令文、盧照鄰、孟詵以師禮事之。

- 用成煉雄黃為一人治鼻中肉塞。

- 開始了《千金翼方》的寫作。

‧在此前後，佛道兩教辯論不已，而且由朝廷主持這場辯論。基於這種情況，他寫了《會三教論》。665 年（唐麟德二年），124 歲。

■〔按〕這年二月，李治與武后第二次東行。二月到東都洛陽，十月又去封泰山，西歸時又去齊州（今濟南）遊幸，過曲阜拜孔子，過亳州拜老子李耳，到了乾封元年（666 年）才回到長安。這次封泰山，孫思邈可能從幸。673 年（唐咸亨四年），132 歲。

‧四月以前，為盧照鄰講「癘疾之道」。

‧四月以後，隨李治從幸陝西麟遊九成宮。

‧八月，李治在九成宮患瘧疾，孫思邈或為之治。月底隨李治回到長安。674 年（唐上元元年）133 歲及其以後。

‧請求李治准他歸去，李治賜他良馬及鄱陽公主邑司。

‧離長安退居耀縣故里。

‧在五臺山中完成了他的《千金翼方》。

‧他的《福祿論》可能是在這一時期寫成的。682 年（唐永淳元年），141 歲。

‧孫思邈逝世，終前囑家人薄葬。

第五節　藥王孫思邈生平與著作

孫思邈是京兆華原（今陝西耀縣孫家原）人。關於他的生平，學術界存在著較大分歧，主要有生於 551 年，生於 581 年和生於 541 年三種看法。新近的研究認為，生於西魏大統七年辛酉（西元 541 年），較為可靠。

孫思邈從小多病。自謂「吾幼遭風冷，屢造醫門，湯藥

之資，罄盡家產」。但其資質聰穎，「七歲就學，日誦千餘言」。「十有八而志學於醫」。由於他勤奮好學，至弱冠（20歲）時不僅「善談《老》、《莊》及百家之說，兼好釋典」，並且對於醫學也「頗覺有悟，是以親鄰中外有疾厄者，多所濟益」。自己多病之體，也經自我調治而癒。

周宣帝時（579年）、「以王室多故，乃隱居太白山」，修練服食養生。580年周靜帝即位，揚堅為其輔政（宰相），曾「徵為國子博士，稱疾不起」。

隋大業中（605～618年），孫思邈遊學蜀中，採藥煉丹隋末，隱居終南山白泉寺，與沙門道宣法師至契。道教煉養著作在此期間寫成，佛家禪觀在此習成。至唐太宗李世民即位（627年），召詣京師，太宗見其年歲雖老（時年86歲）而容色甚少，驚歎地說：「故知有道者誠可尊重，羨門、廣成，豈虛言哉！」將授以爵位，孫氏固辭不受。

高宗永徽三年（652年），撰成《備急千金要方》。顯慶三年（658年），高宗又徵之至京，居於鄱陽公主廢府。四年（659年），高宗召見，拜諫議大夫，仍固辭不就。咸亨四年（673年），授承務郎直長尚藥局，奉御掌合和御藥及診候方脈之事。上元元年（674年），稱疾請求歸山，高宗賜良馬及鄱陽公主邑司以居。當時名士宋令文、孟詵、盧照鄰均執師資禮以事之。

永淳元年（682年），又撰成《千金翼方》。這是孫思邈的最後一部著作，不久他就離開了人世，高享142歲壽齡而盡其天年。《太平廣記》卷二十一說：「孫思邈於永淳元年卒，遺令薄葬，不藏冥器，不奠牲牢。經月餘顏貌不改。舉屍就木，空衣而已，時人異之」。

孫思邈一生不慕名位，唯以治病救人、發展醫學與養生

學為己任。沈玢《續仙傳》說他隱於太白山，「學道煉氣養形，求度世之術。洞曉天文推步，精究醫藥，審察聲色，常蘊仁慈，凡所舉動，務行陰德，濟物為功」。並載了一個動人的民間傳說；孫思邈因救龍王太子，龍王欲給以輕綃珠寶以報答，孫氏固辭不受。於是，龍王「乃命其子賜取龍宮藥方三十首與先生：『此真道者，可以濟世救人』。俄復命僕馬送先生歸山。既歸，深自為異，歷試諸方，皆若神效。後著《千金方》三十卷，散龍宮方在其內。又以聲色診人主疾，著《脈經》一卷，大行於世」。

孫氏學識相當廣博。其弟子盧照鄰說他「道合古今，學殫術數。高談正一，則古之蒙莊子；深入不二，則今之維摩詰耳。其推號甲乙，度量乾坤，則洛下閎、安期生之儔也。」《舊唐書‧孫思邈傳》又說：「初，魏徵等受詔修齊、梁、陳、周、隋五代史，恐有遺漏，屢訪之，思邈口以傳授，有如目睹」。可見，孫氏的成就是多方面的，其中又以醫學與養生成就最為卓越，故後世尊封他為「藥王」、「真人」。

孫思邈的著作甚多。根據史志、本草，《道藏》等文獻以及藥王山有關碑刻，共得題為孫思邈的著作 85 種。其內容很廣泛，有醫家類。道家類、養生類以及農家，五行家等多方面的著作。

其中以《千金要方》30 卷、《千金翼方》30 卷、《枕中素書》1 卷、《攝生真錄》1 卷、《福祿論》3 卷、《會三教論》1 卷、《保生銘》、《養生銘》、《存神煉氣銘》、《四言內丹古詩》、《神氣養神論》、《老子注》、《莊子注》、《龜經》、《太清丹經要訣》、《孫真人丹經》、《明堂經圖》等 17 種為孫氏真作，《千金食治》，《玄女房中經》、《禁經》、《千金方平脈篇》、《千金方食治篇》、《千金方

針灸又千金翼方針灸篇》、《藥錄纂要》、《色脈篇》、《千金方養性篇》等9種是以上原作的節選本。

另外，還有一些以孫思邈名義著錄的書或是對孫思邈著作的衍義發揮，內容十分廣泛，如《神枕方》、《醫家要妙》、《燒煉秘訣》、《太清真人煉雲母訣》、《馬陰二君內傳》、《氣訣》、《龍虎通元訣》、《龍虎亂日篇》、《幽傳福壽論》、《孫氏千金月令》、《五兆算經》、《龜上五兆動搖經訣》、《龍虎篇》、《退居志》、《真氣銘》，《養性雜錄》，《千金養生論》、《養生延命集》、《黃帝神灶經》、《丹經要訣》、《神仙修養法》、《金鎰子訣》、《孫真人延生長壽經》、《內外神仙中經秘密圖》、《孫思邈枕中記》、《五臟旁通明鑒圖》、《五臟旁通導養圖》、《針經》、《芝草圖》、《太常分藥格》、《九天玄女墜金法》、《玉函方》、《養生要錄》、《孫真人食忌》、《孫真人四季行工養生歌》、《孫真人攝生論》、《銀海精微》、《脈經》、《孫真人海上方》、《孫真人進上唐太宗風藥論》、《孫真人九轉靈丹》、《神仙雞鳴丸》、《孫真人枕上記》、《孫真人枕中秘拾遺》、《白升丹。鐵箍散》、《老君內傳》、《真元妙道要訣錄》、《雲母論》、《唐孫思邈衛生歌》、《秘製大黃清甯丸方》、《孫真人眼科》、《孫真人眼科七十二症》、《奇效海上仙方秘本》、《華佗神醫秘傳》、《青囊秘錄》、《（古本，傷寒雜病論》、《唐本傷寒》、《孫真人藥性賦》、《千金骨方》等，共59種。

這些書究竟是孫思邈的真作，還是後人的託名之作，尚待進一步考證。

在中國醫藥學史和養生史上，以醫德著稱，德才兼備的醫學家和養生學家，當首推孫思邈。他在《千金要方‧序》

中說：「人命至重，有貴千金，一方濟之，德逾於此」。於是就把他的主要著作命名為《千金要方》和《千金翼方》，這充分表明他對人的生命健康高度負責的思想。在其一生長達 120 餘年的醫療實踐中，孫思邈不但身體力行，為世人樹立了醫德高尚的典範，而且在《千金要方》首卷的《大醫習業》和《大醫精誠》中，闡發了這一觀點。

孫思邈之所以在醫藥學史上和養生學史上被尊崇為偉大的醫藥學家和養生學家，不僅是因為他在醫術上和養生術上的光輝業績，而且還因為他為後世的醫家樹立了醫德崇高的典範，為後世的養生家樹立了德藝同高、老有所為、克盡人事的典範。他繼承，總結和發揚了我國傳統的醫學道德觀和人生道德觀，精闢地闡述了醫學道德和人生道德，使醫學倫理學乃至整個倫理學更加系統和完整，成為中華民族燦爛精神文明的寶貴遺產。

第六節　藥王孫思邈出生年辯

孫思邈生於何時，從古至今，眾說紛紜。孫思邈的生年問題，關係著對於孫思邈研究的一系列問題，仍有考證的必要。關於孫思邈的生年，總括起來有三種意見；即開皇元年（西元 581 年）說；天監十四年（西元 515 年）說；大統七年（西元 541 年）說（以下簡稱開皇說、天監說、大統說）。對於這三種意見，下面僅談一點粗淺的看法。

一、開皇說

開皇說，是以《四庫全書總目》為代表的推斷。它的推

斷方法，是以孫思邈與盧照鄰論醫的「癸酉之歲」，即高宗咸亨四年、西元 673 年為座標，再依照《病梨賦序》中「思邈自云，開皇辛酉歲生，至今九十三矣」的話上推 93 年，這一年正巧是開皇元年，歲在辛丑。為了使這種推論圓通，把「辛酉」說成辛丑之誤。後來許多人都沿襲了這種說法。我以為這種說法是不能成立的。

第一，開皇說把《舊唐書》與《新唐書》的《孫思邈傳》中許多重要事實都推翻了。比如：獨孤信品評孫思邈為「聖童」的事；楊堅輔政時徵孫思邈為國子博士，孫氏不就的事；周宣帝時孫氏隱於太白山的事。如果其中一事或一事中某些情節是史家載誤，尚或有之；但這許多事情都要說成史家的錯誤，就不大可能了。

第二，開皇說否定了當時見到孫思邈的一些人對孫氏的直接印象。比如李世民在貞觀元年即西元 627 年，見到孫思邈時「嗟其容色甚少」。謂曰「故知有道者誠可尊重，羨門、廣成豈虛言哉！」李世民其所以發出這樣的慨歎，正是由於當時孫氏已經年事高邁，而身體卻很健康的原因。如果按開皇說，這時孫氏才 36 歲，李世民卻發抒這樣的慨歎，並把孫氏比作羨門和廣成這樣古代的仙人，不是有點神經錯亂了嗎！顯然這時孫氏的年齡已經很大了。

再如孫氏在「癸酉之歲」即西元 673 年與盧照鄰論醫時，盧照鄰就不相信他自己所說的「今九十三矣」的年齡。經過對孫氏的調查，按照他閱人既多的觀察能力，他以為「不啻百歲人矣」！如果按開皇說，這時孫氏只有36 歲，不是就推翻了盧照鄰經過觀察和調查所得出關於孫氏年齡的這個結論了嗎？

我以為在考察一個古人的生年問題上，當時見過的人所

述他對這個人的直接印象是我們研究的重要依據。輕意推翻當時見過這個人的印象是沒有道理的。

第三，開皇說否定了孫思邈在自己作品中談到的一些經歷。比如他在《千金要方》中說：「余以大業中，數以合和（按：指炮製太一精神丹，而苦雄黃、曾青難得」云。我們知道，太一精神丹，是一種方士們延年益壽，除病強身的養生藥物。服食這種藥物的人當是年事已高，有養生的要求者。如按開皇說這時孫氏才過了 23 歲，就四處奔走，多次煉製「太一精神丹」，大概是極不可能的事情。基於上述理由，開皇說很難成立。

二、天監說

天監說，是以黃竹齋的《醫仙妙應孫真人傳》中的意見。他把北魏大將賀拔岳在關中為候莫、陳悅所害，其兄賀拔勝命令獨孤信入關「撫岳餘眾」的中大通六年（西元 534年）作為座標年，以為這時孫思邈年已「弱冠」，向上推十九年，得出孫氏生於 515 年的結論。我以為，天監說，也是沒有充分依據的。

第一，把獨孤信在大通六年。即西元 534 年入關撫賀拔岳餘眾的時候，作為品評孫思邈的年代是不妥當的。因為獨孤信這次入關是為了處理賀拔岳被殺的這個事件，目的要把賀拔岳的部下收攏起來，結果到達關中之後，賀拔岳的部屬已經全部歸限於宇文泰。

獨孤信與宇文泰是老鄉，兩人從小的關係很好。這支部隊既歸宇文泰領導，他已無事可做，於是宇文泰就讓他回洛陽「請事」，請求北魏王朝認可。獨孤信這次入關，不只他年歲尚輕，其威望不足以品評人物，而且他在關中尚無多大

影響，更何況來去匆匆，沒有時間去品評一個孩子。當時宇文泰駐軍高平（即今日寧夏之固原），他由關中只是路過，就更沒有機會了。

第二，天監說忽視了獨孤信品評孫思邈的評語中十分重要的「聖童」二字。既曰為「童」必不是孫思邈年已「溺冠」弱冠者，男子二十歲之謂也。年已弱冠，便是成人，這是常識問題。作為將軍的獨孤信縱再愚陋，連這個常識都沒有是不可想像的。

天監說，只按照史書敘述上的順序，以為史書先談孫氏弱冠以後的情況，再談獨孤信品評孫思邈，於是就把獨孤信品評孫思邈的時間斷在弱冠之季，按知史書傳記敘述靈活，並不一定按時間順序。

基於上述理由，天監說也是不可取的。

三、大統說

大統說，是以馬伯英等人的《孫思邈生平略考》中的意見為代表。他以為，孫思邈自云「開皇辛酉」年生，是孫思邈對盧照鄰說的一個「偈語」，意思是他與開皇皇帝同生於西魏大統七年辛酉，即 541 年。

在我沒有見到馬伯英的文章前，也以為開皇說與天監說不妥，認為孫思邈自云「開皇辛酉年生，今年九十三矣」一語中，總有一個因素是合理的。於是就考慮各種可能性的存在。就試以「開皇辛酉」即西元 601 年，向上再推六十年，上一輪干支的辛酉正好是大統七年。用這個時間，去探討孫思邈的生平，許多問題都可以得到解釋。後來看到馬伯英的文章，儘管推斷的方法不同，依據不同；結論卻完全一致。因此，我是完全同意馬伯英等同志的看法。

　　第一，大統說沒有避開盧照鄰在《病梨賦序》中關於孫氏「自云開皇辛酉歲生，至今九十三矣」這個最基本的依據，而且使這句話得到了合乎情理的解釋。因為盧照鄰患有「惡疾」，大概是由於行為上的放蕩所致，孫思邈與他論醫，重在向盧進行體面的開導，盧問孫氏的高壽幾何，而孫亦不願向這種人說得十分正確。因為自古至今，對待一些特別高壽的人。社會總是投以懷疑的眼光。大體古今對這個問題，不會有多大差別。

　　按大統說，在辛酉之歲，孫思邈已經是 120 歲的人了，如果說了他的真實年齡，必然會有許多人懷疑他是個騙子，他作為方外人又何必惹這些是非呢？而何況給這種行為不檢的盧先生說呢？於是只講個比較準確的干支，至於年號、歲數，胡亂說上幾句。

　　所以我們來推算起來，它才矛盾百出。如按開皇年間辛酉推算，他只 72 歲，如按 93 歲推算，干支又在辛丑。因此連盧照鄰對這句話都不信任，於是他還要詢問孫氏的鄉里，他自己也以為「不啻百歲人矣」，由於干支，沒有具體的年號，是很難確定是什麼時候的，孫思邈縱然不想給人說他的真實年齡，但說一個生年的準確干支，並不妨礙他的保密。因此，孫思邈在這句話中只有干支是可信的。所以，依干支辛酉為依據，結合他其他事蹟，推斷他的真實生年才是比較可靠的。因此，我們在研究他生年的時候，可以不注意開皇這個年號，也不信他真的 93 歲。

　　在北周宣帝當政他上太白山的北周大成元年己亥，即西元 579 年以前只有一個辛酉年，這一年就是大統七年，即西元 541 年。因此我們把他的生年定在這個時間。當然這一年也正是楊堅出世的一年，馬伯英同志就把「開皇辛丑年王」

當成「偈語」，說成意思是：我與開皇皇帝同是辛酉年生的。我以為這種解釋，或可勾畫出孫思邈性格的「不皎」，語言機巧而有趣，這不是更生動嗎？

第二，大統說可以使孫思邈在史傳中許多記載，得到更合理的解釋。比如獨孤信品評孫思邈的記載。

我們在上文中已經說過，獨孤信不能在中大通六年即534 年那次進入關西時品評孫思邈；但是，在東西魏分家時，他跟西魏第一個皇帝孝靜帝元善見由河南到了陝西，就一直成為西魏大將，他雖幾次出關，但多是領兵打仗。後來他雖然在西魏官拜大司馬之職，連父母死亡的消息也是由俘虜和難民的口中聽到的。他來西魏以後除了幾次戰爭，由540 年起任隴右州大都督，為西魏保護西方邊陲。他曾幾次要求調回長安，都沒有得到宇文泰的批准。到了547 年，他隨宇文泰南討，宇文泰命他移鎮河陽。當時的河陽，是指河南孟縣以西的地區。《舊唐書·孫思邈傳》稱他為「洛州總管」可能出自於此，因為當時洛州在其治內。

550 年他回長安任尚書令，557 年；西魏改革官制，他升任為大司馬。就在這一年，他坐罪死去。也就在這一年；西魏被宇文泰篡守，建立了北周政權。

據此推測，他品評孫思邈的時間很可能在 556 年。這一年是他升任尚書令的第二年，尚有從容的時間。因為 557 年，宇文氏忙於篡位準備，他自己已陷入是非之中，大概沒多少心思去管這些閒事。查 556 年，正是孫思邈 15 歲的時候，也是能為人品評的年齡，再小一些別人也不一定能由他的談吐中瞭解他的志趣；再大就又不是「童」了。這時獨孤信在西魏的地位已非昔比，人們經過他的品評，才能引起朝廷和社會的注意。孫思邈不知通過什麼途徑，得到獨孤信的

品評，這在當時是很不容易的。

再比如，周宣帝時，因王室多故，孫思邈隱於太白山中的記載。按照大統說，也可得到合理的解釋。周宣帝是個淫暴的皇帝，他在 579 年上臺，制定了《刑經要制》，實行恐怖政策，朝野間人人自危，朝夕不保，所以孫思邈由於「王室多故，隱於太白山」中。這時他已是 38 歲的人了，政治上完全成熟。

再如周宣帝 580 年下臺，讓位給他的兒子靜帝（宇文闡）這時正是楊堅輔政，徵召孫思邈為國子博士，孫思邈不就的時候。這時孫氏已 39 歲，學問、聲名已經能顯於世。

第三，大統說完全符合當時見過孫思邈的人對他的印象，按大統說，貞觀元年唐太宗徵召孫思邈時，孫思邈已經 86 歲，所以李世民才讚歎他「容色甚少」，把他比作古代的仙者。再如他與盧照鄰論醫時，已是 120 歲的人了，所以盧照鄰不相信他只有 93 歲，估計他「不啻百歲矣」。

第四，按照大統說生於西元 541 年，卒於永淳元年（682年），那麼孫思邈共活了 141 歲。對於這樣的高齡老人，正如上文說過的，人們總投以懷疑的目光，以為這是不可能的。

似乎鼓吹這種意見的人與那些百歲老人又一樣，都是騙子，其實這是一種偏見。如果翻閱一些地方誌。訪問一些老人，我們一定發現許多百歲老人。

像 1959 年去世的漢中老人廖春霞，就活了 149 歲；1979年去世的周至縣人民代表，原雲遊道士孫玉逢就活了 139歲。據《陝西通志》記載，明弘治七年還在世的陝西朝邑七里莊的閻禮，那時已 190 歲了，而且眼明耳聰，步履穩當。那麼一個非常注意養生的醫學家孫思邈活到 141 歲又有什麼

奇怪的呢？

第七節　孫思邈思想體系：易、道、儒醫眾家融合爲一

　　根據正宗《舊唐書·孫思邈本傳》《新唐書·孫思邈》等史書記載：藥王孫思邈擅長易道陰陽、推步，妙解數術。終身不仕，隱於山林。親自採製藥物，為人治病。他廣泛搜集民間驗方、秘方，總結臨床經驗及前代醫學理論，為醫學和藥物學作出重要貢獻。後世尊其為「藥王」。

　　他汲取《黃帝內經》關於臟腑的學說，在《千金要方》中第一次完整地提出了以臟腑寒熱虛實為中心的雜病分類辨治法；在整理和研究張仲景《傷寒論》後，將傷寒歸為十二論，提出傷寒禁忌十五條，頗為後世傷寒學家所重視。

　　他搜集了東漢至唐以前許多醫論、醫方以及用藥、針灸等經驗，兼及服餌、食療、導引、按摩等養生方法，著《千金要方》三十卷，分二百三十二門，已接近現代臨床醫學的分類方法。全書合方、論五千三百首，集方廣泛，內容豐富，是我國唐代醫學發展中具有代表性的巨著，對後世醫學特別是方劑學的發展，有著明顯的影響

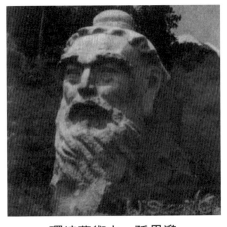

環境藝術之一孫思邈

和貢獻；並對日本、朝鮮醫學之發展也有積極的作用。

《千金翼方》三十卷，屬其晚年作品，是對《千金要方》的全面補充。全書分一百八十九門，合方、論、法二千九百餘首，記載藥物八百多種，尤以治療傷寒、中風、雜病和瘡癰最見療效。

他堅持辨證施治的方法，認為人若善攝生，自然可免於養生疾病，達到健康長壽。

他認為只要「良醫導之以藥石，救之以針劑」，「體形有可癒之疾，天地有可消之災」。他重視醫德，不分「貴賤貧富，長幼妍媸，怨親善友，華夷愚智」，皆一視同仁。明言「人命至重，有貴千金」。他極為重視婦幼保健，著《婦人方》三卷，《少小嬰孺方》二卷，置於《千金要方》之首。

孫思邈將道教內修理論和醫學、衛生學相結合，把養生學也作為醫療的重要內容。認為人到暮年，體態特徵和生理、病理都有變化。欲求長壽，須注意飲食起居等養生之道。

他在《千金要方‧養性序第一》中特別強調老年人「唾不至遠，行不疾步，耳不極聽，目不極視，坐不久處，立不至疲，臥不至直。先寒而衣，先熱而解。不欲極饑而食，食不可過飽；不欲極渴而飲，飲不欲過多」，並「兼之以導引、行氣」及「房中補益」之術。

他對人之衰老過程和表現，心理特徵和變化，以及老年疾病、保健、醫療等都有全面的觀察和深透的分析。

他認為老年人當從事諸如調氣、按摩、導引、行氣以及散步等適合老人特點的活動，從而豐富了道教內修的內容與方法，並對煉丹服食以求長生成仙的道教方術作了探索。認為服食金丹而成仙是「神道懸邈，雲跡疏絕，徒望青天，莫

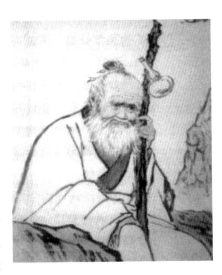

知升舉」。

但他把煉丹作為製藥的手段，其目的在於救急濟危。他煉製的「太一神精丹」，即「主客忤霍亂，腹病脹滿，屍存惡風，癲狂鬼語，蠱毒妖魅，溫症」。

史載其著作計三十餘種，唯多亡佚。現存之《千金要方》和《千金翼方》各三十卷，係我國著名醫學著作。其他如《攝養論》《太清丹經要訣》《枕中方》等數種，尚有部分佚文可見。

孫思邈把醫為仁術的精神具體化。他在其所著的《大醫精誠》一書中寫道：「凡大醫治病，必當安神定志，無欲無求，先發大慈惻隱之心，誓願普救含靈之苦，若有疾厄來求救者，不得問其貴賤貧富，長幼妍媸，怨親善友，華夷愚智，普同一等，皆如至親之想。亦不得瞻前顧後，自慮吉凶，護惜身命。見彼苦惱，若己有之，深心悽愴，勿避險惡，晝夜寒暑，饑渴疲勞，一心赴救，無作功夫形跡之心。如此可為蒼生大醫，反此則是含靈巨賊。夫大醫之體……又到病家，縱綺羅滿目，勿左右顧盼；絲竹湊耳，無得似有所娛；珍饈迭薦，食如無味；醞祿兼陳，看有若無。夫為醫之法，不得多語調笑，談謔喧嘩，道說是非，議論人物，炫耀聲名，訾毀諸醫，自矜己德，偶然治瘥一病，則昂頭戴面，而有自許之貌，謂天下無雙，此醫人之膏肓也。」上述的寥寥片語，已將孫思邈的高尚醫德情操，展示在人們面前。

　　孫思邈一生非常注重醫學道德的修養，在他的《千金要方》一書中，首列「大醫習業」與「大醫精誠」二篇，這是我國最早的較為完整的醫德文獻專論，是高尚的醫德與高超的醫技兩相結合的醫德規範。

　　孫思邈醫學造詣十分高深。一次，唐初「四傑」之一盧照鄰問了老師一個問題：「名醫能治癒疑難的疾病，是什麼原因呢？」

　　孫思邈的回答十分精彩，也足見其醫學上的造詣頗深。他依據中國道家「天人合一、道法自然」思想答道：

　　「對天道變化瞭若指掌的人，必然可以參政於人事；對人體疾病瞭解透徹的人也必須根源於天道變化的規律。天候有四季，有五行，相互更替，猶似輪轉。那麼又是如何運轉呢？天道之氣和順而為雨；憤怒起來便化為風；凝結而成霜霧；張揚發散就是彩虹。這是天道規律，人也相對應於四肢五臟，晝行夜寢，呼吸精氣，吐故納新。人身之氣流注周身而成營氣、衛氣；彰顯於志則顯現於氣色精神；發於外則為音聲，這就是人身的自然規律。陰陽之道，天人相應，人身的陰陽與自然界並沒什麼差別。人身的陰陽失去常度時，人體氣血上沖則發熱；氣血不通則生寒；氣血蓄結生成瘤及贅物；氣血下陷成癰疽；氣血狂越奔騰就是氣喘乏力；氣血枯竭就會精神衰竭。各種徵候都顯現在外，氣血的變化也表現在形貌上，天地不也是如此嗎？」

　　可見他對身體和事物的規律的掌握都是非常深透。

　　孫思邈是古今醫德醫術堪稱一流的名家，他對醫德的強調，也為後世的習醫、業醫者傳為佳話。他的名著《千金方》中，也把「大醫精誠」的醫德規範放在了極其重要的位置上來專門立題，重點討論。而他本人，也是以德養性、以

德養身、德藝雙馨的代表人物之一，成為歷代醫家和百姓尊崇備至的偉大人物。

孫思邈還對良醫的診病方法做了總結：「膽欲大而心欲小，智欲圓而行欲方。」「膽大」是要有如起起武夫般自信而有氣質；「心小」是要如同在薄冰上行走，在峭壁邊落足一樣時時小心謹慎；「智圓」是指遇事圓活機變，不得拘泥，須有制敵機先的能力；「行方」是指不貪名、不奪利，心中自有坦蕩天地。這就是孫思邈對於良醫的要求。

他的這種濃厚而樸素的救死扶傷的人道主義精神，不論在當時，還是現在，都是值得學習和提倡的。

他一邊行醫，一邊採藥，曾先後到過陝西的太白山、終南山，山西的太行山，河南的嵩山以及四川的峨眉山等地。廣泛搜集單方、驗方和藥物的使用知識，在藥物學研究方面，為後人留下了萬分寶貴的財富。

在藥物學研究方面，孫思邈傾注了大量的心血。從藥物的採集、炮製到性能認識，從方藥的組合配伍到臨床治療，孫思邈參考前人的醫藥文獻，並結合自己數十年的臨證心得，寫成了我國醫學發展史上具有重要學術價值的兩部醫學巨著──《千金要方》和《千金翼方》。

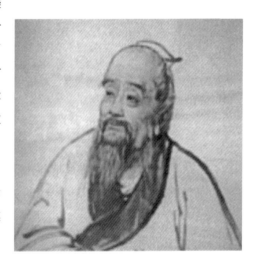

其中《千金要方》載方5000多首，書中內容既有診法、證候等醫學理論，又有內、

外、婦、兒等臨床各科；既涉及解毒、急救、養生、食療，又涉及針灸、按摩、導引、吐納，可謂是對唐代以前中醫學發展的一次很好的總結。

而《千金翼方》載方近 3000 首，書中內容涉及本草、婦人、傷寒、小兒、養性、補益、中風、雜病、瘡癰、色脈以及針灸等各個方面，對《千金要方》作了必要而有益的補充。書中收載的 800 餘種藥物當中，有 200 餘種詳細介紹了有關藥物的採集和炮製等相關知識。

尤其值得一提的是，書中將晉唐時期已經散失到民間的《傷寒論》條文收錄其中，單獨構成九、十兩卷，竟成為唐代僅有的《傷寒論》研究性著作，對於《傷寒論》條文的保存和流傳起到了積極的推動作用。

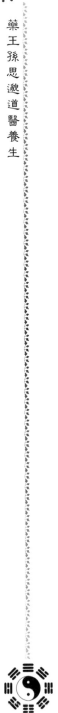

藥王孫思邈道醫養生

中編

孫思邈養生特色

第一章

藥王孫思邈
道家養生之道

　　孫思邈崇尚養生，並身體力行，正由於他通曉養生之術，才能年過百歲而視聽不衰。他將道家、儒家以及外來古印度佛家的養生思想與中醫學的養生理論相結合，提出的許多切實可行的養生方法，時至今日，還在指導著人們的日常生活，如心態要保持平衡，不要一味追求名利；飲食應有所節制，不要過於暴飲暴食；氣血應注意流通，不要懶惰呆滯不動；生活要起居有常，不要違反自然規律……

　　孫思邈對於養生，是極為重視並且有豐富的成功的經驗的。他批評那些不懂養生之道而盲目保養的人說：雖然常吃富有營養的東西，但不懂得養生的道理，還是很難長壽的。養生的道理很簡單，就是要經常勞動，但是不要過度。還要經常活動，活動能幫助消化食物，使血脈暢通。這樣疾病就不會發生。這和門的轉軸不易朽蛀的道理一樣。

　　他特別指出養生的目的不是成仙不老，而是達到人的壽命應當達到的一二百歲不會夭折。為此，他在《千金翼方》卷十二中強調「每日必須進行調氣補泄，按摩引導為好，勿以康健便為常然，常識案不亡危，預防諸病也。」這說明他的養生觀念不單是追求長生不老，而是作為預防醫學的一個方面，增強人的體質，促進人們健康長壽的一種保健方法

了，他本人的具體方法是常年進行藥物的栽種和採集，加工製作的體力勞動。

每天早晚都做按摩，活動四肢關節，練黃帝、老子秘傳的中國道家內丹養生之道。以中國道家養生之道為綱。

第一節　孫思邈之丹道醫易合一綜合養生體系

孫思邈的養生學說內容十分豐富。在《千金要方》和《千金翼方》等書中，孫思邈對煉丹、辟穀、房中、禁咒、按摩、調氣、導引、服食、藥餌、居處等各種養生方法均作了大量生動的詳細介紹。

孫思邈歷經隋、唐兩代，是一位知識淵博、醫術精湛的醫家。然而他不慕名利，以醫生為終身職業，長期生活在民間，行醫施藥，治病救人。他診病治療，不拘古法，兼採眾家之長，用藥不拘本草經書限制，根據臨床需要，驗方、單方通用；所用方劑，靈活多變，療效顯著。

他對民間醫療經驗極為重視，經常不辭辛勞地跋山涉水，不遠千里訪詢；為得一方一法，不惜千金，以求真傳。轉輾於五臺山、太白山、終南山、太行山、峨眉山等地，採集藥材、炮製藥物，提煉丹藥，深究藥性。

他對民間常見病、多發病、地方病多有研究，救治過許多疑難危重病人。他不僅精於內科，而且兼擅外科、婦科、小兒科、五官科、眼科，並對攝生、食療、針灸、預防、煉丹等都很有研究，同時具有廣博的藥物學知識和精湛的針灸技術。這不僅使他成為唐代名極一時的醫學大師，而且使他

一變羸弱之體，至百歲而視聽不衰。成為一代養生宗師。

　　孫氏一生以濟世活人為己任，對病人具有高度的責任心和同情心。他要求醫生對技術要精，對病人要誠。他認為醫生在臨症時應安神定志，精心集中，認真負責，不得問其貴賤貧富，長幼妍媸，怨親善友，華夷愚智，一樣看待；治療中要不避危險，晝夜、寒暑、饑渴與疲勞，全心赴救病人，不得自炫其能，貪圖名利。這也正是他身體力行，躬身實踐的寫照。

　　他曾親自治療護理麻風病人達 600 餘人。他的高尚醫德足為百世師範。宋代林億贊曰：「其術精而博，其道深而通。以今知古，由後視今，信其百世可行之法也。」他高度平衡的心境，博大精深的學術造詣，也令其對保養生命有著獨特而又全面的體系。

　　《備急千金要方》和《千金翼方》，較全面地總結了自上古至唐代的醫療經驗和藥物學知識，豐富了我國醫學內容。他的醫學思想和學術成就主要反映在九個方面。

　　第一、發展了張仲景的傷寒論學說，改六經辯證為按方劑主治及臨床表現相結合的分類診斷方法，使理論更切合實際。

　　第二、集唐以前醫方之大成，收載醫方 6500 多個，無論是經方、古方、俗說單方均系統整理，大多注以出處。

　　第三、診斷學上把對疾病的認識提高到一個新水準，突出反映在消渴、霍亂、附骨疽、惡疾大風、雀目、瘰癧等病的描述和治療上。

　　第四、治療學上創用了新的醫療技術。如下頜關節脫臼手法整復術、蔥葉導尿術、食管異物剔除術、自家血膿接種以防治癤病等。

第五、在藥物學上，重視地道藥材以及藥物的種植採集、炮製和貯藏，並在藥物七品分類基礎上按藥物功用分為65章，以總攝眾病，便於醫生處方用藥。

第六、重視婦幼保健，強調婦幼設立專科的意義，為小兒、婦產建立專科創立了條件。

第七、豐富了養生長壽理論，講求衛生，反對服石，提倡吐故納新，動靜結合，並輔以食治、勞動，使養生學和老年病防治相結合。

第八、在針灸方面繪製彩色三人明堂圖，創孔穴主對法，提倡阿是穴及同身寸法，對針灸發展有促進作用。

第九、在煉丹生涯中，記錄了硫磺伏火法，是我國早期火藥配方，在火藥發明上有突出貢獻。孫思邈之丹道易醫合一的綜合養生體系在其著作和實踐經歷中表現無遺，難能可貴。

第二節　孫思邈傳承中華民族神聖祖先黃帝老子的養生之道

攝養枕中方

太白山處士孫思邈撰

夫養生繕性，其方存於卷者甚眾。其或幽微秘密，疑未悟之心。至於澄神內觀，遊玄採真，故非小智所及。常思所尋設能及之，而志不能守之，事不從心，術即不驗。誠由前之誤交切而難遣，攝衛之道賒遠而易違，是以混然同域，絕而不思者

也。稽叔夜悟之大得，論之未備，所以將來志士覽而懼焉。今所撰錄，並在要典。事雖隱秘，皆易知易爲，以補斯闕。其學者不違情欲之性，而俯仰可從；不棄耳目之玩，而顧紋可法。旨約而用廣，業少而功多。

余研核方書，蓋亦久矣。搜求秘道，略無遺餘。自非至妙至神，不入茲錄；誠信誠效，始冠於篇。取其弘益，以貽後代。苟非其道，慎勿虛傳；傳非其人，殃及三世。凡著五章爲一卷，與我同志者實而行之云爾。

【自慎】

夫天道盈缺，人事多屯。居處屯危，不能自慎而能克濟者，天下無之。故養性之士，不知自慎之方，未足與論養生之道也，故以自慎爲首焉。夫聖人安不忘危，恒以憂畏爲本。營無所畏忌，則庶事隳壞。

《經》曰：人不畏威，則大威至矣。故以治身者，不以憂畏，朋友遠之；治家者，不以憂畏，奴僕侮之；治國者，不以憂畏，鄰境侵之；治天下者，不以憂畏，道德去之。故憂畏者，生死之門，禮教之主，存亡之由，禍福之本，吉凶之元也。是故仕無憂畏，則身名不立；農無憂畏，則稼穡不滋；工無憂畏，則規矩不設；商無憂畏，則貨殖不廣；子無憂畏，則孝敬不篤；父無憂畏，則慈愛不著；臣無憂畏，則勳庸不建；君無憂畏，則社稷不安。養性者，失其憂畏，則心亂而不治，形躁而不寧，神散而氣越，志蕩而意昏，應生者死，應死者亡，應成者敗，應吉者凶。其憂畏者，其猶水火不可暫忘也。人無憂畏，子弟爲勍敵，妻妾爲寇仇。是乙太上畏道，其次畏物，其次畏人，其次畏身。故憂於身者不拘於人，畏於己者不制於彼，慎於小者不懼於大，戒於近者不悔於遠。能知此者，

水行蛟龍不得害，陸行虎兕不能傷，處世謗誹不能加。善知此者，萬事畢矣。

夫萬病橫生，年命橫夭，多由飲食之患。飲食之患，過於聲色。聲色可絕之逾年，飲食不可廢於一日，爲益既廣，爲患亦深。且滋味百品，或氣勢相伐，觸其禁忌，更成沉毒。緩者積年而成病，急者災患而卒至也。

凡夏至後迄秋分，勿食肥膩餅臛之屬。此與酒漿果瓜相仿。或當時不覺即病，入秋節變生多諸暴下，皆由涉夏取冷太過，飲食不節故也。而或者以病至之日便爲得病之初，不知其所由來者漸矣。欲知自慎者，當去之於微也。

夫養性者，當少思、少念、少欲、少事、少語、少笑、少愁、少樂、少喜、少怒、少好、少惡，行此十二少者，養生之都契也。多思則神殆，多念則志散，多欲則損智，多事則形勞，多語則氣爭，多笑則傷臟，多愁則心懾，多樂則意溢，多喜則忘錯昏亂，多怒則百脈不定，多好則專迷不理，多惡則憔悴無歡。此十二多不除，喪生之本也。

唯無多無少，幾乎道也。故處士少疾，遊子多患，繁簡之殊也。是故田夫壽，膏粱夭，嗜欲多少之驗也。故俗人競利，道士罕營。夫常人不可無欲，又復不可無事，但約私心，約狂念，靖躬損思，則漸漸自息耳。

封君達云：體欲常勞，食欲常少；勞勿過極，少勿過虛。恒去肥濃，節鹹酸，減思慮，捐喜怒，除馳逐，慎房室，春夏施

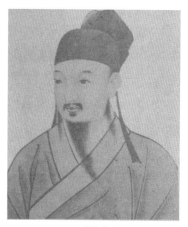

孫思邈

瀉，秋冬閉藏。又魚膾生肉，諸腥冷之物，此多損人，速宜斷之，彌大善也。心常念善，不欲謀欺詐惡事，此大辱神損壽也。

彭祖曰：重衣厚褥，體不堪苦，以致風寒之疾；甘味脯臘，醉飽饜飫，以致疝結之病；美色妖麗，以致虛損之禍；淫聲哀音，怡心悅耳，以致荒耽之惑；馳騁遊觀，弋獵原野，以致發狂之迷；謀得戰勝，取亂兼弱，以致驕逸之敗。斯蓋聖人戒其失理，可不思以自勗也？

夫養性之道，勿久行、久坐、久聽、久視，不強食，不強飲，亦不可憂思愁哀。饑乃食，渴乃飲。食止，行數百步，大益人。夜勿食，若食即行約五里，無病損。日夕有所營爲，不住爲佳，不可至疲極，不得大安無所爲也。故曰：流水不腐，戶樞不蠹。以其勞動不息也。

想爾曰（想爾蓋仙人名）：勿與人爭曲直，當減人算壽。若身不寧，反舌塞喉，嗽漏，咽液無數，須臾即癒。道人疾，閉目內視，使心生火，以火燒身，燒身令盡，存之，使精神如彷彿，疾即癒。若有痛處，皆存其火燒之，秘驗。

【仙經禁忌】

凡甲寅日，是屍鬼競亂，精神躁穢之日，不得與夫妻同席、言語、面會，必當清淨，沐浴不寢，警備也，其日可宜遣欲。

凡服藥物，不欲食蒜、石榴、豬肝、犬肉。凡服藥，勿向北方，大忌。凡亥子日，不可唾，減損年壽。

凡入山之日，未至百步，先卻百步，足反登山，山精不敢犯人。

凡求仙，必不用見屍。

又忌三月一日不得與女人同處。

【仙道忌十敗】

一勿姦淫，二勿為陰賊兇惡，三勿酒醉，四勿穢慢不淨，五勿食父母本命肉，六勿食己本命肉，七勿食一切肉，八勿食生五辛，九勿殺一切昆蟲眾生，十勿向北大小便，仰視三光。

仙道十戒勿以八節日行威刑，勿以晦朔日怒，勿以六甲日食鱗甲之物，勿以三月三日食五臟肉、百草心，勿以四月八日殺伐樹木，勿以五月五日見血，勿以六月六日起土，勿以八月四日市附足之物，勿以九月九日起床席，勿以八節日雜處。

【學仙雜忌】

若有崇奉六天、及事山川魔神者，勿居其室，勿饗其饌。

右已上忌法，天人大戒。或令三魂相嫉，七魄流競；或胎神所憎，三宮受惡之時也。若能奉修則為仙材，不奉修失禁，則為傷敗。

夫陰丹內御房中之術，七九朝精吐納之要，六一回丹雄雌之法，雖獲仙名，而上清不以比德；雖均至化，而太上不以為高。未弘至道，豈睹玄闈？勿親經孕婦女，時醮華池，酣邕自樂，全真獨臥。古之養生，尤須適意，不知秘術，詎可怡乎？勿抱嬰兒，仙家大忌。

夫建志內學，養神求仙者，常沐浴，以致靈氣。如學道者，每事須令密。泄一言一事，輒減一算。一算，三日也。

凡咽液者，常閉目內視。學道者，常當別處一室，勿與人雜居，著淨衣燒香。

凡書符當北向，勿雜用筆硯。

凡耳中忽聞嘀呼及雷聲、鼓鳴，若鼻中聞臭氣血腥者，並

凶兆也。即燒香、沐浴齋戒，守三元帝君，求乞救護。行陰德，爲人所不能爲，行人所不能行，則自安矣。

夫喜怒損志，哀樂害性，榮華惑德，陰陽竭精，皆學道之人大忌，仙法之所疾也。

夫習眞者，都無情欲之惑，男女之想也。若丹白存於胸中，則眞感不應，靈女上尊不降。陰氣所接，永不可以修至道。吾常恨此，賴改之速耳。所以眞道不可以對求，要言不可以偶聽愼之哉！

【導引】

常以兩手摩拭一面上，令人有光澤，斑皺不生。行之五年，色如少女。摩之令二七而止。臥起，平氣正坐，先叉手掩項，目向南視，上使項與手爭，爲之三四。使人精和，血脈流通，風氣不入，行之不病。又屈動身體，四極反張側掣，宣搖百關，爲之各三。

又臥起，先以手内著厚帛，拭項中四面及耳後周匝，熱，溫溫如也。順髮摩頂良久，摩兩手以治面目，久久令人目自明，邪氣不干。都畢，咽液三十過，導内液咽之。又欲數按耳左右，令無數，令耳不聲，鼻不塞。

常以生氣時咽液二七過，按體所痛處。每坐常閉目内視，存見五臟六腑，久久自得分明瞭了。

常以手中指按目近鼻兩眥兩眥，目睛明也，閉氣爲之，氣通乃止。週而復始行之，周視萬里。

常以手按兩眉後小穴中此處，目之通氣者也，三九過。又以手心及指摩兩目及顴上，又以手旋耳各三十遍，皆無數時節也。畢，以手逆乘額上三九過，從眉中始，乃上行入髮際中。常行之，勿語其狀，久而上仙。修之時，皆勿犯華蓋。華蓋，

眉也。

【行氣】

　　凡欲求仙，大法有三：保精，引氣，服餌。凡此三事，亦階淺至深，不遇至人，不涉勤苦，亦不可卒知之也。然保精之術，列敘百數；服餌之方，略有千種，皆以勤勞不強爲務。故行氣可以治百病，可以去瘟疫，可以禁蛇獸，可以止瘡血，可以居水中，可以辟饑渴，可以延年命。其大要者，胎息而已。胎息者，不復以口鼻噓吸，如在胞胎之中，則道成矣。

　　夫善用氣者，噓水，水爲逆流；噓火，火爲滅炎；噓虎豹，虎豹爲之伏匿；噓瘡血，瘡血則止。聞有毒蟲所中，雖不見其人，便遙爲噓咒我手，男左女右，彼雖百里之外，皆癒矣。又中毒卒病，但吞三九。九當作九之氣，亦登時善也。但人性多躁，少能安靜，所以修道難成。

　　凡行氣之道，其法當在密室閉戶，安臥暖席，枕高二寸半。正身偃臥，瞑目閉氣，自止於胸隔，以鴻毛著鼻上，毛不動，經三百息，耳無所聞，目無所見，心無所思，當以漸除之耳。若食生冷、五辛、魚肉及喜怒憂恚而引氣者，非止無益，更增氣病，上氣放逆也。不能閉之，即稍學之。初起三息、五息、七息、九息而一舒氣，更噏之。能十二息氣，是小通也。百二十息不舒氣，是大通也。此治身之大要

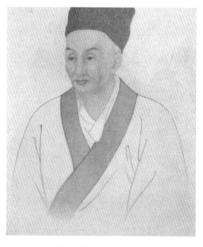

藥物學家　李時珍

也。常以夜半之後生氣時閉氣，以心中數數，令耳不聞，恐有誤亂，以手下籌，能至於千，即去仙不遠矣。

凡吐氣，令人多出少入，入恒以鼻入口吐。若天大霧、惡風、猛寒，勿行氣，但閉之，爲要妙也。

彭祖曰：至道不煩，但不思念一切，則心常不勞。又復導引、行氣、胎息，眞爾可得千歲。更服金丹大藥，可以畢天不朽。清齋休糧，存日月在口中，晝存日，夜存月，令大如環，日赤色，有紫光九芒，月黃色，有白光十芒，存咽服光芒之液，常密行之無數。若修存之時，恒令日月還面明堂中，日在左，月在右，令二景與目瞳合，氣相通也。所以倚運生精，理利魂神，六丁奉侍，天兵衛護，此眞道也。凡夜行及眠臥心有恐者，存日月還入明堂中，須臾百邪自滅，山居恒爾。凡月五日夜半，存日象在心中，日從口入，使照一身之內，與日共光相合會。當覺心腹霞光映照。畢，咽液九遍。到十五日、二十五日，亦如是。自得百關通暢，面有玉光。又男服日象，女服月象，一日勿廢，使人聰明朗徹，五臟生華。

【守一】

夫守一之道，眉中入內一寸爲明堂，二寸爲洞房，三寸爲上丹田。中丹田者，心也。下丹田者，臍下一寸二分是也。一有服色姓名（出《黃庭經》中），男子長九分，女子長六分。

昔黃帝到峨眉山，見皇人於玉堂中。帝請問眞一之道，皇人曰：長生飛仙，則唯金丹；守形卻老，則獨眞一。故仙重焉。凡諸思存，乃有千數，以自衛率多，繁雜勞人，若知守一之道，則一切不需也。

仙師曰：凡服金丹大藥，雖未去世，百邪不敢近人。若服草木小藥，餌八石，適可除病延年，不足以禳外禍，或爲百鬼

所枉，或爲太山橫召，或爲山神所輕，或爲精魅所侵。唯有眞一，可以一切不畏也。守一法，具在《皇人守一經》中。

【太清存神煉氣五時七候訣】

夫身爲神氣，爲窟宅。神氣若存，身康力健；神氣若散，身乃謝焉。若欲存身，先安神氣。即氣爲神母，神爲氣子。神氣若具，長生不死。若欲安神，須煉元氣。氣在身內，神安氣海；氣海充盈，心安神定。若神氣不散，身心凝靜，靜至定俱，身存年永，常住道元，自然成聖。氣通神境，神通性慧，命注身存，合於眞性。日月齋齡，道成究竟。依銘煉氣，欲學此術，先須絕粒，安心氣海，存神丹田，攝心淨慮。氣海若俱，自然飽矣。專心修者，百日小成，三年大成。初入五時，後通七候，神靈變化，出沒自存，峭壁千里，去住無礙，氣若不散，即氣海充盈，神靜丹田，身心永固，自然迴顏駐色，變體成仙，隱顯自由，通靈百變，名曰度世，號曰眞人，天地齊年，日月同壽。此法不服氣，不咽津，不辛苦，要吃但吃，須休即休，自在自由，無礙五時七候，入胎定觀耳。

【五時】

第一時，心動多靜少，思緣萬境，取捨無常，念慮度量，猶如野馬，常人心也。

第二時，心靜少動多，攝動入心，而心散侠，難可制伏，攝之動策，進道之始。

第三時，心動靜相半，心靜似攝，未能常靜，靜散相半，用心勤策，漸見調熟。

第四時，心靜多動少，攝心漸熟，動即攝之，專注一境，失而遽得。

第五時，心一向純淨，有事觸亦不動，由攝心熟，堅固準定矣。

從此己後，處顯而入七候，任運自得，非關作矣。

【七候】

第一候，宿疾並銷，身輕心暢，停心在內，神靜氣安，四大適然，六情沉寂，心安玄境，抱一守中，喜悅日新，名爲得道。

第二候，超過常限，色返童顏，形悅心安，通靈徹視。移居別郡，揀地而安，鄰里之人，勿令舊識。

第三候，延年千載，名曰仙人。遊諸名山，飛行自在，青童侍衛，玉女歌揚，騰躡煙霞，彩雲捧足。

第四候，煉身成氣，氣繞身光，名曰眞人。存亡自在，光明自照，晝夜常明，遊諸洞宮，諸仙侍立。

第五候，煉氣爲神，名曰神人。變通自在，作用無窮，力動乾坤，移山竭海。

第六候，煉神合色，名曰至人。神既通靈，色形不定，對機施化，應物現形。

第七候，高超物外，迥出常倫，大道玉皇，共居靈境，賢聖集會，弘演至眞。

造化通靈，物無不達。修行至此，方到道源，萬行休停，名曰究竟。

今時之人，學道日淺，曾無一候，何得通靈？但守愚情，保持穢質，四時遷運，形委色衰，體謝歸空，稱爲得道，謬矣！此胎息定觀，乃是留神駐形，眞元祖師相傳至此。最初眞人傳此術，術在口訣，凡書在文，有德志人方遇此法，細詳留意，必獲無疑，賢智之人，逢斯聖文矣。

（摘自《雲笈七籤》卷三十三「雜修攝部」）

上述攝養論述中，孫思邈傳承《黃帝內經》上醫治未病之精髓，也傳承了老子「形神歸一」思想境界。

上醫醫未病之病，中醫醫欲病之病，下醫醫已病之病。

中醫「未病」一詞由來已久，源於黃帝內經中的《素問・四氣調神論》。所謂「未病」，是指身體健康，沒有疾病。隨著中醫學的發展，其範圍也有所擴充。含義大致有三：一是未病先防，二是即病防變，三是已病早治。

未病即健康。人體要維持健康的狀態，達到延年益壽的境界，除了軀體的完整和健全外，還包括心理以及社會的適應能力的正常。這種狀態，中醫稱為「陰陽平和」，即屬於未病的範疇。

「未病」、「欲病」、「已病」是疾病釀成前後的三個階段。發現並治療處於不同階段的疾病，可以視為區分醫生水準高下的尺度之一。醫未病之病，是防患於未然，事半而功倍，自然是上等醫生的手段；醫欲病之病，是弭病於將萌，事功相抵，便已遜一籌；醫已病之病，是療病於已成，事倍而功半，就只能看作是普通醫生了。

（唐・孫思邈《千金要方・診候》）

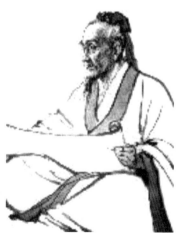

健康不僅是沒有疾病或虛弱，而是身體上、心理上和社會適應方面的完好狀態。現代醫學對於生命曲線的公式是健康——亞健康——疾病。中醫學理論認為生命曲線的公式是未病——欲病——已病。已

病就是已經發生了疾病，積極防治是被大家所熟知的。如果人們對於什麼是未病、什麼是欲病有一個清楚的認識，則更有益於身心健康。這也是養生的根本和基礎。

推廣治「未病」的健康模式是中華民族祖先的瑰寶。

表面上看似健康的人，突發重病，而且難以回生，這絕不是偶然的，潛伏在體內的變化，往往被人們忽視了。這種狀況實質就是現代醫學所說的亞健康。

「欲病」之說，源於孫思邈《千金要方·論診候第四》，在書中記載：「古人善為醫者，上醫醫未病之病，中醫醫欲病之病，下醫醫已病之病，若不加心用意，於事混淆，即病者難以救矣。」意思是說從事醫生職業的人，最好的醫生善於在人們身體健康之時預防生病，注重養生，保持健康。中等水準的醫生要善於抓住將要生病而還沒有發生疾病之時，控制疾病的發生而注重欲病早調，避免疾病的發生。一般水準的醫生治療已經發生的疾病。然而待疾病發生了、嚴重了，才診治就困難了。

欲病之病，正如孫思邈所說：「凡人有不少苦似不如平常，即須早道，若隱忍不治，希望自差，須臾之間，以成痼疾（《千金要方》）。」

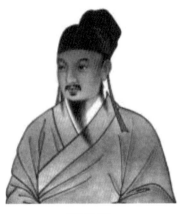

孫思邈

意思是說很多人的痛苦在於身體不適，精神和體力今不如昔，一定及早瞭解其原因和養生的方法，儘快調理，避免疾病的困擾。如果勉強忍受不進行調理，自認為可以自癒，過不了很久，就發展為頑固之疾了。這種

僥倖心理在實際生活中屢見不鮮。

欲病之病，在外表上雖然有不適的症狀表現，僅僅是「苦似不如平常」，醫生又不足以診斷為某一種疾病。西醫所說的亞健康的概念也是如此，全身不適，勉強堅持工作，到醫院檢查各項指標又都未見異常。欲病之病，實質是人體處於未病與已病之間的一種狀態。

孫思邈這位大醫學家反覆告誡人們要重視：「消未起之患，治未病之疾，醫之於無事之前。」

欲病預防在先，孫思邈認為：「五臟未虛，六腑未竭，血脈未亂，精神未散，服藥必活（《千金要方》）。」在五臟沒有虛損，六腑尚未衰敗，氣血運行還未紊亂，神氣猶未渙散，病勢處於輕淺階段時，及時服藥調理，每能痊癒。突出了欲病先防的實質，強調了順應自然的整體觀念，重視通過藥物調動體內正氣的作用，呼應了前人所說「正氣存內，邪不可干（《素問‧遺篇法論》）」的說法。

如果說錯過了對未病的預防，那麼，對欲病的預防良機，千萬不能再錯過。發展到「五臟已虛，六腑已竭，血脈已亂，精神已散（《千金要方》）」時，疾病已成，五臟六腑功能衰敗，氣血運行紊亂，精氣神耗散，服藥救治也不一定都有效，即使保住了生命，其生命的品質也就難保證了，即沒有希望恢復到健康的狀態了。

預防的含義，以往陳舊的概念是指主動順應自然的規律，增強體質，預防疾病和病後調養，避免復發的具體方法。預防的位置在已病之前或者已病之後。現在新的觀念，應該是主動適應自然的規律，增強體質，在未病的情況下積極防禦，避免發展到欲病狀態，而且這一階段至關重要，對生命品質的影響主要就在於此。

預防的位置大步前移，前置到未病之前，前置到欲病之前，如果發展到已病狀態，或者病後的恢復，再重視預防，實在是太晚了！調養身體，保養生命是生活的一個基本要求。養生的主體就是預防疾病的發生，延年益壽。

張湛曰：「夫經方之難精，由來尚矣。」今病有內同而外異，亦有內異而外同，故五臟六腑之盈虛，血脈榮衛之通塞，固非耳目之所察，必先診候以審之。而寸口關尺，有浮沉弦緊之亂；俞穴流注，有高下淺深之差；肌膚筋骨，有厚薄剛柔之異。唯用心精微者，始可與言於此矣。今以至精至微之事，求之於至粗至淺之思，其不殆哉！若盈而益之，虛而損之，通而徹之，塞而壅之，寒而冷之，熱而溫之，是重加其疾，而望其生，吾見其死矣。故醫方卜筮，藝能之難精者也，既非神授，何以得其幽微？世有愚者，讀方三年，便謂天下無病可治；及治病三年，乃知天下無方可用。故學者必須博極醫源，精勤不倦，不得道聽塗說，而言醫道已了，深自誤哉！」

治未病的方法很多，關鍵是要在醫生的指導下辨證施調。要順應自然規律。要順應生命活動規律。

第三節　孫思邈養生之道是中國道家養生學集大成者

我國唐代享年 141 歲的偉大醫學家、養生家孫思邈的名言是「人命至重，有貴千金。」正因為人的生命的價值比千金還貴重，這就決定了人的養生的必要性。

養生既然是一門科學，用什麼方法來探索這一門科學的

規律呢？孫思邈從哲學、社會科學與自然科學的角度出發，全面地研究與揭示人的養生規律的問題。實踐證明，孫思邈這一研究人的養生規律問題的方法是完全正確的。這是在方法論上對中國養生哲學思想的一個重大貢獻。

由於方法正確，使孫思邈發現了一系列的重要養生規律。

從社會科學的角度來看，他揭示了社會的經濟、政治制度同養生的密切關係。他指出：「粟帛之非分者，其植也廣，其獲也勞，其農也貧，其利也倍，蓄乎巨稟，動餘歲年……及乎困農負債，利陷深冤。此非分也。」以上，孫思邈把中國封建社會殘酷經濟剝削與政治壓迫，看成是非分行為。這種非分行為的結果，當然不利於腐朽的統治者的養生，更不利於負債累累、利陷深冤的農民的養生。

孫思邈還指出了腐朽是人養生的大敵。他指出：「飲食之非分者，一食而須其水陸，一飲而聚其弦歌，其食也寡，其費也多，民之糠麸不充……此非分也。」孫思邈不僅把以上的飲食上的腐朽行為看成是非分行為，而且還從醫學的角度指出：「人子養老之道，雖有水陸百品珍饈，每食必忌於雜，雜則五味相撓，食之不已，為人作患。」

孫思邈還帶有總結性地提出：「奢侈有餘，所以折其命也。」這實質上明確地提出了腐朽是人養生的大敵的論斷。這一論斷至今仍有重要的意義。

在家庭與養生的關係問題上，孫思邈認為夫妻之間的和睦關係，能使得「家道日隆，祥瑞競集」，否則「家道日否，殃咎屢至」。孫思邈還主張：在家庭內部要「常戒約內外長幼，有不快既須早道，勿隱忍以為無苦。過時不知，遂成不救」。身處在中國封建社會的孫思邈，從家庭關係的角度研究養生問題，主張夫妻和睦、主張家庭內部敢開言論，這

是對養生與家庭關係理論的重大貢獻。

孫思邈在《大醫習業》與《大醫精誠》之中，主張以誠實的勞動和美好的道德情操參加社會的交往與交換活動，如果從養生的角度來看，這也是對養生條件獲得途徑理論的重大貢獻。

在人的養生與自然條件的關係問題上，孫思邈提出美好的自然環境是人養生的重要條件，但他同時主張要把養生的社會條件與自然條件綜合考慮。例如，在居住地點的選擇問題上，他認為：「山林深遠，固是佳境，獨住則多阻，數人則喧雜，必在人野相近，心地偏遠，背山臨水，氣候高爽，土地良沃，泉水清美，如此構得十畝平坦處便可隱居。」而且，孫思邈還講過「問我居止處，大宅總鄰村」。

由此可見孫思邈不主張脫離人群到深山老林中去隱居，而主張在「大宅總鄰村」的「人野相近」之處的風景優美的地方隱居，這既是對中國古代隱居養生理論的重大發展，又是對中國哲學史上的分離與結合理論的重大發展。

實踐證明，人的本質是一切社會關係的總和，人若離開群體，根本無法生存，談何養生？所以，孫思邈以人與社會的適當的分離，而與優美的自然環境相結合的理論繼承與發展了中國古代哲學中的關於分離與結合的理論。

他認為，疾病是一種非常複雜的現象，他的外部表現往往不甚明顯，甚至是假像，只要用心精微，一絲不苟，自己觀察，認真研究，方可正確診斷和治療，切切不可草率馬虎。

孫思邈說：「養生之道，常欲小勞，但莫大疲，強所不能堪耳，且流水不腐，尸樞不蠹。」

他從不「飽飲即臥」，而是「食畢當行步躊躇」，每食

訖以手摩面及腹，令津液流通，有助於消化，達到祛除百病的目的。

孫思邈認為注意睡眠可養生，重視形體和精神的調養，主張「順四時而適寒暑，和喜怒而安居所處，節陰陽而調剛柔」，強調提高正氣與抗病能力為主的養生觀點。所謂「正氣存內，邪不可干」，透過調節日常生活方式，可以養生防病。至於睡眠養生，中醫自然也有獨到秘笈。

「眠食二者，為養生之要務。」良好的睡眠能補充能量、恢復精力，有「養陰培元」之效。所以，掌握睡眠養生要領，便可踏上簡單易行的養生之道。

中醫向來講究「天人合一」的整體觀，人體不僅要維持體內循環和諧，還要注意與自然界外部環境的和諧。隨著春生、夏長、長夏化、秋收、冬藏四季的變化，人體必須與之相適應，故有「四季養生」之說。秋冬季節，自然界的陽氣漸趨收斂、閉藏，此時起居作息要更注意保養內守之陰氣，強調睡眠養生正當其時。

「秋季早臥早起，冬季早臥晚起」是此時主要的順民養生之道。具體睡眠時間，建議每晚亥時（即晚上 9 點～11 點）休息，爭取在子時（晚上 11 點～1 點）入睡，因為子時是陽氣最弱、陰氣最盛之時，此時睡覺，最能養陰，睡眠品質也最佳，往往能達到事半功倍的養生效果。

在住地方面，孫思邈強調要「背山臨水，氣候高爽，土地良沃、泉水清美」及「山林深處，固是佳境」。現在世界各地都幾乎把山清水秀、鳥語花香、空氣清新、環境幽靜處作為療養勝地，可見藥王對居處的環境要求是有道理的。在住宅方面他又指出：「但令雅素潔淨，無風雨暑濕地為佳。」

總之，孫思邈從整體哲學的高度出發，對人的生命的價

值論、人的養生價值論以及從哲學、社會科學和自然科學的角度研究和揭示人的養生規律等一系列重大問題都做出了貢獻，完善了中國傳統養體系。

第四節　孫思邈關於男、女、幼兒的養生之道

一、孫思邈主張婦幼單獨成科

孫思邈對婦女和兒童的疾病醫療極為重視。他在《千金要方》中指出：「人都是由小到大，沒有小孩，就不會有大人。沒有婦女，也不會有小孩。」所以他首先講了婦女和小孩的病，而後才講成年和老年人的病。他指出，婦女與男子的病是不同的；小孩與大人的病也是不同的。所以他認為婦女和小兒的病，應當單獨成科。

他對婦女的妊娠、月經、養胎禁食、產後護理和病嬰的預防、急救、護理等都有專門的研究，所以他對婦科和兒科的醫術都很高明。論著也很多。在他的《備急千金要方》三十卷中，婦女方占三卷，嬰孺方占一卷。在他後期的《千金翼方》三十卷中，婦人方占了四卷，小兒方又占一卷。從求子到調經。從哺乳到兒科各種病患以及婦女的特殊病患，條條詳明。可見他對婦女兒童的關心和重視及對疾病研究的深透。他說：「婦女所以要另有方書，是因為婦女要懷胎、生小孩和易得崩傷病的原因。是因為他們有月經、胎孕、生產等生理特點。會有痛經、帶下、胎前產後等特殊的病理現象。故其病患倍於男子。而且患了病後也特別難治。」他

說，人的一生，生育小孩並把小孩養大是很重要的事。若無小就不能成大……所以我的方書，要先講婦女，再講小兒，然後才講大人和老年人的疾患。小兒病與成人病的不同，只在用藥劑量上有差別。

孫思邈對婦科尤其重視。他說：「婦人之別有方者，以其胎任、生產、崩傷之異故也。」所以他在《千金要方》總論之後，先立婦人一篇。對婦產科的疾病，如妊娠、孕婦衛生、孕婦禁忌等都有詳實的論述。

他指出了婦女不孕，不都是婦女方面有問題，男子也有關係。這在男尊女卑的封建社會，對於提高婦女的家庭地位，解除婦女不孕的不白之冤是有重大貢獻的。

孫思邈接著就提出了他的治療方法。他說，若與男女都有關係，則男女雙方都要醫治，「男服七子散，女服紫石門冬丸及坐藥湯胞湯」。孫思邈還注意到了孕後產前的護理，宣傳婦科知識。婦女在受胎後要節制嗜欲，調和性情，避免受到驚擾等。臨產時，要情緒安定，不要緊張，切忌驚擾。接生者或者其他人絕不可顯出驚慌或面露憂容。不然就會引起難產或者別的疾患。他對難產的處理方法方面也有不小的貢獻。對胎前產後的合併症檢查和處理方法也是正確的。

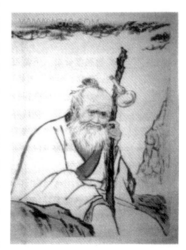

孫思邈對於妊娠，月經不調，赤白帶下，崩漏，養胎禁食，臨產注意，產後護理等都有很好的研究。他還對許多婦科病的臨床症狀做了極為詳實的記

述。他說：「婦人崩中漏下，赤白青黑，腐臭不可近，令人面黑無顏色，皮骨相連，月經失度，往來無常，……」這些記述與現在說的女性生殖系統惡性腫瘤的晚期臨床症狀極為相似。

孫思邈對兒科的貢獻也是很大的。他吸收他以前各家的兒科知識，在他的《千金要方》中，關於兒科的用方有 320多個。孫思邈把兒科分為初生、驚癇、客忤、傷寒、咳嗽、雜病等 9 門，為兒科單獨成科和發展奠定了基礎。

孫思邈對胎兒在妊娠期的發育過程作了詳細的描述。對於初生嬰兒，他說是要用棉花擦口中汙物。若初生嬰兒不會哭，可用溫水洗澡，或用蔥白輕打兒身，或用嘴對兒嘴吹氣使嬰兒哭出聲來，以免窒息。孫思邈對嬰兒發育的時間關係觀察的十分正確。

他說：發育正常的嬰兒，在出生 60 天後逗引就會笑，100 天後能自己翻身，180 天後能獨坐。210 天能舉步。孫思邈對幼兒的護理也很有研究。他認為小兒的衣服要換，不可過厚。應當經常到室外曬太陽，呼吸新鮮空氣。他指出，把小兒整天藏在帳子裏，身穿厚衣服，害怕受涼，不敢讓小兒見風日，就會像陰地裏的花草，必然很弱。

同時，孫思邈對選擇乳母，哺乳時間、次數、乳量及婦幼衛生和護理方法也都作了正確的論述。他這些論述至今仍然有很好的實用價值，與現代兒科學的內容基本相同。對預防小兒病患極為重要。

孫思邈還在他的《千金要方》中詳細論述了許多小兒病患的臨床症狀。這對確診小兒疾病很有教益。他說：鵝口瘡的症狀是「小兒舌上有白屑如米，重者鼻中亦有之」；小兒腹瀉是：「夏月，乳兒受涼，便下如水，面青肉冷，目陷乾

嘔」；關於頓咳：「小兒嗽，日中差，夜甚咳，不得息，……吐乳，嘔逆暴嗽，晝夜不得息。」尤其是對小兒急驚先期症狀，在他的《千金要方》記述的更是詳細。共列 20 條之多。可見孫思邈對小兒是宏觀上重視，微觀上詳盡深透，對小兒的診斷有著臨床的指導意義。

孫思邈對婦女病和小兒的專章論著，為後來的獨立成科奠定了理論基礎，是對中國醫學事業發展進步的重大貢獻。

在養生主體的性別問題上，孫思邈主張男女都應自覺地養生，並專門總結了婦人養生規律。如：孕期和產後的養生方法，婦女養顏和美容的方法，等等。這是對婦女養生地位、養生及養生方法理論的開拓性的重大貢獻。從哲學上講，這是對養生主體理論的重大貢獻。

孫思邈還專門揭示了有關老年人的一系列的養生規律。他指出：「安身之本，必資於食。救疾之道，必憑於藥。不知食宜者，不足以全生。不明藥性者，不能以除病。故食能排邪而安臟腑，藥能提神養性以資血氣。」這就明確地指出了食與藥對於老年養生的重要性。而且，孫思邈就一般規律指出：「救疾之速，必憑於藥。」

二、養　老

養老是指老人的養生及老年病的防治。孫氏認為：「人生五十以上，陽氣日衰，損與日至。」因此，對於老年人來說，更須注重養生，才能保證健康。孫氏根據老年人的生理特點。總結提出了一系列適合老年人的養生方法。其要點有四：

第一，陶冶性情，做到「耳不妄聽，口無妄言，身無妄動，心無妄念。」還要「常念善，勿念惡；常念生，勿念殺；常念信，勿念欺」。

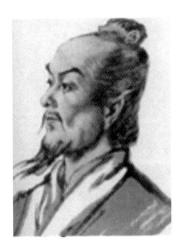

藥王孫思邈道醫養生

第二，生活有常。即保證合理的生活規律，「勿做搏戲，及強用氣力；勿舉重；勿疾行；勿喜怒；勿悲愁；勿哀慟」。又須「常避大風、大街，大寒、穴霧，大露、霜、霰、雪、旋風、惡氣」。

第三，飲食有節。除了「先饑而食，先渴而飲。食欲數而少，不欲頓而多，多則難消也。常欲令如飽中饑，饑中飽」這些一般原則之外，老年人宜清淡飲食，如大小麥麵、粳米等為老人所宜食、而豬、豚、雞、魚、蒜、生米、生肉、生菜、白酒、大醋、大鹹等物，皆非老人所宜。

第四，調身按摩，動搖肢節，導引行氣。老人不宜安處不動，以防經脈氣血壅滯。

在人的健康與運動的關係問題上，孫思邈指出：「養性之道，常欲小勞，但莫大疲及強所不能堪耳。且流水不腐，戶樞不蠹，以其運動故也。」這實質上提出了適當的運動有益人體健康的論斷。這一論斷至今仍然是正確的。孫思邈的一生，在孜孜不倦地探索、揭示著養生、治病的規律。他「神存於心手之際，竟析於毫芒之裏」，對於「一事長於已者，不遠千里，伏膺取決。」也正因如此，他發現了一系列重要養生、治病的規律。如果從認識論的角度來看，這是對認識成果理論的重大貢獻。

總之，孫思邈從整體哲學的高度出發，對人的生命的價值論、人的養生價值論，以及從哲學、社會科學與自然科學的角度研究和揭示人的養生規律等一系列重大問題都做出了

貢獻。

第五節　孫思邈《千金要方》中的《道林養性》

　　孫思邈養生之道的理論與具體操作方法詳見於《千金要方》一書，而《千金翼方》是為補《千金要方》之不足而作。《千金要方》中的道林養性一文較全面地介紹了孫思邈養生之道的理論與方法，全文共分為八節：

　　1. 養性序第一；2. 道林養性第二；3. 居處法第三；4. 按摩法第四；5. 調氣法第五；6. 服食法第六；7. 黃帝雜忌第七；8. 房中補益第八。

　　通觀《千金要方・道林養性》全文，最值得注意的是，孫思邈將自己的養生之道稱為養性〔見《千金要方》的小標題（養性）〕而不稱為養生。由此可見，孫思邈認為，養生的核心是養性。《千金要方・道林養性》的第一節「養性序第一」的所謂序第一就是說養生第一位的事情是養性，第二節「道林養性第二」則是介紹養性的方法。在將養性放在第一位的前提下，從第三節到第八節則介紹了居處法、按摩法、調氣法——等各種輔助的養生方法。將養性放在第一位，再配以運動身體，飲食起居，營養藥物等輔助的養生方法，就形成了孫思邈「養生之道」的完整系統。

　　《千金要方・道林養性》的第一節「養性序第一」論述了什麼叫養性及養性的重要性。

　　什麼叫養性？孫思邈認為培養自己高尚的道德品質，跳出以自我為中心的人生觀，淡化對名利的追逐，做到「於名

於利，若存若亡，於非名非利，亦若存若亡」，使自己保持一種「寧靜祥和」的心境，這就是養性。

關於養性的重要性，孫思邈認為能養性就能夠百病不生，健康長壽。孫思邈的原話是「性既自善，內外百病悉皆不生，禍亂災害亦無由作，此養性之大經也。」孫思邈認為：「德行不克，縱服玉液金丹，未能延壽」，就是說，不重視養性，只在服食藥物等各種養生方法上下工夫，絕達不到健康長壽的養生目的。

在第一節「養性序第一」中強調了養性的重要性後，第二節「道林養性」則是介紹養性的具體方法。第二節「道林養性」將作到十二少與除掉十二多作為養性的具體方法。「少思，少念，少欲，少事，少語，少笑，少愁，少樂，少喜，少怒，少好，少惡行」即十二少。「多思則神殆，多念則志散，多欲則志昏，多事則形勞，多語則氣乏，多笑則臟傷，多愁則心懾，多樂則意溢，多喜則忘錯昏亂，多怒則百脈不定，多好則專迷不理，多惡則憔悴無歡」即十二多。十二多恰好是十二少的反面，做到了十二少，就等於除掉了十二多，反之除掉了十二多也就等於做到了十二少。

孫思邈認為：十二少仍養性之都契也，做不到十二少（也就是除不掉十二多）則必然榮衛失度，血氣妄行，喪生之本也。

孫思邈認為要健康長壽就必須首先養性，養性就是調養自己的精神心性，使之常處於寧靜祥和的境界。具體來說就是要做到十二少與除掉十二多。但是人生的常態恰好是惡十二少，喜十二多。所以要做到十二少與除掉十二多是很難的事情，所以大多數人很難接受孫思邈的養生之道。但是，當一個人到了中年以後，身體的健康水準逐漸下降，同時也能

逐漸體會到身體健康的保持，重於身外的名利與追逐，就能夠體會到孫思邈將養性放在第一位的養生之道的合理性，就有可能接受孫思邈的養生之道，並調養自己的心性，逐漸做到十二少與除去十二多。

孫思邈以嵇康與《黃帝內經》的養生理論作為自己養生之道的理論依據，他在《千金要方・道林養性》中所闡述的養生之道就是對嵇康與《黃帝內經》養生理論的繼承和發展。《千金要方・道林養性》從嵇康的養生理論與《黃帝內經》中各引用了一段話作為自己將養性作為養生的第一位任務的理論根據：

第一段話是，嵇康曰：「養生有五難，名利不去為一難，喜怒不除為二難，聲色不去為三難，滋味不絕為四難，神慮精散為五難，五者必存，雖心希難老，口誦至言，咀嚼英華，呼吸太陽，不能回其操，不夭其年也，五者無於胸中，則信順日躋，道德日全，不祈善而有福，不求壽而自延。此養生之大旨也。」

第二段是，《黃帝內經》曰：「虛邪賊風避之有時，恬淡虛無，真氣從之，精神內守，病安從來」。

嵇康強調養性的重要性，認為只要將心性修養到，去名利，除喜怒，去聲色，絕滋味，少思慮，則不求長壽，自然能長壽。如果不能做到這五點，則無論吃何種滋補品，練何種功夫都不可能健康長壽。

《黃帝內經》也強調養性的重要性，認為只要能保持寧靜祥和的心境，將外馳的精神收回來內守自身，真氣就會暢通全身，身體就不會受到疾病的侵害。

總之，兩段話的精神是，要想健康長壽，首先要養性，忽視養性，只重視藥物滋補、身體鍛鍊等養生方法，不可能

達到健康長壽的養生目的。為什麼養性（即修養自己的心性，培養高尚的道德品質）能獲得健康長壽的效果？嵇康認為：「精神之於形骸，猶國之有君也。神躁於中，而形喪於外，猶君昏於上，國亂於下也」（嵇康《養生論》）。就是說人的精神制約著人的肉體，只要人的精神不躁於中（即只要精神保持祥和寧靜），人的肉體（形骸）就不會生病、死亡（喪於外）。

嵇康與孫思邈以養性為主的養生理論，是他們本人的經驗直覺，但是一千多年後的現代「身心醫學」卻以成果證明嵇康與孫思邈的經驗直覺是正確的。當代「身心醫學」的重要成果之一的「心理神經免疫學」證明，「祥和寧靜」的健康心理能夠提升免疫系統的免疫能力，從而提高抵抗疾病的能力，使身體保持健康，有力地支持了嵇康與孫思邈的養生首先要養性的養生理論。

所謂「善養性也，則治未病之病，是其義也」，既是養生以預防為主，而不是生病以後才去看大夫或醫生。中醫傳統的觀念皆是如此。人到百病叢生才去處理，屆時就算遇到華佗在世，也會很難確保能夠痊癒。

「性既自善，內外百病悉皆不生」。他提出美好的道德對身體的重要性，人之有病，很多是來自心，心術不正，於是心理偏歪，繼而做出種種不當的行為，這些偏差的行為，最好領導身體收到傷害，輕則生病，重則死亡。如果一個人，身心正常，生活正常，影視正常，疾病也會減少。

孫思邈並不是單打一只講養性，而是以養性為基礎，再配以其他養生方法來養生。《千金要方·道林養性》第三至第八節就介紹了養性以外的輔助養生方法，這些方法是居處、按摩、調氣、服食、雜忌、房中六項。這六項養生方

法，用今天的話來說：居處就是生活要有規律；按摩就是經常對四肢進行按摩；調氣就是進行呼吸吐納的修練；服食就是注意適當的營養滋補及藥物治療；房中講性生活要有節制；雜忌講一些生活中的禁忌。可以這樣說，孫思邈的養生之道是一種有主有從的較全面的養生之道，完全做到的確很不容易。

但是你如果關注自己的身體健康，願意用孫思邈的養生之道來指導自己的養生實踐，你就首先要時常調養心性，使自己的心境常保持寧靜。然後再做到起居飲食有規

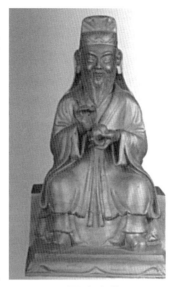

孫思邈坐像
（《中國醫學通史圖譜卷》）

律，適當的體育運動、適當的營養滋補及服用必要的藥物，這樣就可以達到健康長壽的養生目的了。

《千金翼方》是對《千金要方》的補充，強調養性的大要是：一曰嗇神，二曰愛氣，三曰養形，四曰導引，五曰言論，六曰飲食，七曰房室，八曰反俗，九曰醫藥，十曰禁忌。

嗇神、愛氣指要節約神氣的消費，是調養精神的具體要求。養形、導引是進行適當的肢體運動和練氣的吐納。言論是慎語言。飲食是講注意適當的營養，但又不追求口腹之慾。房室是講性生活要節制。醫藥是講有病要服藥治療，也可以常服用一些保健藥品。禁忌於講一切有害於身體健康的環境和事物都要避開。

一般人都是追名逐利，追求口腹之慾的滿足，追求感觀的刺激，而孫思邈養生之道恰好相反，淡泊名利，不追求口

藥王孫思邈道醫養生

腹之慾，更不尋求感觀的刺激，這些稱為反俗。孫思邈以燈用小炷這樣一句很形象的話來形容他的養生之道，所謂燈用小炷，是說一盞油燈用細的燈芯，燈油就可以燒很長時間，如果用粗的燈芯，燈油很快就會燒完。養生就像燈用小炷，做到十二少就是節約能量的消耗，就是燈用小炷，就能延長生命，得到健康長壽。

《千金翼方》還討論了服餌（即服用保健藥物），食療等問題，這些內容是孫思邈養生之道的核心內容的補充，我們另作進一步的探討。

孫思邈的養生之道，是中國傳統養生的重要代表。中國傳統養生與當今流行的養生（實即西方的養生）是兩種不同的養生之道。從能量的角度來看，西方的養生是以發洩能量為特徵的養生，這種養生強調「生命在於運動」，而運動的特點就是向外發洩自身的能量。

中國的傳統養生是一種積蓄或收斂能量為特徵的養生，養神、調氣、導引、少語、少動等，強調的都是一個嗇字。嗇即節約能量的消耗，也就是孫思邈所講的燈用小炷。人是身心的統一體，從身與心兩個方面來看，西方的養生，強調的是身體的運動與身體的滋補。是一種以養身為特徵的養生，雖然名為養生，實為養身。而中國的傳統養生，既強調心理精神的調理，同時也強調身體生理的調理，這是中國的傳統養生之道的根本。

所以孫思邈將自己的養生稱為養性，當然中國的傳統養生並不是只講養心或養性，而是在強調養性或養心的同時也講養身（必要的肢體運動與身體的滋補）。但認為第一位是養心或養性，第二位才是養身。

從表面上來看，西方的養生顯現出一種向外積極進取的

特點，符合人們積極向上精神，所以很受現代人的青睞。而中國傳統養生則顯現出一種向內收斂的特點，作為正在為自己的事業進行奮鬥的人們，要有一種奮發向上的精神，雖然接受有收斂為特點的中國傳統養生之道，但卻難以做到堅持。因為一般人不瞭解，中國傳統養生之道是依據「道生自然」規律：「一陰一陽、一張一弛、一動一靜」為互補，他從根本上可以讓古今人類達到健康長壽，這是歷史的經驗。

因此，我們推薦中國的傳統養生之道給大家，只有人們明白了中國傳統養生之道的科學道理，他們會更易接受，更有收益。他們將關注外界的心神收回來，更關注自己的身心健康，他們會發現中國傳統養生的確是一種能維護自己身心健康的科學的養生。孫思邈的養生之道就是中國傳統養生學的重要代表。

孫氏重視養生，實踐養生，經驗豐富，成效顯著。在其著作中記述了大量的有關養生的方法，內容涉及到預防醫學、身心醫學和老年醫學等各個方面。

第六節　孫思邈《養生銘》之養生精闢論述

在我國醫學發展史上，孫思邈可謂是一位集眾多學說之大成者，除了傳統意義上的醫學理論和實踐外，把養生防病納入人類的健康大系，並使他成為具有理論與實踐一體的特色醫學，不能不說是孫氏的一大功勞。孫思邈一生對養生問題有過許多精闢的論述，並在《千金方》和《千金翼方》中兩次作過專門總結，這是有典可據的。

除此以外，有關孫思邈的養生著述以詩歌為載體在民間流行的內容也甚多、甚廣，《養生銘》就是其中的一首。此文收於《全唐書》和後人整理的孫氏的《攝生詠》中，也有稱為《保生銘》和《孫真人銘》的。

宋代溫革的《瑣碎錄》和 14 世紀朝鮮出版的《醫方類聚》及日本的相關著作中也都有反映。這些版本在文字上雖然有些出入，但其基本內容是一致的。陝西耀縣的藥王山上，也保存有這首詩的石刻件，還不時被中外遊人轉抄和效法。其詩全文如下：

怒甚偏傷氣，思多太損神。
神疲心易疫，氣弱病相因。
勿使悲歡極，當令飲食均。
再三防夜醉，第一戒晨嗔。
亥寢鳴雲鼓，寅興漱玉津。
妖邪難犯己，精氣自全身。
若要無諸病，常當節五辛。
安神宜悅樂，惜氣保和純。
壽夭休論命，修行本在人。
若能遵此理，平地可朝真。

時過境遷，從西元 6 世紀至今，歷史的隧道已經向前穿越了 15 個輪迴，科學已經發展到了人類從地面走向太空的時代，膏糧厚味之外，琳琅滿目的各色保健品足以讓人眼花撩亂，孫氏的這些原則還能夠適應今人的養生需要嗎？這是需要科學者正面回答的問題，也正是本文要用現代觀點詮釋孫真人《養生銘》的立意所在，相信事實會給人們一個有說服

力的答案。

　　為了方便敘述，本文將孫真人的這首詩分為五段進行剖析，每兩句為一節，先從第一節說起：

　　　　怒甚偏傷氣，思多太損神。
　　　　神疲心易疫，氣弱病相因。

　　這一節總體上是講精神養生的，怒之所傷，肝氣也；思之所傷，脾胃之氣也；喜之所傷，心氣也。氣乃肺、腎所主，神依氣血所存，正氣損傷，豈不心「疫」、病「因」嗎！對於此，孫思邈在他的《千金要方》中曾引用魏、晉時期養生學家嵇康的話說：「養生有五難，名利不去為一難（實乃最大的心病），喜怒不除為二難，聲色不去為三難（確為耗心神、傷腎氣之大慮），滋味不絕為四難（吃也是非常費腦筋的活），神慮精散為五難。五者必存，雖心希難老，口誦至言，咀嚼英華，呼吸太陽，不能不回其操、不夭其年也。五者無於胸中，則信順日躋，道德日全，不祈善而有福，不求壽而自延，此養生之大旨也。」

　　在孫氏反覆論證的這段話中，重點強調的都是情志對養生的決定性作用。

　　春天不可薄衣，令人傷寒、霍亂、食不消等。其義非常明確，衣料是棉織的好，勤洗換是衛生的基本要求，在衣物上用點芳香之品對機體有利，汗出時要及時換衣、防止受風吹，春天的棉衣不能脫得過早，衣服不衛生或穿著不科學是許多疾病發生的根源，這裏孫氏所說的內容與現代人們追求的穿要純棉，勤洗勤換，以香料辟汗、殺菌及出汗時不要馬上對著電扇、空調納涼，春捂秋凍等穿著上的習慣有何兩

樣？說到住處，孫氏說：「山林深遠，固為佳境。」「背山臨水，氣候高爽。」「居處不得綺靡華麗，令人貪，目禁無厭，乃患害之源。」「衣食寢處，皆適能順時氣者，始盡養生之道」等。

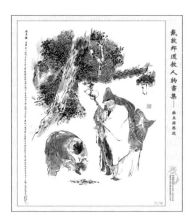

智者愛山，仁者愛水，孫氏所倡，與現代人提出的居住環境要優雅、污染少、空氣負粒子多、回歸自然的標準如同出一轍。

> 勿使悲歡極，當令飲食均。
> 再三防夜醉，第一戒晨嗔。

孫氏對飲食與養生的關係論述最多，也頗為精闢。如「勿使脯肉豐盈，常令約儉為佳」，說的是「食宜儉」，葷食不可少，但要少而精；「所有資身，在藥菜而已。料理如法，殊益於人」，說的是「食宜素」，「菹醬而已，其人少病而壽」；「若得肉，必須新鮮，似有氣息，則不宜食」，說的是「食宜鮮」，食用新鮮食物的營養、不新鮮食物的危害盡都說到了；「若貪味傷多，人腸胃皮薄，多則不消，彭亨短氣，必致霍亂」，說的是「食忌過量」，暴飲暴食或過食肥膩必然傷及脾胃，出現病變；「魚膾、生菜、生肉、腥冷物多損於人，宜常斷之」，說的是「食忌生冷」，背逆季節、背逆正常吃法，一味吃生、吃冷是有害身體健康的；「鹹則傷筋，酢（醋，可引申為酸味）則傷骨，故每學淡

食」，說的是「食忌鹹酸」，口味偏嗜都是對機體有害的，要養成以淡味為主的生活習慣。

凡此等等，無法將孫思邈對飲食科學的論述逐一進行列舉，僅透過以上說的「三宜」、「三忌」，不也足可以反映出他說的「飲食均」的廣泛含義了嗎？

大家知道，機體需要包括蛋白質、脂肪、碳水化合物、維生素、礦物質、水和纖維素在內的多種營養物質，這些物質都是由廣義的「飯」——飲食物獲得的，它們包括糧食、蔬菜、肉類、豆類、蛋類、奶類、魚類等食品。在通常情況下，一般性食物在胃裏只能停留 3～5 小時，高脂肪的肉類、油炸食物可能稍長一些，但最多在 6 個小時內排空。此時，胃就開始收縮，饑餓感隨之也就產生了。

正常的進食時間大體在 4～5 小時之間，一日三餐是比較科學的飲食模式。長時間饑餓，會引起對胃黏膜的惡性刺激，影響胃的正常收縮功能，造成胃的病變，有可能導致胃痛、胃炎、胃潰瘍、胃癌等疾病的發生。如累及到腸、膽、肝、脾、胰等整個消化系統，發生的疾病會更多、更嚴重。一次性進食過多或過食魚香肉美的油膩性食物，會加重胃腸的負擔，造成消化過程的速度加快、品質下降，消化不良、急性胃腸炎、胰腺炎、膽囊炎、泄瀉、痛風等疾病都有隨時發生的可能。還會使胃在短時間內極度膨脹，導致急性胃擴張的出現，極有喪命的危險。

有調查認為，50%以上的胃腸病患者與不良進食習慣有關，其中主要的就是時饑時飽和暴飲暴食。過食生冷和飲食不潔造成的危害顯而易見，這裏就不再陳述。

主副搭配，以素為主；葷素搭配，以素為主，是中國人在長期生活實踐中總結出的科學飲食規則，也是孫思邈反覆

強調的養生法則，與《黃帝內經》中提出的「五穀為養，五果為助，五畜為益，五菜為充，氣味合而服之，以補精益氣」（《靈樞・五味》）的原則一脈相承，與現代研究得出的結論是完全一致的。

素食的構成主要是指糧食、蔬菜、水果、豆製品類，它們含有豐富的維生素、不飽和脂肪酸、纖維素、果膠和微量元素，具有增強對腸蠕動的良性刺激、促使機體排毒過程的順利進行和卵磷質的充分合成、膽固醇的正常代謝等作用。以素食為主確實具有減少血管硬化、淨化血液、調整血脂和降低膽固醇、避免機體中毒的效果，從而使人們從中獲得健康。

但素食中缺乏含高熱值的營養素——脂肪，它的缺乏和不足會嚴重影響人體的正常生長發育。從導致性激素含量降低、影響性器官成熟開始，就為人的低品質種下了禍根。同時，也影響蛋白質、維生素和其他營養物質的代謝、吸收和利用，使機體無法得到充足的養分。如人體中的鐵質有80%來自肉類和蛋黃，鈣質80%來自奶類食品，它們都屬於葷食的內容。

孫思邈非常重視這類食物的攝入，指出：「魚酪酥等，常食之令人有筋力膽干，肌體潤澤。」「牛奶性平，補血脈，益心長肌肉，令人身體康健，潤澤，面目光銳，志氣不衰。故為人子者，須供之以常食。」「此物勝肉遠矣」。

看來，提倡食素為主又同時適量配以葷食的思想是中醫所宣導的一貫飲食模式。說白了，葷食長期攝入不足，人就不可能長出健壯的身體來。因此，必須保持葷食在飲食結構中的適當位置，使膳食中脂肪的含量控制在總熱量的25%左右，以維護機體運轉的正常需要。

權衡利弊，科學家們的結論性建議是：在合理安排好素

食與葷食比例的前提下，嚴格限制葷食的攝入量是必要的，雞鴨魚肉之類的動物性食品不僅含的脂肪多、膽固醇高，而且大都屬於酸性食物，食用過多勢必會導致機體肥胖，增加血管負擔，使血液中的膽固醇增高、血液黏稠度增大，從而導致高血壓、冠心病一類的疾病發生。同時，會因血液酸鹼度的改變，導致胃腸和腎臟的功能受損，使大量的氨基酸在腐敗分解過程中產生的毒素危害機體，造成人的疾病和短命。按照近期編制的《中國居民膳食指南》中建議的標準，營養全面的飲食比例是，每個成人每天應進食穀類食物300～500g，蔬菜400～500g，水果100～200g，魚蝦類50g，畜禽肉類50g，蛋類25～50g，奶類及乳製品100g，豆類及豆製品50g，油脂類25g。我們在研究孫思邈養生思想之際，不妨把它再特色化一些，切實落實以素食為主體的飲食習慣。

> 亥寢鳴雲鼓，寅興漱玉津。
> 妖邪難犯己，精氣自全身。

　　孫思邈在《養生銘》裏鄭重提出了兩條養生的具體措施：「鳴雲鼓」和「漱玉津」，並且指出了它們與正常睡眠、祛邪防病和保精全神的關係。

　　何謂「鳴雲鼓」？就是叩齒。何時鳴雲鼓？孫氏也明確規定了時間，「亥」時，即夜晚的21～23時。

　　在《千金要方》中，孫氏還提出過早晨叩齒的方法，曰：「每旦以一撮鹽納口中，以暖水含，揩牙及叩擊百遍，為之不絕，不過五日，口齒即牢密」。可見，孫氏對叩齒與護齒的關係看得是很重的。

　　叩齒何益？用現代的話說，它可以增強牙齒的力量和防

病抗病能力，促進牙周組織及根尖組織的血液循環，同時通過牙與經絡的聯通關係對全身的健康起到調節作用。在連接人體的主要經絡中，有 13 條幹線與牙齒及其周圍的口腔部位有關，其中手陽明大腸經和足陽明胃經兩條是直接入於人的上、下齒中的。

在孫氏的養生詩中，他特意用一個「寢」字標明了睡眠的時，這正是孫思邈重視睡眠的佐證。「臥起有四時之早晚，興居有至和之常制。」孫氏認為，夜晚的睡眠時間以 9～10 時為好，這是非常科學的觀點。翻開他的《千金》兩方，其中也不乏有關睡眠問題的科學論述，如睡眠時「不可當風臥」、「勿濕頭臥」，「人頭勿安火爐」、「冬夜勿覆其頭」，睡姿宜「屈膝側臥，益人氣力，勝正偃臥」，睡眠要達到「睡不厭踧，覺不厭舒」的效果等，說得都十分得體。

顯著的晝夜節律性變化，是人生存過程中的一大特徵，白晝清醒勞作、夜晚安靜睡眠是人類進化過程中形成的嚴格生物節律。在這個節律的調控下，人體的呼吸、消化、血液、排泄、內分泌等生理活動都隨之發生著相應的規律性變化，有節奏地支配著人體的各種生理活動，這就是人們常說的人體的生物鐘效應。需要睡眠時，它就會積極發揮作用，發出機體自我保護的信號，使人困倦，促人入睡。如果在睡意產生之時強撐著不睡，對機體的損傷就開始發生了。所以，有關專家呼籲：要想減少疾病的發生、保證機體健康，千萬別打亂人體的生物鐘！

關於這一點，注重養生之學的唐代詩人白居易還寫過專門的詩：「目昏思寢即安眠，足軟何妨便坐禪。身作醫王心是藥，不勞和（醫和）扁（扁鵲）到門前。」

當一個人有睡意的時候，就應當去睡眠；當體力不支的

時候，就應當去休息。一個人的精力是有限的，當力不能及時用硬「撐」的辦法是純害無益的。必須學會自我調整，才能確保機體健康。

「寅興漱玉津」，與上面說的「鳴雲鼓」有異曲同工之妙，也是對口腔乃至機體的重要保健措施之一。寅時，就是凌晨 3～4 時，「玉津」，是對唾液的別稱，還有金津、玉漿、玉泉、玉液、甘露等諸多叫法，都是對唾液重要性和價值高的強調性表述。「白玉齒邊有玉泉，涓涓育我度殘年。」（孫思邈《衛生歌》）

孫思邈認為，唾液為養人之物，與人的壽命有關。它的分泌主要是在人的清醒狀態下進行的，中午和進食時是分泌的高峰期，夜晚入睡時幾乎不分泌。因此，早晨起床後人們往往有口咽乾燥之感。有人把早晨一杯涼白開水作為養生的一種方法，這也不無道理，與孫氏提出的起床前「漱玉津」的方法具有淵源關係。

對於唾液養精益壽的作用，古人比較重視，古籍中多有記載。如魏晉時期，有位活了 178 歲的蒯京老人，他長壽的秘訣之一就是起床後反覆漱唾液和叩齒。而活了 100 多歲的孫思邈是否也與其長年堅持的漱唾液、叩齒措施有關，我想是不容置辯的。

> 若要無諸病，常當節五辛。
> 安神宜悅樂，惜氣保和純。

在這一節裏，孫思邈提出了與養生相關的三個問題，即「節五辛」、「宜悅樂」、「保和純」，讓我們一一剖之。

「節五辛」，實際是節制多種辛味的泛詞，不只是指的

蔥、薤、韭、蒜、興瞿（即中藥「阿魏」）這五種辛味的蔬菜。辛味一方面具有發散、行氣、行血的正面功能，過食後亦有耗氣、生熱、傷津的負面效應，孫氏提出的「節制」觀點就是針對後者而言的。

> 壽夭休論命，修行本在人。
> 若能遵此理，平地可朝眞。

在本詩的最後一節裏，孫思邈總結了他對養生問題的宏論，批評了以命論壽夭的錯誤認識，提出了「修行本在人」的積極養生思想，展示了積極養生可以提高人類的健康水準和壽命，使人成為「真人」的光明未來。

「壽夭休論命」，是孫思邈在學術上對消極養生思想提出的公開挑戰，體現了他積極進步的養生學觀念。他認為，人的壽命既不是由神仙決定的，也不能靠服食丹藥去延長，一些人常說的「生死由命，貧富在天」的說法沒有科學道理，人的健康長壽控制在每個人自己的手中。

「神仙之道難致，養性之術易崇。故善養生者，常須慎於忌諱，勤於服食，則百年之內，不懼於夭傷也。」他說，丹石之劑乃大毒之性，「多皆殺人，甚於鴆毒。平人無病，不可造次著手，深宜慎忌。」他呼籲：「寧食野葛（劇毒之藥），不服五

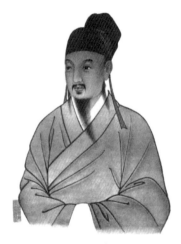

孫思邈

石，明其大大猛毒，不可不慎也。有識者遇此方，即須焚之，勿久留也。」不難看出，他在反對運用丹石養生的問題上態度是相當堅決的。

在歷史上，應用煉丹以求長壽的荒唐做法自唐代之後確實出現了逐漸衰退的局面，與孫思邈的積極主張和極力反對是有直接或間接關係的。

「修行本在人」，在世間所有的因素中，人是最具本能和主動性的。因此，長壽的密碼就握在人自己的手中。孫思邈用「修行本在人」一句話，概括了這一思想，反映出他學術思想中「惟人為貴」的主旨。如何修行？孫氏為人們總結出了被他認為「易則易知，簡則易行」的十則「大要」，即「一曰嗇神，二曰愛氣，三曰養形，四曰導引，五曰言論，六曰飲食，七曰房室，八曰反俗，九曰醫藥，十曰禁忌」，基本上把與養生有關的內容都裝進去了。

這裏，既有孫氏對前賢經驗的整理，又有孫思邈個人的創造，為後世養生學的不斷完善、發展夯實了基礎，起到了承前啟後的作用。仔細對這些內容進行推敲，除我們在前面已經論及到的之外，還包含有一條重要的運動學思想，這也是孫思邈養生保健學說的核心。

孫思邈說：「養性之道，常欲小勞，但莫大疲及強所不能堪耳。且流水不腐，戶樞不蠹，以其運動故耳。」長壽之理，「極須知調身按摩，搖動肢節，導引行氣。」在養生學說中多次直呼「運動」一詞，孫氏把運動與健康、運動與長壽的關係說得再清楚不過了。

論理之外，孫思邈還親自向人們教導了具體的運動方法，如量力而行的步行鍛鍊：擇「四時氣候和暢之日，量其時節寒溫，出門行三里、二里及三百步、二百步為佳，量力

行但勿令氣乏、氣喘而已」；導引為主的綜合晨練：「雞鳴時起，就臥中導引」，起床後「展兩手於腳膝上，徐徐按捺肢節，口吐濁氣，鼻引清氣，良久。」。孫思邈不厭其煩地講說各種運動形式的要領和功能，告訴人們的正是生命在於運動的道理。

何謂「真人」？《黃帝內經》中說得明白：「真人者，提挈天地，把握陰陽，呼吸精氣，獨立守神，肌肉若一，故能壽敝天地無有終時。」「若能遵此理，平地可朝真。」孫思邈告訴大家，能夠按照他的《養生銘》堅持做的，就有可能成為健康長壽者、成為理想中的這種「真人」。

以上是我們聯繫現代研究和養生的實際，對孫思邈的《養生銘》作了簡要的詮釋。儘管在剖析孫氏詩歌內涵的同時還結合孫氏的《千金》兩方和其他相關論述說了許多，也終未能將他豐富的養生學思想展示一二。

透過這些表淺的文字，能對認識孫思邈養生學說的全貌有些幫助、對追求健康長壽者的行動有所啟迪，這是筆者所期盼的，同時筆者為使讀者深刻全面瞭解藥王孫思邈道家養生要訣，遵而行之，特將《千金要方》、《千金翼方》中養生精華譯注於本書尾部請您細讀之，易行之，自可身心健康，獲益終生。

第二章

藥王孫思邈
與道家內丹養生之道

第一節　孫思邈繼承黃帝、老子內丹
　　　　與導引養生療法特色

　　孫思邈，是中國古代著名醫藥學家，亦是養生的實踐家。他活到 141 歲才仙遊，百餘歲時猶視聽不衰，神采甚茂，可謂古之聰明博達長壽者也。孫思邈藥王善參天地與人質的同一性。在人類疾病與天地災變面前，他曾說：「良醫導之以藥石，救之以針劑，聖人和之以至德，輔之以人事，故形體有可癒之疾，天地有可消之災。

　　不僅如此，他對於為人處事的原則也留下了千古的名言：「膽愈大而心愈小，智愈圓而行愈方」。他告誡弟子：「心為之君，君尚恭，故欲小。《詩》曰『如臨深淵，如履薄冰』，小之謂也。膽為之將，以果決為務，故欲大。《詩》曰『赳赳武夫，公侯干城』，大之謂也。仁者靜，地之象，故欲方。《傳》曰『不為利回，不為義疚』，方之謂也。智者動，天之象，故欲圓。《易》曰『見機而作，不俟終日』，圓之謂也。」

當弟子進一步請教養性之要，他回答說：「天有盈虛，人有屯危，不自慎，不能濟也。故養性必先知自慎也。慎以畏為本，故士無畏則簡仁義，農無畏則墮稼穡，工無畏則慢規矩，商無畏則貨不值，子無畏則忘孝，父無畏則廢慈，臣無畏則勳不立，君無畏則亂不治。是乙太上畏道，其次畏天，其次畏物，其次畏人，其次畏身。憂於身者不拘於人，畏於己者不制於彼，慎於小者不懼於大，戒於近者不侮於遠。知此則人事畢矣。」

由此可見，孫思邈先生對人體、人事與天理自有透徹的參悟。

在傳統運動養生法，也有自成套路的系統健身法，以及形式多樣的民間自成風格的健身法，其內容和形式以及功效都異曲同工。

下面介紹幾種孫思邈繼承和自創的幾種養生方法：

一、中國傳統道家內丹養生之道

【孫思邈道家內丹養生四言古詩 (1)】

「取金之精，合石之液。列為夫婦，結為魂魄。一體混沌，兩精感激。河車復載，鼎候無忒。洪爐烈火，洪焰翕赫。煙未及黔，歃不假碧。如蓄扶桑，若藏霹靂。姹女氣索，嬰兒聲寂。透出兩儀，麗於四極。壁立幾多，馬馳一驛。宛其死矣，適然從革。惡黜善遷，情回性易。紫色內達，赤芒外射。熠若火生，乍凝血滴。號曰中還，退藏於密。霧散五內，川流百脈。骨變金植，顏駐玉澤。陽德乃敷，陰功乃積。南宮度名，北斗落籍。」

「注」（1）《全唐詩》、《丹鉛錄》均稱「四言古詩，題目為編者加。

「注」按「道家內丹養生四言古詩」是孫思邈論述道家內丹修練的步驟以及修練過程中的感悟和效應的一首詩。詩文除略去築基功夫外，主要系統描述了煉精化氣，煉氣化神和煉神還虛三個階段的修練過程、感覺和效應。這首詩不僅是一份珍貴的道家內丹養生之道文獻，而且也是孫思邈修練道家內丹養生活動和體驗的真實寫照。

誠然，正如著名醫學家黃竹齋先生所說：「此詩調高詞古，類魏伯陽《周易參同契》語，蓋大道之宗也」。為了幫助讀者理解和修練，我們對詩文試做了釋義，供你修練道家內丹養生之道時參考。

【孫思邈《道家內丹養生四言古詩》釋義】

《道家內丹養生四言古詩》是孫思邈論述內丹養生修練的步驟及修練過程中的感悟和效應的一首詩，共三十八句，載於《全唐詩》卷八六〇中（缺一字）。今參以明人石刻文淺釋如下：

「取金之精，合石之液。」

金精，指人身之先天元精。與先天精水同屬，故可代稱。前冠「金」者，即言其由腎生，但自肺起（肺屬金）；又喻其陰中有陽（金屬陽），非不長之孤陰也。石液，又名玉液，指人身先天石泉之液。石液神屬陽，但生石泉之中，且其陽中有陰，故冠之以「玉石」（玉、石屬陰）。其性屬陽冠之以「玉」以喻其陽中含陰。合而亦指元神。精者，水也；神者，火也。

此二句論述內丹養生之道的調藥功夫，即凝神入玄關祖穴，以引火入水使水火二氣上下相交、升降相結，鞠所謂「合」也，從而達到煉精化氣的目的。正如老子《道德經》

所云：「萬物負陰而抱陽，沖氣以為和」。

「列爲夫婦，結爲魂魄。」

夫為陽，指心神；婦為陰，指性命。魂，又叫天魂，屬水中之木指真汞，亦即先天元神；魄，又叫地魄，屬水中之金，指真鉛，亦即先天元精。上二句即言神氣下降，精氣上升，故為夫婦並列即是指性命雙修之修練法。

只有性命雙修，才能練養陰陽，造化大，故內丹家視之為修持第一要義。故《黃帝陰符》。曰：「聖人知自然之道不可違，因而制之。」結為魂魄，則形象地比喻了性命雙修過程中的元神元精互相互依的情形，即以元精隨元神，不使元神飛散；以元神制元精，不使元精下沉，從而使神氣相抱，歸結丹田，以待烹煉。所以此兩句乃是練精化氣功夫的進一步描述。

「一體混沌，兩精感激。」

此兩句描述心腎相交，精神凝結後出現的體內一氣混合、丹田融融洽洽，周身酥綿如醉的快樂感覺。此乃神足氣壯的表現，亦屬內丹之道的調藥功夫。待調藥入靜時，則丹田忽然有應，「元精」發動，精化為氣，外腎欲舉，所謂「兩精感激」是也。丹家謂之「活子時」來臨，此後便進入了採藥功夫。

「河車復載，鼎侯無忒。」

「河車」，喻元精所化之氣，猶河上之車。「復」，翻轉之意。「載」開始之意，這裏意為運行。「河車復載」，比喻子時一陽生，即起真火，引所化元氣沿督脈上升泥丸，再翻轉沿任脈下降丹田，即所謂「用意勾引，脫出真精真氣，混合於中宮」。

此乃採藥入鼎功夫，丹經謂之曰「火逼金行」。火者，

心神，意念也；金者，腎中精氣也。陽氣沿督而上為進陽火候，沿任脈而下為退陰符侯，此時應用心著意，尋藥物，辦鼎器，明火侯，絕對不能有所差錯，故曰「鼎侯無忒」。

「洪爐烈火，烘焰翕赫。」

洪、大也；翕赫，火熾盛狀。「洪爐烈火」，即爐大火烈，比喻採藥後以武火封爐的情景，即《性命圭旨》所說「鼓之（以）橐龠，吹（之）以巽風，「煅之以猛火。火熾則水沸，水沸則駕河車。」

這在內丹之道中又叫封爐，封固；即所謂「藥已歸爐，必要封固，不令外馳也。」（《玄妙鏡》）。方法是加強六神以聚火；加強呼吸以吹火。「烘焰翕赫」亦是形容封爐時進火之熾盛。

「煙未及黔，歛不假碧。」

這二句形容武火封爐之後的練藥景象。煙，又稱白雲、光，指與元神相抱之元氣，其沿督脈（即河車路）運行，歸於丹田。此時若能聚性止念，則可見白雲片片，由外飛來，或入丹田，或「朝頂上」（《金丹百字碑》）。進一步還可見到此元氣似浪水之波動，由外聚內。《老子道德經》形容為「孔德之容，惟道是從，道之為物，惟恍惟惚」。

「煙未及黔」形象地描述了元氣之煙雲的豔色，並不是黑煙，而是潔白清淨，沿督任運行，彙聚丹田。故又有清煙之瓠鑰。歛不假碧，則是形容此元氣所形成的翠浪並不需滔滔海水而能自起，逆流而上，搬運河車。「歛」通坎、指蓄水之所，這裏意指腎水，亦即腎之精氣也。碧，指碧潭，即海河之水。封爐煉藥，火熾則腎水沸騰起浪，直至逆流而上。此水浪乃人身自有自興，並不借助於海河之流，故曰「歛不假碧」。

「如蓄扶桑，若藏霹靂。」

「扶桑」，本指日出之地，這裏代指太陽，在此比喻煉得的丹藥。「霹靂」指響聲很大的雷，是雲和地面聞強烈的雷電現象。這裏用以描述元氣與元精經烹煉相結成丹的強烈反應。

二句比喻神火烹煉既久，使氣周流於任督，繼之結於丹田而得丹藥的景象。此時丹田溫暖融洽，紅光照耀，元精全化為氣。正所謂「潭底日紅陰怪滅」（《悟真篇》），「太陽移在月明中」（《道鄉集》）。當此之時，丹田不僅如紅日內蓄之溫暖、而且響聲隆隆，白光頻生，所謂「鈞天大樂」是也，故言「若藏霹靂」。

「姹女氣索，嬰兒聲寂。」

姹女在心，離中之陰也，。此代指身中真氣；嬰兒在腎，坎中之陽也，此代指元神。索者，消散，散失也；寂者，安靜無聲也，此二句即言神氣相抱、結煉成內丹──又言性命得修。寂定虛無。修練至此，則氣化而索然，神變而寂然，二者相結相抱，不能分別。所以此二句是對煉得丹藥時的進一步描述。

以上所述，均是煉精化氣的小周天功夫，是內丹之道功法的第一步，即所謂「初關」。以煉得先天祖氣為目的。

「透出兩儀，麗於四極。」

「兩儀」，即陰陽，此指陰陽二腎──左腎蒂、右命門。「四極」，又稱四末，即四肢，泛指周身。此二句意為小周天通後，仍繼續用神火烹煉，且隨著氣滿神充，便會感覺到先天之精、氣、神或聚或散。聚則團留二腎；散則洋溢予周身。此乃大藥將生之徵正予時將來之兆。

「壁立幾多，馬馳一驛。」

前句詩比喻練功進入心息相依，幾至相忘，不即不離，無所偏倚的極靜狀態，猶如壁立一般，無所偏執，毫無欲念，誠所謂「壁立千仞，無欲則剛」。如是之即久，則氣滿丹田，周流一身，出現了六根震動（丹田火熾。兩腎湯煎，眼吐金光，腦後鷲鳴，身湧鼻搐，耳聞天籟等）的景象。此時大藥即生，正子時來臨。

後句詩謂傳訊之馬飛馳於兩譯站之間。此時在馬則竭力賓士，在人必耳後生風，身體湧動，甚或眼吐金光、腦後鷲鳴。詩文以此時的人體感覺效應來形象的比喻正子時來臨的景象。另外，此二句一靜一動，形成鮮明對照，隱喻著有靜有動，靜極生動，動靜結合的丹法要訣。

「宛其死矣，適然從革。」

「適」，恰好之意；「革」，古八音之一，這裏指鼓類樂器。「從革」擊鼓之音也。此二句比喻正子時來臨，氣機發動之後體內出現的種種變化。接著，六根震動之後，不知不覺中進入了恍惚天地，人我莫知，身心無主，宛如死去一般。如是少頃，則心以復靈，呼吸復起，丹田氣衝，直撞乾頂，復下丹田。此時可聞得響聲陣陣猶如擊鼓。練功至此大藥練成，八脈俱通，完成了練氣化神功夫。

此為內丹養生之道的第二步，即所謂「中關」。

「惡黜善遷，情回性易。」

「黜」消除，去掉；「遷」，升遷，提高。「回」，改變意向；「易」，改變。這二句論述大周天通後，精神煥然一新。邪惡淫事不存吾心，消除一空；百行萬善常修長著，不斷增添。如比則五臟調合，喜怒悉去，性靜情歸，性情和合，真藥凝結，還丹有象。

「紫色內達，赤芒外射。」

丹家認為；光乃性之象，性散則光散，性聚則光聚，性定則光定，性滿則光圓。如前所述，散性定聚，聚而為光，或紫或赤，內達外射，內外光明。此乃練氣化神之大定齋兆，金丹結成之極妙佳侯。耀若火生，乍凝血滴：「耀」，光明的樣子；「乍」，忽然。此二句繼上二句進一步描述結丹景象。言金丹明亮如火光，乍看起來又晶瑩透紅，好似剛滴出的血一樣。

「號曰中還，退藏於密。」

以上六句皆為中關過後，金丹結成的景象，故曰「中還」。還者，返還大道也，如花謝重開、老叟返童。中還者，言其才過中關，未至大還，未入大道，尚需繼續錘煉，故誡之曰：「退藏於密」，意即再進入密室修練，以臻達到大還境界。

「霧散五內，川流百脈。」

「五內」，即五臟；「百脈」，指全身的所有經脈隧道。這二句意為丹田結丹（中還）之後，繼續用武火烹煉。則此丹藥如雲霧一般，滋潤散佈於五臟之內，像河水一樣，流注灌溉於經脈隧道。此時陽剛變為陰柔，所謂「專氣致柔」是也。

「骨變金植，顏駐玉澤。」

如上所述，臟腑肢體即得真陰元氣灌溉滋潤，則骨節堅固、肌膚潤澤，乃至返老還童、延年益壽。誠如《周易參同契》所云：「金砂入五內」霧散若風雨，薰蒸達四肢，顏色好悅澤，凌自皆返黑，齒落生舊所，老翁復丁壯，老嫗成姹女」。功夫至此，已過上關，已得大還，所謂煉神還虛而成真也。

「陽德乃敷，陰功乃積。」

「德」，指道德；「敷」，有布、施之意。「功」，指功績；「積」，積蓄、積累之意。

此句是說，經過練精化氣、練氣化神和練神還虛的艱苦修練，陰陽造化而成大丹。而在修行之中、性情自伏，德修性養。常修德則能與人為善，施仁講義。如此天長地久，必暗積功名，受人敬重，故曰：「陽德乃敷，陰功乃積。」「陽」者。言其濟世功顯，言其德施於人而常著；「陰」者言其雖有功名而不自持。如是方能持素抱樸，常靜常寂，達到歸真返樸，天人合一的最高境界。所謂「無心得大還」者是也。

「南宮度名，北斗落籍。」

古以北斗之南為普天。「南宮」，指北斗以南之宮，即天宮也。「度」，渡過，越過也。「北斗」，指北方玄武七宿，這裏意指天上。「籍」，名冊也。

此二句意為返還道成之後，「自然復陽生之氣，剝陰殺之強節氣即周，脫胎神化，名題仙籍，號位真人。此乃大丈夫：成名遂之時也」，亦所謂『學仙須是學天仙』也（《悟真篇：即成天仙，故曰「南宮度名，北斗落籍」）。此二句是丹法想的最高境界，所謂「圓通無礙，天人合一」。掌握宇宙，控制自然煉養自身，益壽延年的思想則是可取的。

綜上所述，不難看出這是一首描述道家內丹修練過程及其體感和效應的詩。詩文除略去最初步的築基功夫外，主要系統描述了練精化氣、練氣化神，練神化虛三個階段的修練過程、感覺和效應，通觀全文可見。

不經過親身修練，沒有高深的功底，是很難描繪得如此細緻。刻化得如此深遂的。

孫思邈博通經傳、學通三家（儒、釋、道），尤於醫

道，洞明深達。幾度隱居修道，使他不僅深達內丹之理，而且實驗修練之術。因此，孫氏具有豐富的實踐經驗和深厚的內練功夫。故能寫出如此淋漓盡致的妙語真言。由此可見，這首詩不僅是一份珍貴的道家內丹養生之道文獻資料，而且也是孫氏修持養生活動的真實寫照，具有重要史料價值。

以上管見，不揣簡陋，愚意為引玉之磚。以期就正於高明，謬謬之處，尚望諸明師改而正之。

二、孫思邈養生十三法

1. 髮常梳

將手掌互搓 36 下，令掌心發熱，然後由前額開始掃上去，經後腦掃回頸部。早晚各做 10 次。

頭部有很多重要的穴位。經常做這動作，可以明目祛風、防止頭痛、耳鳴、白髮和脫髮。

2. 目常運

（1）合眼，然後用力睜開眼，眼珠打圈，望向左、上、右、下四方；再合眼，然後用力睜開眼，眼珠打圈，望向右、上、左、下四方。重複 3 次。

（2）搓手 36 下，將發熱的掌心敷上眼部。

這動作可以強化眼睛，糾正近視和弱視。

3. 齒常叩

口微微合上，上下排牙齒互叩，無需太用力，但牙齒互叩時須發出聲響。輕輕鬆鬆慢慢做 36 下。

這動作可以通上下顎經絡，幫助保持頭腦清醒，加強腸胃吸收、防止蛀牙和牙床骨退化。

4. 漱玉津（玉津即津液、口水）

（1）口微微合上，將舌頭伸出牙齒外，由上面開始，向左慢慢轉動，一共轉 12 圈，然後將口水吞下去。之後再由上面開始，反方向再做一下。

（2）口微微合上，這次舌頭不在牙齒外邊，而在口腔裏，圍繞上下顎轉動。左轉 12 圈後吞口水，然後再反方向做一次。吞口水時，儘量想像將口水帶到下丹田。

從現代科學角度分析，口水含有大量酵素，能調和荷爾蒙分泌，因此經常做這動作，可以強健腸胃，延年益壽。

5. 耳常鼓

（1）手掌掩雙耳，用力向內壓，然後放手，應該有「撲」的一聲。重複做 10 下。

（2）雙掌掩耳，將耳朵反折，雙手食指壓住中指，以食指用力彈後腦風池穴 10 下，「撲撲」有聲。這動作每天臨睡前後做，可以增強記憶和聽覺。

6. 面常洗

（1）搓手 36 下，暖手以後上下掃面。

（2）暖手後雙手同時向外圈。

這動作經常做，可以令臉色紅潤有光澤，同時不會有皺紋。

7. 頭常搖

雙手叉腰，閉目，垂下頭，緩緩向右扭動，直至恢復原位為一次，共做 6 次。反方面重複。這動作經常做可以令頭腦靈活，防止頸椎增生。不過，注意要慢慢做，否則會頭暈。

8. 腰常擺

身體和雙手有韻律地擺動。當身體扭向左時，右手在前，左手在後，在前的右手輕輕拍打小腹，在後的左手輕輕拍打「命門」穴位。反方向重複。

最少做 50 下，做夠 100 下更好。這動作可以強化腸胃、固腎氣、防止消化不良，胃痛、腰痛。

9. 腹常揉

搓手 36 下，手暖後兩手交叉，圍繞肚臍順時針方向揉。當自己的身體是一個時鐘。揉的範圍由小到大，做 36 下。這動作可以幫助消化、吸收、消除腹部鼓脹。

10. 攝穀道（即提肛）

吸氣時提肛，即將肛門的肌肉收緊。閉氣，維持數秒，直至不能忍受，然後呼氣放鬆。這動作無論何時都可以練習。最好是每天早晚各做 20 至 30 下。相傳這動作是十全老人乾隆最得意的養生功法。

11. 膝常扭

雙腳並排，膝部緊貼，人微微下蹲，雙手按膝，向左右扭動，各做 20 下。

這動作可以強化膝頭關節，所謂「人老腿先老、腎虧膝先軟」。要延年益壽，要由雙腳做起。

12. 常散步

挺直胸膛，輕鬆地散步。最好心無雜念，盡情欣賞沿途景色。民間有個說法，「飯後走一走，活到九十九」。雖然

有點誇張，不過，散步確實是有益的運動。

13. 腳常搓

（1）右手擦左腳，左手擦右腳。由腳跟向上至腳趾，再向下擦回腳跟為一下。共做 36 下。

（2）兩手大拇指輪流擦腳心湧泉穴，共做 100 下。

常做這動作，可以治失眠、降血壓、消除頭痛。腳底集中了全身器官的反射區。經常搓腳可以強化各器官，對身體有益。

三、五禽戲

五禽戲是模仿虎、鹿、熊、猿、鳥五種動物的動作和神態來進行健身運動的一種方法，為漢末醫學家華佗所宣導。據《三國志・華佗傳》記載：「人體欲得勞動，但不當使極爾。動搖則穀氣得消，血脈流通，病不得生，譬猶戶樞不朽是也。是以古之仙者爲導引之事，熊頸鴟顧，引腰體，動諸關節，以求難老。吾有一術，名五禽之戲，一曰虎，二曰鹿，三曰熊、四曰猿、五曰鳥，亦以除疾、並利蹄足、以當導引。體中不快，起作一禽之戲、沾濡汗出，因上著粉，身體輕便，腹中欲食。普施行之，年九十餘，耳目聰明，齒牙完整堅。」說明人體需要經常活動，只是不要過度而已。

透過運動可以使食物中的養分得到充分的消化和吸收，能使經脈中的氣血流通暢順。這樣疾病就不會產生，好像一直在活動的門樞不容易朽蝕一樣。這就是古代善於養生者所進行的導引術，他由模仿熊攀樹枝，鴟鷹回頭顧盼等動作來俯仰身體，可使腿腳活動輕便利索。

在《後漢書・藝文志》中曾經有《華佗五禽訣》、《老

子華佗五禽六氣訣》等書名，但這些書籍都已亡佚。只是在晉代陶弘景《養性延命錄》、《太老君養生訣》、明代羅洪先《萬壽仙書》等書中對五禽戲的具體練法有所述錄。各家所述和後世所傳的五禽戲練法雖有所不同，但其基本精神和原理是一致的。

【基本內容和方法】

（一）《養生延命錄》「五禽戲」

（1）虎戲：「虎戲者，四肢距（據）地，前三擲，卻三擲，長引腰，側腳，仰天即返，距行，前、卻各七過也。」即：手足著地，身軀前縱後退 3 次，然後引腰、昂頭，如虎行步，前進、後退 7 步。

（2）鹿戲：「鹿戲者，四肢距地，引項返顧，左三右二，伸左右腳，伸縮亦三亦二也。」即：手足著地，回頭顧盼 2～3 次，然後左腳右伸，右腳左伸 2～3 次。

（3）熊戲：「熊戲者，正仰，以兩手抱膝下，舉頭，左辟地七，右亦七、蹲地，以手左右托地。」即：仰臥，兩手抱膝，抬頭，軀體向左、右傾側著地各 7 次，然後蹲起，雙手左右按地。

（4）猿戲：「猿戲者，攀物自懸，伸縮身體，上下一七，以腳拘物自懸，左右七，手鉤卻立，按頭各七。」即：雙手攀物懸空，伸縮軀體 7 次，或以下肢鉤住物體使身體倒懸。然後手鉤物體作引體向上 7 次。

（5）鳥戲：「鳥戲者，雙立手，翹一足，伸二臂，揚眉用力，各二七，坐伸腳，手挽足趾各七，縮伸二臂各七也。」即：一足立地，兩臂張開作鳥飛狀。然後取座位，下肢伸直，彎腰用手摸足趾，再屈伸兩臂各 7 次。

（二）《萬壽仙書》「五禽戲」

（1）虎形：「閉氣，低頭，拳，戰如虎威勢，兩手如提千金，輕輕起來莫放氣，平身，吞氣入腹，使神氣上而復下，覺腹內如雷鳴，或七次。如此運動，一身氣脈調和，百病不生。」低頭前俯，兩手握拳，如虎發威狀抖動，然後兩手如提千斤重物般慢慢上舉，身體挺直。

（2）熊形：「如熊身側起，左右擺腳腰後，立定，使氣兩旁脇，骨節皆響，亦能動腰力、除腫，或三五次止。能舒肋骨而安，此乃養血之術也。」如熊行走般，擺動腰腿，然後立定。

（3）鹿形：「閉氣，低頭，拳，如鹿轉頭顧尾，平身縮肩，立腳尖跳趺，跟連天柱，通身皆振動。」低頭握拳，向後顧盼，然後腳尖著地做跳躍動作。

（4）猿形：「閉氣，如猿爬樹，一隻手如採果，一隻腳如抬起，一隻腳跟轉身，更運神氣，吞入腹內，覺有汗出方可罷。」像猿猴爬樹一般，一手高舉，一足抬起，再放下，左右兩手兩足交替進行。

（5）鳥形：「閉氣，如鳥飛，頭起，吸尾閭氣朝頂，虛雙手躬前，頭腰仰起，迎神破頂。」俯身，舉雙臂撲動，如鳥飛狀，然後昂首挺腰。

【自我保健應用】

五禽戲模仿虎之威猛、鹿之安詳、熊之沉穩、猿之靈巧、鳥之輕捷以鍛鍊身體，可增強體力、行氣活血、舒筋活絡，也可用於慢性病的康復治療。一般可練全套，也可選練其中的1～2節。如虎戲可醒腦提神、強壯筋骨。鹿戲可明目聰耳、舒筋和絡、滑利關節。熊戲可健腰膝、消脹滿。猿戲

可提高人體對外界反應的靈敏度，還可防治腰脊痛。鳥戲可增強呼吸機能，提高人體平衡能力。

【注意事項】

（1）五禽戲運動量較大，應量力而行，切不可勉強。

（2）閉氣法和猿戲中的倒懸式應在醫務人員指導下進行。年老體弱及患有高血壓、青光眼、腦動脈硬化者不宜練習。年輕力壯者練習倒懸式須有保護措施，以免受傷。

（3）患急性疾病及嚴重器質性疾病者不宜應用本法。

古代導引術中很早就用模仿動物的神態和動作的方法來進行健身運動。

如《莊子・刻意》說：「吹呴呼吸，吐故納新，熊經鳥伸，為壽而已矣，此導引之士，養形之士所好也。」

《淮南子・精神訓》：「若夫吹呴呼吸，吐故納新，熊經、鳥伸、鳧浴、（猿）、鴟視、虎顧，是養形之人也。」

長沙馬王堆漢墓中出土的帛畫《導引圖》中也繪有多幅模仿龍、龜、虎、熊、鵬、鶴、猿、猴、鷂、等動物神態進行鍛鍊的導引姿態圖。五禽戲的盛行對健身運動的發展有深遠影響。如陸游嘗謂「啄吞自笑如孤鶴，導引何仿效五禽」（《春晚》），「不動成羆臥，微勞學鳥伸。」（《遣懷》）。蒲松齡《聊齋志異》卷五亦記述：

「世傳養生術，汗牛如棟，行而效者誰也？惟華佗五禽圖差為不妄。凡修練家，無非欲血氣流通耳、若得呃逆證，作虎形立止，非其驗耶！」

四、八段錦

八段錦是由中國唐代高道鍾離權傳出。由八節動作組成的

一種健身運動方法。全套動作精煉，運動量適度，其每節動作的設計，都針對一定的臟腑或病症的保健與治療需要，有疏通經絡氣血、調整臟腑功能的作用。其名最早見於宋代洪邁《夷堅志》中。

《道樞・眾妙篇》曾記述了具體練習方法：「仰掌上舉以治三焦者也，左肝右肺如射雕焉；東西獨托所以安其脾胃矣；返復而顧所以理其傷勞矣；大小朝天所以通其五藏矣；咽津補氣，左右挑其手，擺鱔之尾所以祛心之疾矣；左右手以攀其足所以治其腰矣。」

《靈劍子引導子午記》也記有：「仰托一度理三焦，左肝右肺如射雕，東脾單托西通胃，五勞回顧七傷調，游魚擺尾通心臟，手攀雙足理於腰，次鳴天鼓三十六，兩手掩耳後頭敲。」八段錦在歷代相傳中得到不斷發展，流派繁多，現代較為流行的練習方法和歌訣見於清代梁世昌《易筋經圖說》所附《八段錦》（撰者不詳）中。

【基本內容和方法】

（一）「兩手托天理三焦」法

直立，兩足分開，與肩同寬。兩臂自然鬆垂身側，然後徐徐自左右側方上舉至頭頂，兩手手指相叉，翻掌，掌心朝上如托天狀，同時順勢踮兩腳跟，再將兩臂放下復原，同時兩腳跟輕輕著地。如此反覆多遍。若配合呼吸，則上托時深吸氣，復原時深呼氣。

（二）「左右開弓似射雕」法

直立，左足跨出一大步，身體下蹲作騎馬式。兩臂在胸前交叉，右臂在外，左臂在內，眼看左手，然後左手握拳，

食指翹起向上，拇指伸直與食指成八字撐開。接著左臂向左推出並伸直，頭隨而左轉，眼看左手食指，同時右手握拳，展臂向右平拉作拉弓狀。動作復原後左右互換，反覆進行數次。如配合呼吸，則展臂及拉弓時吸氣，復原時呼氣。

（三）「調理脾胃須單舉」法

直立，兩足分開，與肩同寬。右手翻掌上舉，五指並緊，掌心向上，指尖向右，同時左於下按，掌心向下，指尖向前。動作復原後，兩手交替反覆進行，反覆多遍，如配合呼吸，則上舉下按時吸氣，復原時呼氣。

（四）「五勞七傷向後瞧」法

直立，兩足分開，與肩同寬。兩手掌心緊貼腿旁，然後頭慢慢左顧右盼向後觀望。如配合呼吸，則向後望時吸氣，復原時呼氣。

（五）「搖頭擺尾去心火」法

兩足分開，相距約三個足底的長度，屈膝半蹲成騎馬勢。兩手張開，虎口向內，扶住大腿前部，頭部及上體前俯，然後作圓環形轉搖，轉動數圈後再反方向轉搖。在轉腰的同時，適當擺動臀。如配合呼吸，則在轉腰時吸氣，復原時呼氣。

（六）「兩手攀足固腎腰」法

直立，並足，兩膝挺伸、上身前俯，以兩手攀握兩足趾（如碰不到，不必勉強），頭略昂起。然後恢復直立姿勢，同時兩手握拳，並抵於腰椎兩側，上身緩緩後仰，再恢復直

立姿勢。反覆進式採用自然呼吸。

（七）「攢拳怒目增氣力」法

兩腿分開屈膝成騎馬勢，兩手握拳放在腰旁，拳心向上。右拳向前方緩緩擊出，右臂伸直，拳心向下，兩眼睜大，向前虎視。然後收回左拳，如法擊出右拳，左右交替進行。如配合呼吸，則出拳時呼氣，收拳時吸氣。

（八）「背後七顛百病消」法

直立，並足，兩掌緊貼腿側，兩膝伸直，足跟併攏提起，離地數寸，同時昂首，作全身提舉狀勢。然後足跟輕輕著地復原。反覆進行。如配合呼吸，則足跟提起時吸氣，足跟著地時呼氣。

【自我保健應用】

「兩手托天理三焦」法可吐故納新，調理臟腑功能，消除疲勞，滑利關節（尤其是對上肢和腰背）。「左右開弓似射雕」法由擴胸伸臂可以增強胸肋部和肩臂部肌力，加強呼吸和血液循環，有助於進一步糾正姿勢不正確所造成的病態。

「調理脾胃須單舉」法有助於防治胃腸病。

「五勞七傷向後瞧」法可消除疲勞，健腦安神，調整臟腑功能，防治頸肩酸痛。

「兩手攀足固腎腰」法可增強腰部及下腹部的力量，但高血壓病和動脈硬化患者，頭部不宜垂得太低。

「攢拳怒目增氣力」法可激發經氣，加強血運，增強肌力。

「背後七顛百病消」法可疏通背部經脈，調整臟腑功

能。長期堅持練習八段錦可增強體質，防止疾病。

五、易筋經

易筋經是中國流傳歷史悠久，傳統的身心雙修的鍛鍊方法，「易」有變易的意思，「筋」指筋脈。它的主要特點是動靜結合，內靜以收心調息，外動以強筋壯骨，易筋經據傳為中國北魏時期禪宗高師，少林達摩祖師結合道家內丹所創編。

易筋經健身之法編撰成書，首見於《易筋經》，該書據近人考證為明代天臺紫凝道人於天啟四年（1624年）撰成。

【基本內容和方法】

易筋經包括內功和外功兩種鍛鍊方法，各有 12 勢。易筋經內功採用站式，以一定的姿勢，借呼吸誘導，逐步加強筋脈和臟腑的功能。大多數採取靜止不用力。呼吸以舒適自然為宜，不可逼氣。古代相傳的易筋經姿勢及鍛鍊法有 12 勢，即韋馱獻杵（有 3 勢）、摘星換斗、三盤落地、出爪亮翅、倒拽九牛尾、九鬼拔馬刀、青龍探爪、臥虎撲食、打躬勢、工尾勢等。

易筋經外功注重外壯，《易筋經外經圖說》指出：「凡行外壯功夫，須於靜處面向東立，靜慮凝神，通身不必用力，只須使其氣貫兩手，若一用力則不能貫兩手矣。每行一式，默數四十九字，接行下式，毋相間斷。行第一式自覺心思法則俱熟，方行第二式。速者半月，遲者一月，各式俱熟，其力自能貫上頭頂。此煉力煉氣，運行易筋脈之法也。」

（一）易筋經內功

1. 預備姿勢併步，頭端平，目向前平視，下頦微向裏

收;含胸,直腰拔背,蓄腹收臀;鬆肩,兩臂自然下垂於身體兩側,五指併攏微屈,中指貼近褲縫;兩腿伸直,兩腳相靠,足尖併攏;口微並,舌抵上腭,定心息氣,神情安詳。

2.韋駄獻杵勢(第1勢到第3勢)。

(1)第1勢「定心息氣,身體立定,兩手如拱,心存静極」。

「立身期正直,環拱手當胸,氣定神皆斂,心澄貌亦恭。」左足向左平跨一步,兩足之距約當肩寬,足掌踏實,兩膝微鬆。雙手向前徐徐上提,在胸前成抱球勢,鬆肩,略垂肘,兩掌心內凹,五指向內微屈,指端相對,約距4~5寸。或取合掌勢:鬆肩,平肘,掌心相合,兩手環拱,手指對胸:中指平喉結,要求肩、肘、腕在同一水平面上。

(2)第2勢「足指掛地,兩手平開,心平氣靜,目瞪口呆」。

兩足分開,其距約當肩寬,足掌踏實,兩膝微鬆;直腰收臀,含胸蓄腹;上肢一字平開,掌心向地;頭如頂物,兩目前視。

(3)第3勢「掌托天門目上觀,足尖著地立身端,力周脇挺渾如植,咬緊牙關不放寬,舌可生津將腭抵,鼻能調息覺心安,兩拳緩緩收回處,用力還將挾重看。」

兩足分開,其距約當肩寬,足尖著地,足跟提起;腿直,蓄腹收臀;兩掌上舉高過頭頂,掌心朝天,四指併攏伸直,拇指與其餘四指分開約成直角,兩中指之距約為1寸;沉肩,肘微曲;仰頭,目觀掌背,舌抵上腭,鼻息調勻。收勢時,兩掌變拳,旋動前臂,使拳背向前,然後上肢用勁,緩緩將兩拳自上往下收至腰部,拳心向上;在收拳同時,足

跟隨勢緩緩下落，兩拳至腰時，兩足跟恰落至地。

3. 摘星換斗勢「單手高舉，掌須下覆，目注兩掌，吸氣不呼；鼻息調勻，用力收回，左右同之」：「隻手擎天掌覆頭，更從掌內注雙眸；鼻端吸氣頻調息，用力收回左右俟。」

（1）右足稍向右前方移步，與左足成斜八字形（右足跟與左足弓相對，相距約一拳），隨勢身向左微側。

（2）屈膝，提右足跟，身向下沉成右虛步；兩上肢同時動作，左手握空拳置於腰後，右手指掌握如鉤狀下垂於襠前。

（3）右鉤手上提，使肘略高於肩，前臂與上臂近乎直角，鉤手置於頭之右前方。

（4）鬆肩，屈腕，肘向胸，鉤尖向右；頭微偏，目注右掌心，舌抵上腭；含胸拔背，直腰收臀，少腹含蓄，緊吸慢呼，使氣下沉；兩腿前虛後實，前腿虛中帶實，後腿實中求虛。左右兩側交替鍛鍊，姿勢及要求相同。

4. 倒拽九牛尾勢「小腹運氣空鬆，前跪後腿伸直，二目觀拳，兩膀用力。」「兩腿後伸前屈，小腹運氣空鬆，用力在於兩膀，觀拳須注雙瞳。」

（1）左腿向左平跨一步（其距較兩肩為寬），兩足尖內扣，屈膝下蹲成馬襠勢；兩手握拳由身後畫弧線形向襠前，拳背相對，拳面近地；隨勢上身略前俯，鬆肩，直肘；昂頭，目前視。

（2）兩拳上提至胸前，由拳化掌，成抱球勢，隨勢直腰；肩鬆肘曲，肘略低於肩；頭端平，目前視。

（3）旋動兩前臂，使掌心各向左右（四指併攏朝天，拇指外分，成八字掌，掌應挺緊），隨勢運勁徐徐向左右平

（分）推至肘直；鬆肩，直肘，腕背屈，腕、肘、肩相平。

（4）身體向右轉側，成右弓左箭勢（面向左方）。兩上肢同時動作，右上肢外旋，屈肘約成半圓狀，拳心對面，雙目觀拳，拳高約與肩平，肘不過膝，膝不過足尖；左上肢內旋向後伸，拳背離臀，肩鬆，肘微屈，兩上肢一前（外旋）一後（內旋）作螺旋勁，上身正直，塌腰收臀，鼻息調勻。左右兩側交替鍛鍊，姿勢相同。

5. 出爪亮翅勢「掌向上分，足趾拄地，兩脇用力，並腿立直；鼻息調勻，目觀天門，牙咬；舌抵上腭，十指用力，腿直；兩拳收回，如挾物然。」「挺身兼怒目，推手向當前，用力收回處，功須七次全。」

（1）兩手仰掌沿胸前徐徐上提過頂，旋腕翻掌，掌心朝天，十指用力分開，虎口相對，中、食指（左與右）相接；仰頭，目觀中指、食指交接之處，隨勢足跟提起，離地約3～4寸，以兩足尖支持體重。肘微曲，腰直，膝不得屈。

（2）兩掌緩緩分開向左右而下，上肢成一字並舉（掌心向下），隨勢足跟落地；翻掌，使掌心朝天，十指仍用力分開，目向前平視，肩、肘、腕相平，直腰，膝勿屈。

6. 九鬼拔馬刀勢「單膀用力，夾抱頸項，自頭收回，鼻息調均，兩膝立直，左右同之。」「側首彎肱，抱頂及頸，自頭收回，弗嫌力猛，左右相輪，身直氣靜。」

（1）足尖相銜，足跟分離成八字形，腰實腿堅，膝直足霸。同時兩臂向前成叉掌立於胸前。

（2）運動兩臂，左臂經上往後，成鉤手置於身後（鬆肩，直肘，鉤尖向上）；右臂向上經右往胸前（鬆肩，肘略

屈，掌心向左，微向內凹，虎口朝上），掌根著實，蓄勁於指。

（3）右臂上舉過頭，由頭之右側屈肘俯掌下覆，使手抱於頸項。左手鉤手化掌，使左掌心貼於背，並在許可範圍內盡可能上移。

（4）頭用力上抬，使頭後仰：上肢著力，掌用勁下按，使頭前俯，手、項爭力。挺胸直腰，腿堅腳實，使勁由上貫下至踵。鼻息均勻，目微左視。

（5）運動兩臂，左掌由後經下往前，右上肢向前回環，左右兩掌相叉立於胸前。左右交換，要領相同。

7. 三盤落地勢「目注牙齒，舌抵上腭，睛瞪口裂，兩腿分跪；兩手用力抓地，反掌托起，如托千金，兩腿收直。」

「上腭堅撐舌，張睛意注牙，足開蹲似踞，手按猛如虎，兩掌翻齊起，千斤重有加，瞪睛兼閉口，起立足無斜。」

（1）左腿向左平跨一步，兩足之距較肩為寬，足尖內扣，屈膝下蹲成馬襠勢，兩手叉腰，腰直胸挺，後背如弓，頭端平，目前視。

（2）兩手由後向前抄抱，十指相互交叉而握，掌背向前，虎口朝上，肘微屈曲，肩鬆；兩上肢似一圓盤處於上胸。

（3）由上勢，旋腕轉掌，兩掌心朝前。運動上肢，使兩掌向左右（畫弧線）而下，由下成仰掌沿腹胸之前徐徐運勁上托，高不過眉，掌距不大於兩肩之距。

（4）旋腕翻掌，掌心朝地，兩掌（虎口朝內）運勁下按（沿胸腹之前）成虛掌置於膝蓋上部。兩肩鬆沉，肘微屈曲，兩臂略向內旋；前胸微挺，後背如弓，頭如頂物，雙目前視。

8. 青龍探爪勢「肩背用力，平掌探出，至地圍收，兩目注平。」「青龍探爪，左從右出，修士效之，掌平氣實；力周肩背，圍收過膝，兩目注平，息調心謐。」

（1）左腿向左平跨一步，兩足之距約當肩寬，兩手成仰拳護腰勢。身立正直，頭端平，目前視。

（2）左上肢仰掌向右前上方伸探，掌高過頂，隨勢身略向右轉側，面向右前方，目視手掌，鬆肩直肘，腕勿屈曲。右掌仍作仰拳護腰勢。兩足踏實勿移。

（3）由上勢，左手大拇指向掌心屈曲，雙目視大拇指。

（4）左臂內旋，掌心向下，俯身探腰，隨勢推掌至地。膝直，足跟不離地，昂首，目前視。

（5）左掌離地，圍左膝上收至腰，成兩仰掌護腰勢，如本勢（1）。左右手交替前探，要領相同。

9. 臥虎撲食勢「膀背十指用力，兩足蹲開，前跪後直，十指拄地，腰平頭昂，胸向前探，鼻息凋勻，左右同之。」

「兩足分蹲身似傾，屈伸左右相更；昂頭胸作探前勢，偃背腰還似砥平；鼻息調元均出入，指尖著地賴支撐；降龍伏虎神仙事，學得真形也衛生。」

（1）右腿向右跨出一大步，屈右膝下蹲，成左仆腿勢（左腿伸直，足底不離地，足尖內扣）。兩掌相疊，扶於右膝上。直腰挺胸，兩目微向左視。

（2）身體向左轉側，右腿挺直，屈左膝，成左弓右箭勢，扶於膝上之兩掌分向身體兩側，屈肘上舉於耳後之兩旁，然後運勁使兩掌徐徐前推，至肘直。鬆肩，腕背屈，目注前方。

（3）由上勢，俯腰，兩掌下按，掌或指著地，按於左足

前方之兩側（指端向前，兩掌之距約當肩寬），掌實，肘直，兩足底勿離地，昂首，目前視。

（4）右足跟提起，足尖著地，同時在前之左腿離地後伸，使左足背放於右足跟上，以兩掌及右足尖支撐身體。再屈膝（膝不可接觸地面），身體緩緩向後收，重心後移，蓄勁待發。足尖發勁，屈曲之膝緩緩伸直。兩掌使勁，使身體徐徐向前，身應儘量前探，重心前移；最後直肘，昂起頭胸，兩尊撐實。如此三者連貫進行，後收前探，波浪形地往返進行，猶如臥虎撲食。左右交換，要領同左側。

10. 打躬勢「兩肘用力夾抱後腦，頭前用力探出；牙咬舌抵上腭，躬身低頭至腿；兩耳掩緊，鼻息調勻。」「兩手齊持腦，垂腰至膝間；頭惟探胯下，口更齒牙關；掩耳聰敎塞，調元氣自閒；舌尖還抵腭，力在肘雙彎。」

（1）左腿向左平跨一步，兩足之距比肩寬，足尖內扣。兩手仰掌徐徐向左右而上，成左右平舉勢。頭如頂物，目向前視，鬆肩直肘，腕勿屈曲，立身正直，腕、肘、肩相平。

（2）由上勢屈肘，十指交叉相握，以掌心抱持後腦。勿挺胸凸臀。

（3）由上勢，屈膝下蹲成馬襠勢。

（4）直膝彎腰前俯，兩手用力使頭盡向胯下，兩膝不得屈曲，足跟勿離地。

11. 工尾勢（掉尾勢）。「膝直膀伸躬鞠，兩手交推至地，頭昂目注，鼻息調勻。」「膝直膀伸，推手自地，瞪目昂頭，凝神一志。起而頓足，二十一次，左右伸肱，以七爲志。」

（1）兩手仰掌由胸前徐徐上舉過頂，雙目視掌，隨掌上舉而漸移；身立正直，勿挺胸凸腹。

（2）由上勢，十指交叉而握，旋腕反掌上托，掌心朝天，兩肘欲直，目向前平視。

（3）由上勢，仰身，腰向後彎，上肢隨之而往，目上視。

（4）由上勢俯身向前，推掌至地。昂首瞪目，膝直，足跟不離地。

（二）易筋經外功

練功時，早晨面向東立，消除雜念，聚精會神，通身不必用力，使「氣」貫於兩手。邊做邊默念數字。練熟一式後再做下一式，熟練後連貫練習。各式鍛鍊方法如下。

（1）第1式：兩腳分開，距離同肩寬；兩眼向前看，兩肘稍曲，掌心向下；每默數一字，手指向上一翹，手掌向下一按；一翹一按為1次，共默數49次。

（2）第2式：兩手放在大腿前面，握拳，拇指伸直，兩拇指端相對；每默數一字，拇指向上一翹，四指一緊，一翹一緊，共默數49次。

（3）第3式：兩手拇指先屈於掌內，然後四指握拳；兩臂垂於體側，拳孔向前；每默數一字，將拳一緊，緊後即鬆，一緊一鬆為1次，默數49次。

（4）第4式：兩臂從下向前緩緩舉起，高與肩平，兩肘稍曲，拳心向對（1尺左右）；每默數一字，將拳一緊，緊後即鬆，一緊一鬆，默數49次。

（5）第5式：兩臂緩緩向上舉，拳心推對，兩臂稍屈；兩臂不可緊靠頭部，上舉時兩腳跟提起；每默數一字，將拳

一緊，兩腳跟一起一落，默數 49 次。

（6）第 6 式：兩臂左右平舉，屈肘，兩拳對兩耳（距離 1 寸），虎口對兩肩；每默數一字，將拳一緊，緊後即鬆，一緊一鬆為 1 次，默數 49 次。

（7）第 7 式：兩臂左右側平舉，高與肩平，虎口向上，兩肩略向後仰，胸部略向前，兩臂上舉同時腳趾離地，腳掌著地；每默數一字，將拳一緊，緊後即鬆，一緊一鬆為 1 次，默數 49 次。

（8）第 8 式：兩臂向前平舉，高與肩平，兩肘不屈，兩拳距離 5～6 寸，虎口向上；每默數一字，將拳一緊，緊後即鬆，一緊一鬆為 1 次，默數 49 次。

（9）第 9 式：兩臂左右分開，屈肘至胸部，然後翻兩拳向外至鼻前，兩拳距離約 2 寸，拳心向外；每默數一字，將拳一緊，緊後即鬆，一緊一鬆為 1 次，默數 49 次。

（10）第 10 式：兩上臂左右平舉，兩前臂向上直豎，虎口對兩耳：每默數一字，將拳一緊，緊後即鬆，一緊一鬆為 1 次，默數 49 次。

（11）第 11 式：兩臂落下，兩掌翻轉至臍下兩旁，兩拇指離臍 1～2 分；每默數一字，將拳一緊，緊後即鬆，一緊一鬆為 1 次，默數 49 次。

（12）第 12 式：兩手鬆開，兩臂下垂，然後兩臂前平舉，手心向上，腳跟同時提起，腳跟落下時，兩手還原，重複 3 次。

【自我保健應用】

易筋經內功運動量較大，動作難度亦較高，一般全套鍛鍊只適用於體力較好的青壯年或慢性病患者。可顯著地改善

體質，袪病強身。易筋經外功因其主要運動指掌及上肢，可普遍地適用於各年齡層的健康人及慢性病患者，由上肢運動而運氣壯力、活血舒筋，影響全身。

【注意事項】

體質虛弱者慎用內功練法，特別是其中的「臥虎撲食勢」，運動量及難度都較大，心臟病及哮喘發作期忌用。上述患者採用外功練法時，亦宜減少每式操作次數，量力而行，循序漸進。

本法注重動靜結合，一方面在練功方式上強調動功與靜功的密切結合。另一方面是指在練功時要「動中靜」，即保持精神寧靜的狀態，全神貫注，呼吸自然；練靜功時要「靜中動」，即在形體外表安靜的姿勢狀態下，保持氣息運動的和諧。只有動靜結合，意、氣、體三者互相配合，才能煉精化氣氣生神，內養臟腑氣血，外壯筋骨皮肉。易筋經外功採用默念法可促使機體寧靜和機能的調整。

易筋經內功是近人據易筋經十二勢而改編的，因其有顯著的強身壯力之效，故現代普遍採用作為推拿醫生的基本功訓練方法之一。

六、六字訣

孫思邈繼承的傳統呼吸法「六字訣」是一種吐納法。它是由噓、呵、呼、呬、吹、嘻六個字的不同發音口型，唇齒喉舌的用力不同，以牽動不動的臟腑經絡氣血的運行。

預備式：兩足開立，與肩同寬，頭正頸直，含胸拔背，鬆腰鬆胯，雙膝微屈，全身放鬆，呼吸自然。呼吸法順腹式呼吸，先呼後吸，呼時讀字，同時提肛縮臀，體重移至足跟。調

息每個字讀六遍後，調息一次，以稍事休息，恢復自然。

1. 噓字功平肝氣

噓，讀（ㄒㄩ）。口型為兩唇微合，有橫繃之力，舌尖向前並向內微縮，上下齒有微縫。呼氣念噓字，足大趾輕輕點地，兩手自小腹前緩緩抬起，手背相對，經脅肋至與肩平，兩臂如鳥張翼向上、向左右分開，手心斜向上。兩眼反觀內照，隨呼氣之勢盡力瞪圓。呼氣盡吸氣時，屈臂兩手經面前、胸腹前緩緩下落，垂於體側。再做第二次吐字。如此動作六次為一遍，作一次調息。

噓氣功可以對治目疾、肝腫大、胸脅脹悶、食慾不振、兩目乾澀、頭目眩暈等症。

2. 呵字功補心氣

呵，讀（ㄎㄜ）。口型為半張，舌頂下齒，舌面下壓。呼氣念呵字，足大趾輕輕點地；兩手掌心向裏由小腹前抬起，經體前到至胸部兩乳中間位置向外翻掌，上托至眼部。呼氣盡吸氣時，翻轉手心向面，經面前、胸腹緩緩下落，垂於體側，再行第二次吐字。如此動作六次為一遍，作一次調息。

呵氣功治心悸、心絞痛、失眠、健忘、盜汗、口舌糜爛、舌強語言塞等心經疾患。

3. 呼字功培脾氣

呼，讀（ㄏㄨ）。口型為撮口如管狀，舌向上微捲，用力前伸。呼字時，足大趾輕輕點地，兩手自小腹前抬起，手心朝上，至臍部，左手外旋上托至頭頂，同時右手內旋下按至小腹前。呼氣盡吸氣時，左臂內旋變為掌心向裏，從面前

下落，同時右臂迴旋掌心向裏上穿，兩手在胸前交叉，左手在外，右手在裏，兩手內旋下按至腹前，自然垂於體側。再以同樣要領，右手上托，左手下按，作第二次吐字。如此交替共做六次為一遍，做一次調息。

呼字功治腹脹、腹瀉、四肢疲乏，食慾不振，肌肉萎縮、皮膚水腫等脾經疾患。

4. 呬字功補肺氣

呬，讀（厶）。口型為兩唇微後收，上下齒相合而不接觸，舌尖插上下之縫，微出。呼氣念四字，兩手從小腹前抬起，逐漸轉掌心向上，至兩乳平，兩臂外旋，翻轉手心向外成立掌，指尖對喉，然後左右展臂寬胸推掌如鳥張翼。呼氣盡，隨吸氣之勢兩臂自然下落垂於體側，重複六次，調息。

5. 吹字功補腎氣

吹，讀（彳ㄨㄟ）。口型為撮口，唇出音。呼氣讀吹字，足五趾抓地，足心空起，兩臂自體側提起，繞長強、腎俞向前畫弧並經體前抬至鎖骨平，兩臂撐圓如抱球，兩手指尖相對。身體下蹲，兩臂隨之下落，呼氣盡時兩手落於膝蓋上部。下蹲時要做到身體正直。呼氣盡，隨吸氣之勢慢慢站起，兩臂自然下落垂於身體兩側。共做六次，調息。

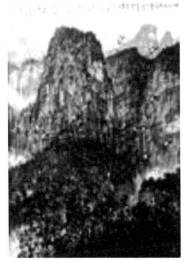

吹字功可對治腰膝酸軟，盜

汗遺精、陽痿、早洩、子宮虛寒等腎經疾患。

6. 嘻字功理三焦

嘻，讀（ㄒㄧ）。口型為兩唇微啟，舌稍後縮，舌尖向下。有喜笑自得之貌。呼氣念嘻字，足四、五趾點地。兩手自體側抬起如捧物狀，過腹至兩乳平，兩臂外旋翻轉手心向外，並向頭部托舉，兩手心轉向上，指尖相對。吸氣時五指分開，由頭部循身體兩側緩緩落下並以意引氣至足四趾端。重複六次，調息。

嘻字功治由三焦不暢而引起的眩暈、耳鳴、喉痛、胸腹脹悶、小便不利等疾患。

7. 六字訣 12 種調氣法

欲行此法，先左右導引 360 遍。導引法見導引吐納功。此法主要適宜於冷熱時病及內臟病患者的治療和養生。

1）若患心冷病，氣即呼出；若熱病，氣即吹出；若肺病，即噓出；若肝病，即呵出，若脾病，即唏出，若腎病，即呬出。

2）心臟病者，體冷熱，呼吸療法：用呼吹二氣。呼療冷，吹療熱。

3）肺臟病者，胸背滿脹，四肢煩悶。呼吸療法：用噓氣出。

4）肝臟病者，憂愁不樂，悲思，喜頭眼疼痛。呼吸療法：用呵氣出。

5）脾臟病者，體上游風習習，遍身痛，煩悶。呼吸治法；用唏氣出。

6）腎臟病者，體冷陰衰，而且惡瘘。呼吸療法：用呬氣

出。

7）冷病者，用大呼 30 遍，細呼 10 遍。呼法：鼻中引氣入，口中吐氣出，當會聲相逐呼字而吐之。

8）熱病者，用大吹 50 遍，細吹 10 遍。吹如吹物之吹，當使字氣聲似字。

9）肺病者，用大噓 30 遍，細噓 10 遍。

10）肝病者，用大呵 30 遍，細呵 10 遍。

11）脾病者，用大唏 30 遍，細唏 10 遍。

12）腎病者，用大呬 50 遍，細呬 30 遍。

以上 12 種調氣法，「若有病以此法恭敬用心，無有不差」。

七、黃帝內視法

【姿勢、時間】

靜坐或靜站，隨時。

【功法】

輕閉雙目內視存想五臟。五臟如同懸掛著的磬一樣，並且五色分明：心色赤，肝色青，肺色白，腎色黑，脾色黃。（見圖 1）

如此返觀內視，存想思念。如果感到身體累了，就收功。

【收功】

浴面、梳頭、鳴天鼓各 36 次收功。

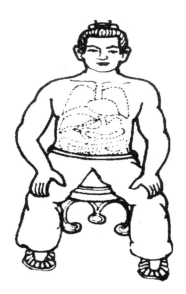

圖 1

八、迎氣法

【姿勢、時間】

每日晨起，面南正坐。

【功法】

展開雙手，分別放於兩膝上，輕閉雙目，內視體內，心裏想著身體周圍的清陽之氣，從頭頂（百會穴部位）進入體內，向下行至腳心（湧泉穴部位）。（同圖1）

【收功】

浴面、梳頭、鳴天鼓各36次收功。

九、服氣法

【姿勢、時間】

或站或坐或臥，隨時。

【功法】

每當腹中饑，想吃飯時，吸氣並吞咽之，心裏想著將吞入的氣咽至腹內，此法練後常不思飯食，古人用以辟穀，謂之「辟穀服氣」。今天又用於減肥健美。

【收功】

浴面、梳頭、鳴天鼓各36次收功。

十、彭祖和神導氣法

【姿勢、時間】

仰臥床上，隨時。

【功法】

取一安靜房間，關閉門窗，雙目微閉，開始練功。

要求枕高二寸半，床鋪溫暖。慢慢用鼻吸氣於胸中，使

氣停於胸膈間面不出，待不能憋住氣之前即將胸膈間氣微微從鼻中吐出。呼吸要細微無聲，即使將鴻毛放在鼻孔上也不應出現呼吸的氣流衝動鴻毛的現象。

如此調息約 300 次，可能出現耳朵聽不到聲音，眼中視而不見，腦子裏無思無慮的狀況。彭祖認為，練功到這樣的程度，「則寒暑不能侵，蜂蠆不能毒，壽三百六十歲，此鄰於真人也」。

【收功】

浴面、梳頭、鳴鼓各 36 次收功。

十一、導引吐納功

【姿勢、時間】

平坐或盤坐，（見圖 2）面向南方，每日早晚。

【功法】

1. 展開兩手，分別徐徐按捺肢體和關節。（見圖 3）

2. 接上式靜坐，雙手放於膝上，做吐納法良久。（同圖 2）

3. 接上式兩手慢慢左右、上下、前後推託手掌。（見圖

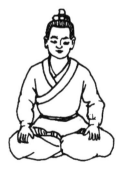 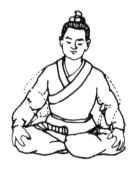 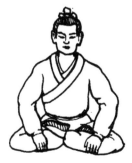

圖 2　　　　　　圖 3-1　　　　　　圖 3-2

4～6）

　　4. 接上式圓睜雙目，大張口片刻。
（見圖7）

　　5. 接上式叩齒72次（槽牙、門牙
各36次），摩眼72次（左、右各36
次），押頭拔耳12次（見圖8），挽
髮36次（見圖9），放腰靜坐。

　　6. 接上式咳嗽3～5聲，以振發陽
氣；

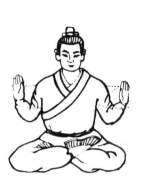

圖4

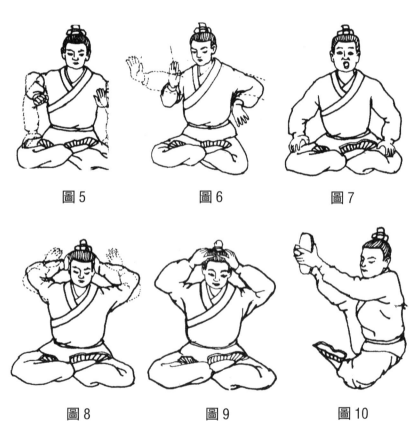

圖5　　　　　圖6　　　　　圖7

圖8　　　　　圖9　　　　　圖10

7. 接上式，右左手分別按摩左右手臂及肩部。

8. 接上式牽拉足部向上仰振 8～10 下。（見圖 l0）

9. 接上式，端坐定心，收功。

【收功】

浴面、梳頭、鳴天鼓各 36 次收功。

十二、禪觀法

【姿勢、時間】

每天早、晚，面南而坐。

【功法】

展開雙手，分別放於膝上，作禪觀之法：雙目微閉，存想空中太和元氣好像一個紫色雲霧形成的蓋子一樣，其氣五色分明，由天而降，下入毛髮，遂後漸漸進入頭頂部。此氣如久雨初晴時飛雲入山一樣，由上至下，透過皮膚，進入肌肉，輸布顱骨，沁潤腦髓，逐漸向下進入腹中。在氣向下運行的過程中五臟六腑，四肢百骸皆受其潤澤，就像春雨落地，潤物透徹。如此良久，便可感覺到腹中有汩汩聲響。此時，要用意專一，心不外馳，繼續存想。

不久，即可感覺到太和元氣達於氣海部位，隨後便自達湧泉部位。此時便會出現身體振動，兩腳蹺曲等自發動現象。這種振動蹺曲，常使床坐發出「啦啦」聲響。如此振動一次，名為一通。初練時，可能出現的少，隨著功力的增強，每天可能出現 3～5 通。那時，身體舒暢，心情愉悅，面色榮光，毛髮潤澤，耳聰目明，飲食甘美，氣足力強，有病去病，無病強身。

關於此功的效用，孫氏補充說：「五年十年，長存不忘，但滿千萬通則去仙不遠矣。」

【收功】

浴面、梳頭、鳴鼓各 36 次收功。

十三、調氣法

【姿勢、時間】

夜半後，日中前（即每日 0～12 時）生氣之時，正身仰臥。

【功法】

兩手握大拇指節成拳，放在離身體約 13～17cm 的地方，兩腳自然分開，也相距 13～17cm。姿勢調整好後，叩齒數十次，待口液增多後，分三口徐徐嚥下。接著調整呼吸，用鼻子慢慢吸氣，並引氣由鼻進入腹部。吸飽氣後閉氣片刻，如果感覺還能再吸入的話，閉氣後再酌量吸氣一次並閉氣片刻。

如果感覺憋悶時，即將氣從口中細細吐出，並且要儘量吐淨。然後再進行下次的「吸氣——閉氣——再吸氣——再閉氣——呼氣」。如此調氣，並默記呼吸次數。如果怕數錯次數，還可以扳指計數。長期堅持，具有顯著的養生效果，所謂呼吸千遍，「去仙不遠矣」。

【收功】

浴面、梳頭、鳴天鼓各 36 次收功。

【注意事項】

1. 日中後，夜半前（12～24 時）為死氣，不宜調氣。但如果突發寒熱及癰疽，亦可調氣癒之；

2. 如果遇到天陰有霧，大風、暴寒等異常氣候，只作「吸——閉——呼」鍛鍊，不做二次吸氣、閉氣；

3. 調氣法既可以養生延年，又可以治療疾病，所以適

用於健康人和患者的養生。

十四、子夜坐功

訣曰：夜半靈根灌清水，丹田濁氣切須呵。

【姿勢、時間】

半夜子時，面東盤坐。

【功法】

閉目冥心，呵出腹內濁氣數口後，便於鼻中微納清氣數口。調氣者，微微張口呵之；若覺熱極者，須大張口以呵之，方能去濁而留清也。然後舌柱上腭，漱津滿口，待其澄清，徐徐嚥下，自然灌漑五臟，潤澤百骸，並使氣歸丹田。若功深息調，口中自有清水甘泉生，亦不待赤龍取水也。

從養生角度講，濁氣宜常呵，津液宜常嚥。故此功可隨時練習，不必拘定子時。然而，夜半人靜，子時陽生，總宜做功。

【收功】

浴面、梳頭、鳴鼓各 36 次收功。

十五、行　功

行功是一種以行步為基本形式的養生方法。孫氏的行功有兩種：一是禹步法，一是七星步法。關於七星步，孫氏《保生銘》中只言：「但能七星步，令人長壽樂」，但並無具體練法。疑為禹步法中的取星光禹步法。

【姿勢、時間】

站立、天氣清朗早晨。

【功法】

禹步法有三種，做法如下：

1. 取日光禹步法——三步行功：選擇天氣晴朗的早晨，待日始出，兩腳相併，向日鬆靜站立，內心存想愉快之事；並祝願欲行之事順利成功，然後行功。投足行走前，先抬頭看日，並且張口吸取日之光芒，隨後閉口閉氣，做三步行功：接上式左腳向前邁出一步，隨之身體重心前移，右腳又跟上一步，與左腳併立，此為半禹步。再讓左腳先行，右腳跟上，始為一禹步。如此共行三步後，慢慢將氣呼出並收功。

2. 取月光禹步法——七步行功：如前選日定時，向日祝願，吸取日光一口，然後閉氣起右腳做三步行功後，慢慢將氣呼出。然後，改變方位，向月亮所在方向祝願之，並取月之光華，閉口閉氣，起右腳向月行完四禹步，慢慢將氣呼出並收功。

3. 取星光禹步法——九步行功：如前選日定時，向日祝願取光，然後閉氣起右腳向日做三步行功後，慢慢將氣呼出。接著，改變方位，向北斗七星所在方向祝願之，並取星之光華，閉口閉氣，起右腳向七星行三禹步，慢慢將氣呼出。再起右腳向七星行三禹步，合前共九步，最後將氣慢慢呼出並收功。

【收功】

浴面、梳頭、鳴天鼓各 36 次收功。

第二節　孫思邈道醫導引術　與按摩秘術

唐代名醫孫思邈「常以手摩腹」作為養生之道。宋代詩人陸游也常作「摩腹功」。他們都成了古代聞名的長壽者。

現代醫學證明，摩腹不僅可以調節胃腸道的蠕動功能，而且還能加強胃腸道的血液循環，防止胃腸消化功能失調。摩腹可按照下面的順序進行：

①以兩手的食指、中指、無名指按劍突下（即心窩部），先左後右順摩圓各轉 21 圈。

②三指由劍突下再向下順摩，邊摩邊移，摩至恥骨聯合處為止，往復 21 次。

③由恥骨聯合處向兩邊分摩而上，邊摩邊移，摩至劍突下為止。

④以臍為中心，用右手掌向左繞摩 21 圈，再以左手掌向右繞摩 21 圈。這裏要注意的是，摩腹宜在飯前或睡前進行。手法以柔軟舒緩為宜，體位可採取坐式或仰臥式，應凝神靜心，排除雜念。另外，消化道疾病出血或炎症期間，不宜摩腹。同時孫思邈實行導引、按摩、針灸並用。

孫思邈強調針灸的處方也要辨證施治。《千金要方》卷三十說：「或一病有用數十穴，或數病共一穴，皆臨時斟酌作法用之了。」

孫思邈的針灸醫術很高明。據《千金翼方》卷十七說：「大理寺卿（三品官位）趙姓患風濕，腰腿疼痛不能跪求起，經孫思邈針刺上簾、環跳、陽陵泉、巨虛、下廉各穴，疼痛很快減輕，不久就治好了。

孫思邈特別提倡針灸併用，提高療效。他說：「若只會用針而不會用灸，用灸而不知有針，都不是好醫生。他在臨床治療中，廣泛應用針灸結合，針藥並用的方法。

孫思邈是我國醫學史上的巨人，對中國的醫學的發展作出了巨大的貢獻。對人民的健康也做出來巨大的貢獻。他的著作在我國刊印是最多的。在國外，尤其是日本，都設有專

門的組織機構和研究人員進行研究。

經過九年的實踐和研究，孫思邈覺得以前的針灸醫書太混亂。由於戰爭、割據、交通受到限制，不統一就是很自然的事了。隋唐統一了全國後，在文化、醫學等各個方面都需要統一。否則就成為發展上的障礙。孫思邈壽長，經歷的朝代也多，實踐時間長，範圍廣，自然感受也深。治病救人，人命關天。不管是延誤了時日還是出現了差錯，都與人的性命休戚相關。因此他感到必須由他來進行整理，重做《明堂針灸圖》。

他以魏晉時甘肅平涼人皇甫謐的《皇帝三部針灸甲乙經》為藍本，對秦承祖的針灸圖進行校勘，發現秦承祖的針灸圖多有漏缺，於是又改用甄權的新定圖來著針灸經。新定圖的學位與「甲乙經」的完全一致，孫思邈整理中，根據自己總結的經驗，在經穴之外增加了一些奇穴。這些新穴是他在長期的實踐中新發現的。

校勘以後，他在《千金要方》中附上了他考證後繪製的人身經絡學位彩圖三幅，有正面、背面和側面，附於《千金要方》中，共 12 經絡，649 穴。與《黃帝三部針灸甲乙經》一致。遺憾的是後來失傳了。

孫思邈在實踐中找到了一種簡便易行的取穴方法，也記載在《千金要方》卷二十九中。這方法就是人身指寸法。他說：「人有老少，體有長短，膚有胖瘦，皆須精確丈量，準而折之，無得一概，致有差失。其尺寸之法，依古者八寸為尺，取病者男左女右手中指上第一節為一寸，亦有長短不定者，即取手大拇指第一節橫度為一寸，以意消息。」

在臨床實踐中，孫思邈總結出了許多寶貴的經驗，如「阿是穴」和「以痛為腧」的取穴法，用動物的肝臟治療夜

盲症，用羊的甲狀腺治療地方性甲狀腺腫，用牛乳、豆類、穀皮等防治腳氣病；對於孕婦，提出住處要清潔安靜，心情要保持舒暢，臨產時不要緊張；對於嬰兒，提出餵奶要定時定量，平時要多見風日，衣服不可穿得過多……這些主張，在今天看來，仍然有其一定的現實意義。

一、天竺國按摩法

天竺國按摩法係古印度的一種自我按摩和導引方法，具有養生保健和醫療作用。全套共 18 節動作。

1. **洗手**：兩手相握，如洗手一樣，手腕相互扭轉運動，並使一手手掌與另一手手背分別互相摩擦（見圖 11）。

2. **推抱**：兩手十指交叉，一翻掌，掌心向前推出（見圖 12）；一回掌，掌心向胸抱回（見圖 13），交替進行。

3. **壓腿**：兩手相握，按壓小腿內側，左右相同。

4. **動土**：兩手互相重疊，輕輕按於胃脘部位，左右扭轉身體（見圖 14）。

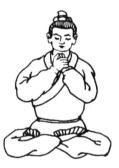

圖 11

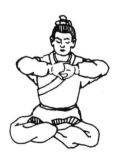

圖 12

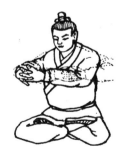

圖 13

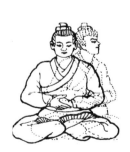

圖 14

5. **挽弓**：一手變劍指側平舉，一手變鉤手置於胸前，雙上肢同時緩緩用力對拔，如挽弓狀（見圖15），左右相同。

6. **沖拳**：兩手抱拳於腰間，拳心向上，然後分別向前沖拳（見圖16）。沖拳時上臂內旋，沖出後拳心向下。左右相同。

7. **拓石**：兩手輕握拳，拳心向前，分別向前空擊，如拓石一樣（見圖17），左右相同。

8. **頓拳**：兩手握拳，分別向左右沖拳（見圖18）。拳沖出後，肘關節有頓挫感。

9. **排山**：平坐，先左斜身，然後正身，再右斜身，又正身。如此左右斜身（見圖19）。

10. **抽脇**：兩手抱頭後，前後左右轉動胃脘以上部位（見

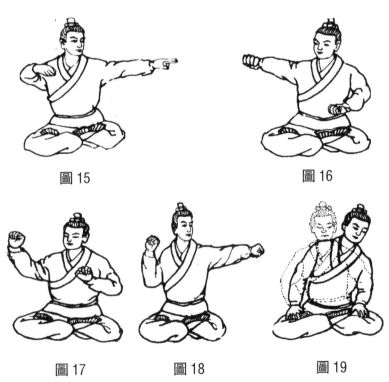

圖15　　　　　　　　圖16

圖17　　　　圖18　　　　圖19

圖20）。

11. **拱腰**：跪坐，兩手據地，向後縮身曲脊（見圖21），反覆3次。

12. **捶背**：兩手分別反捶背上。

13. **踹腿**：平坐，伸直兩腿，分別向前灑腿虛掣（見圖22）。

14. **虎視**：跪坐，兩手據地，分別向左右兩側身後回顧（見圖23）。以上14節均為坐式。

15. **反拗**：鬆靜站立，兩手叉腰，向後彎腰三次。

16. **踏掌**：站立，兩手十指交叉，掌心向上，兩腳分別踏掌心（見圖24）。

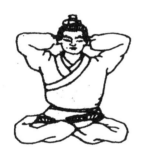

圖20

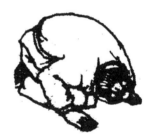

圖21

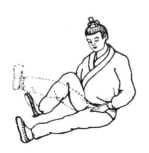

圖22

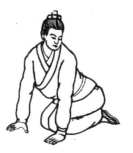

圖23

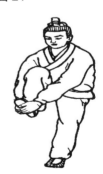

圖24

17. **灑腿**：站立，兩手叉腰，先提起左腿，離地約半尺，作踏空灑腿。然後換右腿，如左作之。

18. **鉤腿**：平坐，伸直兩腿，先用手將一側腳鉤搬至對側膝部，並用手按壓片刻，放開伸直，然後鉤壓另一腳腿。

功效：以上 18 節，即使老年人，如果能每天練習三遍，不出一月，有病盡除。身輕腿健，「行及奔馬」，並且補益延年，使人能食，眼明輕捷，不復疲勞。

二、老子按摩法

老子按摩法是一套傳為老子編練的養生方法。名為按摩，實為各種肢體導引兼以按摩，全套動作 49 節。

1. **扭身**：兩手互相重疊，輕輕按於胃脘部位，左右扭轉身體 14 遍（參圖 16）。

2. **扭肩**：兩手互相重疊，按於胃脘部位，左右各旋摩 14 遍。旋摩時注意肩膀放鬆，隨動作轉動。

3. **扭腰**：兩手抱頭後，左右各轉腰二七遍（見圖 25）。

4. **排頭**：左右各擺頭 14 遍。

5. **托膝**：一手抱頭，一手托膝，低頭彎腰，使頭與膝相接（見圖 26），左右各 3 次。

6. **托頭**：兩手托頭後，向後仰頭，並拔伸脊柱，做 3 次（見圖 27）。

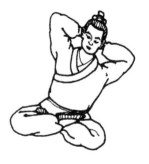

7. **托頭膝**：一手抱頭，一手托膝，使膝部儘量向上與頭相接（見圖 28），左右各做 3 遍。

8. **頓足**：兩手交叉，抱頭拔頸，腳跟抬起，腳尖點地，然後向下頓足，做 3 遍。

圖 25

9. **握手舉手**：兩手相握，舉於頭頂，繞頭左右旋轉 3 遍，同時拔伸腰背（見圖 29）

10. **托心**：同天竺國按摩法第 2 節。

11. **叉手捧心**：兩手十指交叉，按壓心胸部 3 遍。

12. **挽肘**：兩手輕握空拳，分別用拳心輕輕擊打對側脇肋部位 3 遍。

13. **前拉倒拽**：兩手手指相捉，一手臂曲肘於肩前，一手臂直肘於肩後，兩手腕同時用力鉤回，並且微微前伸後拉，帶動身體前後輕輕晃動（見圖 30），左右各 3 遍。

14. **拔頸晃頭**：兩手臂舒展，抱住頸部位，左右各搖動 3 遍。（見圖 31）

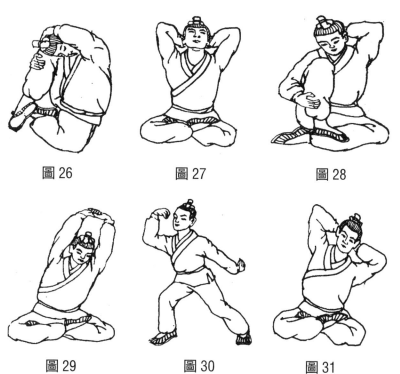

圖 26　　　　圖 27　　　　圖 28

圖 29　　　　圖 30　　　　圖 31

15. **掐肘按膝**：盤坐。一手按於對側膝蓋上，另一手先掐按手肘部，然後覆於按手，雙手輕輕用力按壓膝蓋（見圖32），左右相同，各按 3 遍。

16. **捏拿上肢**：一手放於對側肩部，從肩向手腕部位捏拿一遍，左右同。

17. **沖拳**：同天竺按摩法第 6 節。

18. **振掌**：兩手抬至胸部，立掌相對（見圖33）。然後上臂外旋，分別向兩側推掌。當上肢快要伸直時，暗用掌力，側推振動。反覆 3 遍後，兩上臂內旋，兩掌相對內合。當合至快要接觸時，暗用掌力，內合振動。如此動作 3 遍後，兩掌相併，從體前下落，放回身體兩側，掌心向下，手指向前。接著，抬肩曲肘提腕，收掌於腋下，然後雙掌同時下按，待肘部將要伸直時，向下振掌。如此動作 3 遍。

19. **活腕**：兩手十指交叉，左右各轉動手腕七遍（34）

20. **捻指**：右手拇、食二指，分別捏住左手五指，從指端向指根捻轉。每指捻轉 3～4 處，每處順、逆方向各捻轉 4 次。如此每指捻轉 3 遍後，再用左手拇、食二指，如上分別捻轉右手五指。

21. **抖腕**：兩手放鬆，自然下垂，內外抖動手腕 3 遍。

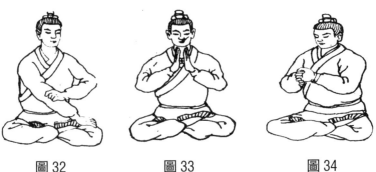

圖 32　　　　　　　圖 33　　　　　　　圖 34

22. **細肘**：兩手十指交叉，手心向下，上下抬動手掌，使肘關節屈伸活動（見圖 35），次數不限。也可一上一下，配合呼吸，做 10 息。

23. **聳肩**：兩手自然下垂，反覆聳肩 3 遍。

24. **甩手**：兩肩放鬆，向下向後甩手 3 遍。

25. **伸助**：兩於十指交叉，舉於頭頂，讓上身左右擺動，伸拔左右脅肋各 10 遍（見圖 36）。

26. **擊脊**：兩手握拳，儘量向後向上屈肘，置兩拳於脊柱上，由上向下捶擊脊柱 3 遍。

27. **摩脊**：一手握另一手腕部，儘量向後向上，置雙手於脊柱上，由上向下摩擦脊柱 3 遍。

28. **拔腕**：右手握左手腕，兩手手心向下，左肘用力外引振動（見圖 37）。接著，左肘用力向內振動，如此內、外振動，撥拉手腕 3 次，換手為之亦 3 次。

29. **前聳肩**：兩手按放膝上，掌心向下，沉肩垂肘向前聳肩 3 遍。

30. **十指交摩**：兩手十指交叉，手心向下，十指橫向開合摩擦，指縫互相撞擊，做 3 遍。

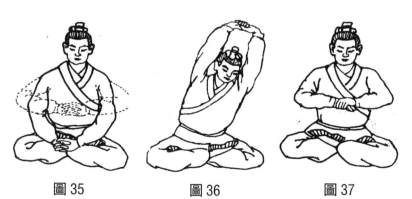

圖 35　　　　　　圖 36　　　　　　圖 37

31. **橫擔聳肩**：兩手側平舉，手心向下，聳肩 3 遍。

32. **拍手**：手指冰冷者，可從上向下，拍擊手部，以熱為度。

33. **活腿**：將左腿展開，右手從下托住左腿，左手由上至下捏拿腿腳 3 遍，然後伸腿前蹬 3 下。右腿換手為之，亦各 3 遍。

34. **搖腳**：前後搖腳 3 遍。

35. **擺腳**：左右擺腳 3 遍。

36. **搖腳**：同 34 節。

37. **直腳**：兩腳向前伸直又鬆回，做 3 遍。

38. **運土**：以胃脘部位為中心，左、右向旋轉上身各 3 遍。

39. **振腳**：兩腿分別抬起伸直，每腿內、外各振動 3 遍（見圖 38）。

40. **拍腳**：腳腿發涼者，拍打腳腿，直至發熱。

41. **運土踹足**：隨意做 38 節若干次，然後分別踹兩足 3 遍。

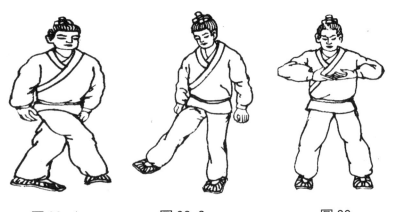

圖 38－1　　　　　　圖 38－2　　　　　　圖 39

42. **直腳**：同 37 節。

43. **虎視**：同天竺國按摩法第 14 節。

44. **托天降地**：吸氣，兩手上抬至胸前，手心向上（見圖 39）。接著呼氣，左手外旋托於左肩上，手肘伸直，手心向上，手指朝後。右手同時翻掌下按於右胯傍（見圖 40）。再吸氣時，左手向前畫弧，經面部收至胸前，右手掌內翻，向上與左掌相會。接著呼氣，兩手相對，手心向上，沿身體前正中線向下，停於小腹前。接著，右手托天，左手降地。如此左右各 3 遍。

45. **排山、負山、拔木**：吸氣時，兩手上抬至胸部；呼氣時，兩手變立掌外旋，向左右推出如排山狀。反覆 3 遍；接上式，兩手向後向上，使手背貼脊柱兩側上摩，同時低頭彎腰如背物狀（見圖 41）。當摩至腋後時，兩手順勢經過腋窩，由腋前掏出，放回身體兩側。此為負山，重複 3 遍；接上式，兩手於身前如握拔狀，先右手在前，左手在後左向撥拉 3 下（見圖 42）。然後左手在前，右手在後右向撥拉 3 下，是為拔木。

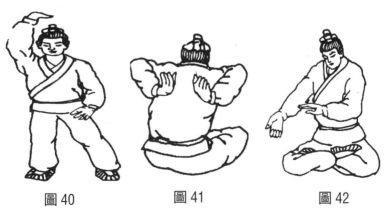

圖 40　　　　　圖 41　　　　　圖 42

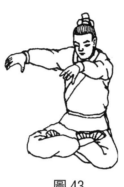

圖 43

46. **插掌**：兩手抬至胸前，肩肘舒鬆，向前伸手抖臂 3 遍（見圖 43）。

47. **鬆抖四肢**：兩手兩膝各輕鬆抖動，舒展 3 遍。

48. **雙手攀足**：兩腿伸直舒展，腳尖翹起，彎腰，前伸兩手，扳動兩腳。重複 3 遍。

49. **扭脊**：以脊柱為中心，左右交替扭轉脊柱 3 遍。

第三章

藥王孫思邈醫養生特色

第一節　道法自然好養生

　　道法自然好養生，是協調人與人，人與自然，人與社會之間關係，使之適應人類健康的行為。隨著社會的發展，健康日益成為人類所關心的重大課題，養生也日益受到人們的關注和重視。我國隋唐時期偉大的醫藥學家孫思邈，在他的《千金方》（包括《備急千金要方》和《千金翼方》）中，不僅全面論述了醫藥學和醫德學思想，還闡述了其深刻的道法自然養生思想，許多觀點至今仍給我們以有益啟迪，具有以下重要的現實意義：

　　1. 和諧統一的健康觀

　　中國傳統醫學理論從一開始就不是孤立地研究人和人的健康，而是把人的健康放在大自然和社會環境的整體和動態平衡中加以研究的。早在《黃帝內經》中就強調，人體陰陽對立統一運動的平衡與否，臟腑經絡的協調與否，人與自然，社會的和諧與否決定著人體的健康和疾病

　　2. 孫思邈充分肯定並繼承，發展了這種道法自然好養生和諧統一的健康觀。

一、人體自身的和諧統一

孫思邈認為，人體內部各臟腑，經絡，氣血是相互聯繫的統一整體，它們之間能否保持和諧，決定著人的健康與否。他說：「夫人稟天地而生，故內有五臟六腑精氣骨髓筋脈，外有四肢九竅皮毛爪齒咽喉唇舌肛門胞囊，以此總而成軀。故將息得理，則百脈安和；役用非宜，即為五勞七傷六極之患。」

這就是說，生命是精氣神相合的活動，保持百脈安和，是健康的基本條件。他認為「五臟六腑等血脈根源，循環流注」，「經絡府腧，陰陽會通」，若能「調其陽，理其陰，臟腑之疾不生矣」，人體不但要保持陰陽調和，五行之氣也應相互調和，如果不調和，就會轉入病態。

孫氏認為，人是由地水火風諸氣和合而成的，「凡四氣和德，四神安和；一氣不調，百一病生」，所以，陰陽調，諸氣和，也是保持健康的前提條件。在變化中及時調整，維持人體內部的中和，成為養生的必要原則。

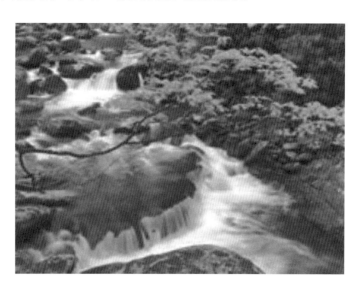

二、人與自然的和諧統一

　　孫思邈認為，不僅人體是一個有機的整體，人與自然界也是不可分割的整體，自然界的一些變化，會直接或間接影響人體生理和心理變化，而疾病的發生也與自然界的變化緊密相關。人要保持健康，就必須適應這些變化，使人的生理，心理活動與大自然協調和諧，保持動態平衡。他指出：「人者稟受天地中和之氣，…頭圓法天，足方象地，眼目應日月，五臟法五星，六腑法六律，以心為中極。…天有寒暑，人有虛實；天有刑德，人有愛憎；天有陰陽，人有男女；月有大小，人有長短。所以服食五穀，不能將節，冷熱鹹苦，更相根觸，共為攻擊，變成疾病。」「有賢人善於攝生，能知時節，與時推移，亦得保全。」。

　　他還引用列子的話說：「一體之盈虛消息，皆通於天地，應於物類」，「故善攝生者，無犯日月之忌，無失歲時之和」，人必須順應外界季節的變化，才能維持正常的生命活動。孫思邈還認為，人要保持健康，除了要順天時外，還要合地理。優美怡人的自然環境，能使人舒適愉快，心曠神怡，消除煩惱和倦意，得到美的滋潤，從而增進健康，延年益壽。

　　他提出，選擇居所應是「必在人野相近，心遠地偏，背山臨水，氣候高爽，土地良沃，泉水清美」，「若得左右映帶，崗阜形勝，最為上地」，居住在這樣優美的自然環境中，讓人無比愉悅和放鬆，從而「地勢好，亦居者安」，使人獲得良好的心理狀態，益壽延年。

　　孫氏這種環境美促進人的身心健康的觀念，已被現代許多調查資料和醫學美學中自然美療法理論所證實。

三、人與社會的和諧統一

孫思邈認為，人要獲得健康，不僅要與自然界和諧一體，而且還要重視建立良好，和諧的人際關係，順應社會道德規範，與社會保持和諧，統一。

他特別強調人要注重心理調節，修身養性，建立和諧的人際心理環境。他要求人們在社會生活中應追求「恬淡虛無」，切勿斤斤追求名利，而應「於名於利若存若亡，於非名非利，亦若存若亡」。與人交往要始終保持謙遜態度，誠懇待人，「常以深心至誠，恭敬於物，慎勿詐善，以悅於人，終身為善。」要寬以待人，能夠原諒他人，「為人所嫌，勿得起恨」，「事君以禮」，處處按照禮節規定對待他人，這樣就會「自平其心」，「其德不孤」，從而保持身心活動平衡，為自己創造一個和諧的社會人際環境，達到身心愉悅，健康長壽。

孫思邈這種人自身，人與自然，人與社會和諧統一的健康觀至今對我們仍有深刻啟發。

現代生物—心理—社會醫學模式進一步揭示出人的疾病是多種因素共同作用的結果，要保持健康，就應該從環境，心理，社會等多方面入手。

1984 年，世界衛生組織把健康定義為「身體上，心理上和社會上的完滿狀態」。這一現代健康觀更讓我們領悟到孫思邈所論述的和諧一體的健康觀的真諦。

在現代社會人們心理疾患不斷增多，環境污染日趨嚴重，競爭日趨激烈的背景下，孫思邈這一思想更顯示出重要意義。它啟示我們，既要關注生理健康，又要關注心理健康，保護生態環境，建立和諧的人際關係，提高社會適應能

力，樹立人與自然，社會和諧統一的整體觀，才能更好地維護和增進人類的健康。

藥王孫思邈的養生觀：

適度適量，順其自然。

人體有其自然的發展規律，養生之道只有順其自然，才會有利於健康。特別是人的生理，心理，體質，性格，脾氣，興趣，言行等方面。都會因大自然變化發生一些變化，惟有適應些變化，不逆自然而動，才不會有損於身心健康。

第二節　食治為先治百病

一、食　養

孫思邈很重視食養，他認為：「安身之本，必資於食」。

只有吃得合理，才能強身防病。他說：「春七十二日，省酸增甘，以養脾氣；夏七十二日，省苦增辛，以養肺氣；秋七十二日，省酸增甘；冬七十二日，省鹹增苦，以養心氣；季月各十餘日，省甘增鹹，以養腎氣。」

此外，他還極力主張飲食清淡，注意節制，細嚼慢嚥，食不過飽。他在總結自己的進食經驗時寫出道：「清晨一碗粥，晚飯莫教足。飲酒忌大醉，諸疾自不生。食後行百步，常以手摩腹。」在他看來，老年人消化力逐漸減弱，飲食須有所節制，不可吃得過飽。應該做到少吃多餐，「覺肚空，即需索食，不得忍饑」。

他平時愛吃淡食，很少吃肉，還經常服用蜂蜜，蓮子，山藥，芝麻，牛乳等，無疑對他的長壽都有助益。

二、食　治

食治的內容包括食宜、食養、食療等。所謂食宜，是指飲食宜忌，這是養生家所必須首先明瞭的。孫氏明確指出：「不知食宜者，不足以存生。」他認為：「常須少食肉，多食飯，及少食菜，並勿食生菜、生米、生小豆、陳臭物，勿飲濁酒。」孫氏提倡的飲食規則是「先饑而食，先渴而飲，食欲數而少，不欲頓而多，多則難消也。常欲令如飽中饑，饑中飽。」還應注意「夜勿過醉飽，食勿精思，為勞苦事」，否則，為害非淺。所謂食養，是指由合理的飲食以達到養生的目的。

孫氏把《內經》中所載的有關五臟所喜、所宜、所養的食物進行歸納，總結成為「五臟所宜食法」，形成了我國歷史上最早的營養食譜。所謂食療，是指以食物對疾病進行治療。孫氏認為，用食物對疾病進行治療應當是醫生臨床上的首選。他說：「夫為醫者，當須先曉病源，知其所犯，以食治之，食療不癒，然後用藥。」他指出：「食能排邪而安臟腑，益神爽志以滋氣血。」

在食治篇中，孫氏詳細介紹了各種食物的治療作用，例如。用多種動物的甲狀腺治療甲狀腺腫；用動物肝臟治療夜盲症；用豆類治療腳氣病等，都是十分重要的發現，有很高的藥用價值。

三、飲食的養生功效和作用

飲食是供給機體營養物質的源泉，是維持人體生長、發育，完成各種生理功能，保證人體正常生命活動不可或缺的條件。孫氏在長期的醫療和養生實踐中認識到，飲食對養生

和治病均有重要意義：「不知食宜者，不足以存生」。養生五難中，有「滋味不絕（節適）」一難，病有六不治中有「衣食不適」一條。孫氏遵照中醫理論，要求養生者和治病者調劑飲食，合理地攝取食物，並且要掌握飲食宜忌，從而達到增進健康，延年益壽的目的。根據現存文獻，孫氏的飲食養生法主要有以下幾個方面。

（一）合理調配，全面配伍

為了使人體有充足的營養，滿足生命活動的需要，孫氏要求養生者根據自身需要，合理、全面調配飲食，而不能長期食用單一品種，以免營養不良。

孫氏說：「五穀為養，五肉為益，五果為助，五菜為充。精以食氣，氣養精以榮色；形以食味，味養形以生力，此之謂也。」也就是說，要養精養形，食物應該全面配伍。配伍時，要根據自己的地宜、體質等情況，充分利用各種穀物、肉食、果實、蔬菜等以養其生。為了讓人們瞭解各種穀、肉、果、菜的性、味和功效，孫氏在《千金要方・食治》中詳細論述了 25 種穀物及其製品、40 種肉類及其製品、29 種果實、58 種蔬菜以及酢、鹽等調料的性、味、功效和宜忌，這對養生保健和防病治病有重要的意義和作用。

其中 16 種，孫氏認為有延年益壽價值，它們是：五穀——胡麻、白麻子、青粱米；鳥獸——醍醐、熊脂、石蜜；果實——葡萄、大棗、藕實，雞頭實、橘柚；蔬菜——瓜子、冬葵子、苦菜、蕪菁、白蒿。

（二）五味調和，無使有傷

食物有酸、苦、甘、辛、鹹五種味道，對人體的作用各不相同。五味調和有利於健康；五味偏嗜，會引起疾病。

孫氏的飲食養生法特別重視五味的調和。他在論述了五

味入口，各有所走，過食各有所病之後，提出了五臟五味所宜——肝宜酸，心宜苦，脾宜甘，肺宜辛，腎宜鹹；五臟不可食忌法——多食酸則皮槁而毛夭，多食苦則筋急而爪枯，多食甘則骨痛而髮落，多食辛則肉胝而唇褰，多食鹽則脈凝泣而色變；五味動病法——酸走筋，筋病勿食酸。苦走骨，骨病勿食苦。甘走肉，肉病勿食甘。辛走氣，氣病勿食辛。鹹走血，血病勿食鹹；五味剋五臟五行法——酸多則傷脾，苦多則傷肺，辛多則傷肝，鹹多則傷心，甘多則傷腎；五味所配法——米飯甘，麻酸，大豆鹹，麥苦，黃黍辛。棗甘，李酸，粟鹹，杏苦，桃辛，牛甘，犬酸，豕鹹，羊苦，雞辛，葵甘，韭酸，藿鹹，薤苦，蔥辛。

為了提醒人們重視調和五味以養生，孫氏強調指出：五味不可偏多，多則必有所傷。凡言傷者，亦不即覺也，謂久即損壽耳」。

（三）飲食有節，定時定量

飲食應該定時定量，不能饑飽無常。孫氏說：「不欲極饑而食，食不可過飽；不欲極渴而飲，飲不可過多。飲食過多，則結積聚，渴飲過多，則成痰癖。食欲數而少，不欲頓而多。常欲令如飽中饑，饑中飽耳。蓋飽則傷肺，饑則傷氣。」同時，還要注意飲食宜忌，有所節制，不能圖其所好，狂飲濫食。

孫氏說：「每食不用重肉，喜生百病。常須少食肉，多食飯及少菹菜，並勿食生菜、生米、小豆、陳臭物，勿飲濁酒。食麵使塞氣孔，勿食生肉，傷胃。」「每學淡食。」

為了節適飲食，孫氏主張「食不欲雜」，廚膳勿使脯肉豐盈，常令「儉約為佳」，「少食油膩及生冷之物」，認為雜則或有所犯者。有所犯者，或有所傷。當時雖無災苦，積

久為人作患」。「奢則易致腹中膨享短氣、暴疾；油膩生冷則損人健康。」至於飲食純儉的養生價值，孫氏引用養生家嵇康的話說明之：「穰歲多病，饑年少疾，信哉不虛。是以關中土地，俗好儉嗇。廚膳肴羞，不過葅醬而已，其人少病而壽。江南嶺表，其處饒足，海陸鮭肴，無所不備，土俗多疾而人早夭。北方仕子遊官至彼，遇其豐贍，以為福墅所臻。是以尊卑長幼，恣口食啖。夜長醉飽，四體熱悶，赤露眠臥，宿食不消。未逾期月，大小皆病，……不知醫療，以至於死。凡如此者，比肩皆是。惟云不習水土，都不知病之所由。靜言思之，可謂太息者也。學者先以識此，以自誡慎。」

可見，先饑而食，先渴而飲，少食多餐，常欲令如飽中饑，饑中飽，而且要少吃葷腥，多吃素淡，忌食生雜，是孫氏所宣導的飲食節制養生長壽法。

關於飲酒，孫氏認為不能過飲，久飲。他說：「酒，味苦甘辛，大熱，有毒。」「久飲酒者，腐腸爛胃，潰髓蒸筋，傷神損壽。」尤忌過飲大醉，暮、夜醉飽，傷害最大。

孫氏《衛生歌》云。「太飽傷神饑傷胃，太渴傷血並傷氣。饑餐渴飲勿太過，免致膨享傷心肺。醉後強飲飽強食，未有此身不成疾。人資飲食以養身，去其甚者自安適。」養生者當以為誡也。

（四）四時宜忌

四時有寒熱冷暖之不同，人體陰陽亦隨之發生變化。為了保證身體健康，在飲食上，同樣要根據人體在一年四季中的陰陽變化而選擇。否則，飲食上無所顧忌，必然損害健康，導致疾病發生。「夫在身所以多疾者，皆由春夏取冷太過，飲食不節故也」。

　　如何根據四時的陰陽變化來選擇飲食呢？孫氏概提出了四時宜忌原則，又論述了逐月的飲食宜忌。

　　《千金要方‧食治》說：「味厚者為陰，味薄者為陰中之陽；氣厚者為陽，氣薄者為陽中之陰。……味辛甘發散為陽，酸苦湧泄為陰。陰勝則陽病，陽勝則陰病。陰陽調和，人則平安。春七十二日省酸增甘以養脾氣，夏七十二日省苦增辛以養肺氣，秋屯十二日省辛增酸以養肝氣，冬七十二日省鹹增苦以養心氣。季月各十八日省甘增鹹以養腎氣」。

　　《攝養論》則將 12 個月的飲食宜忌做了詳細說明，參見第四部分中。

　　此外，《千金要方‧食治》中還特別強調「夏至以後迄至秋分，必須慎肥膩餅膧酥油之屬。」認為「此（類）物與酒漿瓜果理極相仿」。

　　（五）因人制宜

　　飲食養生中，除了根據飲食性狀、人體特點、四時變化等注意調節外，還必須注意年齡、體質、個性、習慣等方面的差異，因人制宜。關於這一點，孫氏特別注意了老年人和病人。他說：「緬懷聖人之意，本為老人設方。何則？年少則陽氣猛盛，食者皆甘。……至千年邁，氣力稍微，非藥不救。」所以，在飲食上就更應該注意了。「人子養老之道，雖有水陸百品珍饈，每食必忌於雜。雜則五味相擾，食之不已，為人作患。是以食啖鮮肴，務令簡少。飲食當令節儉，若貪味傷多。老人腸胃皮薄，多則不消，彭享短氣，必致霍亂。夏至已後，秋分已前，勿進肥濃羹膧酥油酪等，則無他矣。夫老人所以多疾者，皆由少時春夏取涼過多，飲食太冷。故其魚膾、生菜、生肉、腥冷物多損於人，宜常斷之。惟乳酪酥蜜，常宜溫而食之，此大利益老年。雖然，卒多食

之，亦令人腹脹瀉痢。漸漸食之」。

關於病人的飲食治療和養生，孫氏主要提出了以下二點：

1. 五臟所宜食法：肝病宜食麻、大肉、李、韭；心病宜食麥、羊肉、杏、薤；脾病宜食稗米，牛肉、棗、葵；肺病宜食黃黍、雞肉、桃、蔥；腎病宜食大豆，黃卷、豕肉、粟、藿。

2. 五臟病五味對治法：肝苦急，急食甘以緩之；肝欲散，急食辛以散之；用酸瀉之，禁當風。心苦緩，急食酸以收之；心欲軟急食鹹以軟之；用甘瀉之，禁溫食厚衣。脾苦濕，急食苦以燥之；脾欲緩，急食甘以緩之；用苦瀉之，禁溫食、飽食，濕地，濡衣。肺苦氣上逆息者，急食苦以瀉之；肺欲收，急食酸以收之；用辛瀉之，禁無寒飲食、寒衣。腎苦燥，急食辛以潤之，開腠理，潤致津液通氣也；腎欲堅，急食苦以結之；用鹹瀉之，無犯淬矣，克熱衣溫食。

（六）以臟補臟

當人體內臟器官久病虛損時，普通藥物往往難以取效。中醫常用相應的動物的組織器官補養人體有病的內臟組織器官。孫氏一生治病救人，反對殺生取藥。但對於治病救人的急需動物藥，孫氏常「不得已而隱忍用之」。

《千金》二方中有不少用於治病的動物內臟器官，在孫氏雖然作為治病之用，但從養生角度講，以臟補臟法可以增加人體相應組織器官的蛋白質、脂肪、維生素和微量元素的攝入，對增強體質，延年益壽有重要意義。

《千金》二方中常用的有：牛髓、羊髓、狗頭骨灰、羊骨灰、鹿骨灰、燒鯉魚末、羊肚、羊腎、羊肝、羊心、羊胃、羊肺等。

（七）飲食衛生

飲食衛生包括食品衛生和進食衛生兩個方面。

關於食品衛生，孫氏對生菜之類食品，提出了煮、蒸、炒、等加工方法，對「百沸、搏托，索餅及羔、索餅、起麵」、「炊飯，煮粥」等都有要求。除按照衛生標準加工食品外，對食品品質也有要求。如「若得肉必須新鮮。似有氣息，則不食之。爛髒損氣，切須慎之戒之」。「一切肉惟需煮爛，停冷食之」。不潔之物，如茅屋漏水墮入，蜂蟲爬行過的食物，混濁的飲料等，不能飲食。此外，山水塢中泉水，深陰地冷水亦不能飲，飲之傷人致病。

關於進食衛生，孫氏提出「美食須熟嚼，生食不粗吞」、「食當熟嚼，使米脂入腹，勿使酒脂入腸」。「人之當食，須去煩惱。如食五味，必不得暴嗔，多令人神驚，夜夢飛揚」。「食畢當漱口數過，令人牙齒不敗，口香。熱食訖，以冷酢漿漱口者，令人口氣常臭，作蛀齒病。又諸熱食鹹物後，不得飲冷酢漿水，喜失聲，成屍咽」。「食勿精思；為勞苦事，有損餘，虛損人」。

（八）食後將息

食後將息是飲食養生的最後環節，它關係到精心選擇和加工的飲食進入胃腸以後能否很好地消化吸收，發揮養生作用。孫氏食後將息法，既強調散步按摩以健中消食，暢通氣血，又注意起居行為，以免胃腸乃至身體健康受到損害。

關於食後按摩散步見導引按摩法中，這裏就孫氏食後宜忌略述之。《千金要方·養性》說：「飽食即臥，乃生百病，不消成積聚。飽食仰臥成氣痞，作頭風。觸寒來者，寒未解食熱食，成刺風。」「醉不可以當風，向陽令人發強。又不可當風臥，不可令人扇之，皆即得病也。……醉不可以

強食，……飽不可以走車馬及跳躑。醉不可以接房。醉飽交接，小者面黑咳嗽，大者傷絕臟脈損命。凡人饑欲坐小便，若飽則立小便，慎之無病。」

第三節　自然療法要常用

一、藥酒療法

道教不主張飲酒，認為「飲酒失善性」，但道教並不反對醫疾調適用的藥酒，《太平經》認為飲酒要「減酒量，節行，調和氣性，勿損傷精神，勿犯眾惡」。明朝李時珍也曾說：「酒，天下美祿也，麵麴之酒，少飲則利血行氣，壯神禦寒，消然遣興，痛飲時傷神耗血，損胃亡精，生疾動火。」

孫思邈在飲食上特別強調酒在飲食中的作用和危害。他認為酒當以藥酒為好，可以養生，活血化瘀，通經脈「先飯食服吃藥酒」，並實踐總結了地黃酒、胡麻酒、天門冬酒等藥酒的配方，為我國酒文化的弘揚發展做出了貢獻。孫思邈在論述酒的作用時也特別強調飲酒過量或飲用不當對人體的危害。

孫思邈認為：「飲酒不欲使多，多則速吐之為佳，勿令至，即終生百病不除。久飲酒者，腐爛腸胃，漬髓蒸筋，傷神損壽。醉不可以當風向陽，令人發狂；又不可當風臥，不可令人扇之，皆即得病也；醉不可露臥及臥黍穰中，發癩瘡；醉不可強食，或發癰疽，或發暗，或生瘡；醉飽不可以走車馬及跳躑；醉不可以接房，醉飽交接，小者面汗、咳嗽，大者傷絕臟脈損命。」

飲酒吐逆，醉者食熱，都是對身體不利的，有損壽命，

因此，在日常飲食時，要不飲酒為佳，亦或少飲藥酒，調適氣血，切不可醉酒或長期大量飲酒。

二、睡眠養生方法

有沒有最省事的養生方式？不吃不動，閉上眼睛，一覺醒來就能達到養生效果，相信這對於怕麻煩的都市人非常吸引。其實，人的一生有 1/3 在睡眠中度過，正確的睡眠方式與良好的睡眠狀態，與養生關係密切。中醫提倡「未病先防」與「上工治未病」，重視形體和精神的調養，主張「順四時而適寒暑，和喜怒而安居所處，節陰陽而調剛柔」，強調提高正氣與抗病能力為主的養生觀點。所謂「正氣存內，邪不可干」，由調節日常生活方式，可以養生防病。至於睡眠養生，中醫自然也有獨到秘笈。

「眠食二者，為養生之要務。」良好的睡眠能補充能量、恢復精力，有「養陰培元」之效。所以，掌握睡眠養生要領，便可踏上簡單易行的養生之道。

中醫向來講究「天人合一」的整體觀，人體不僅要維持

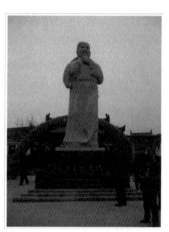

體內循環和諧，還要注意與自然界外部環境的和諧。隨著春生、夏長、長夏化、秋收、冬藏四季的變化，人體必然與之相適應，故有「四時養生」之說。秋冬季節，自然界的陽氣漸趨收斂、閉藏，此時起居作息要更注意保養內守之陰氣，強調睡眠養生正當其時。

「秋季早臥早起，冬季早臥晚起」是此時主要的睡眠養生之道。

具體睡眠時間，建議每晚亥時（即9點～11點）休息，爭取在子時（11點～1點）入睡。因為子時是陽氣最弱、陰氣最盛之時，此時睡覺，最能養陰，睡眠品質也最佳，往往能達到事半功倍的養生效果。

關於睡覺的方位，有不同的說法，令人困惑。有研究指出，由於地球磁場的影響，人睡覺時採取頭北腳南的方位，使磁力線平穩地穿過人體，可以最大限度地減少地球磁場的干擾。而我國古代養生學家卻認為，人的睡覺方向應該隨春、夏、秋、冬四季的交替而改變。唐代著名醫學家孫思邈在《千金方》中提到：「凡人臥，春夏向東，秋冬向西。」這就是考慮到「應四時所旺之氣而臥」的緣故，因中醫的五季與五方相應，有春東、夏南、長夏中、秋西、冬北之說，因此睡眠的方位也與當時節氣相應。

儘管這些理論都有一定道理，但在實際生活中受房屋朝向和家居佈局的影響，而存在一定局限性，市民其實不必太過拘泥於這些理論，而導致不必要的擔心。反而建議大家，應注意保證充足的睡眠時間、入睡前應「安神定志」、飲熱牛奶或蜂皇漿，或用溫水沐足，最好能輔以足底按摩等，以利「心腎相交」……這些措施對於提高睡眠品質有更明顯效果。

三、藥膳調理睡眠障礙

失眠、多夢、淺睡、易醒，相信是處於亞健康狀態的都市人最熟悉的困擾。這些睡眠障礙，屬於中醫理論「不寐」、「鬱病」、「虛勞」、「心悸」等範疇，與多種疾病相關，會引起不同類型的睡眠障礙。如鬱病多與西醫的抑鬱症、焦慮症或更年期綜合症相關，年老體虛或久病重症而致

「虛勞」也會影響睡眠；因消化功能紊亂而造成的睡眠障礙，正與中醫「胃不和，則臥不安」相符；心血管疾病所帶來的心悸、氣促和夜間陣發性呼吸困難等也會影響睡眠。

孫思邈深切地體會到養生或養性的目的，在於防患於未然。他指出，「善養性者，則治未病之病，是其義也」，「性既自善，內外百病皆悉不生」。

所謂「善養性者，則治未病之病，是其義也」，即是養生以預防為主，而不是生病後才去看大夫或醫生。中醫傳統的觀念皆是如此。人到百病叢生才去處理，屆時就算遇到華佗在世，也會很難確保能夠痊癒。

「性既自善，內外百病皆悉不生」。他提出美好道德對身體的重要性。人之有病，很多是來自心，心術不正，於是心理偏歪，繼而做出種種不當的行為，這些偏差的行為，最後感到身體受到傷害，輕則生病，重則死亡。如果一個人，身心正常，生活正常，飲食正常，疾病也會減少。

孫思邈養生導言：

孫思邈養生—「依時攝養」以保精氣神

孫思邈養生—導引調氣祛病延年

孫思邈養生—煉好內丹，以求長生

孫思邈養生—房室有節可保長壽

孫思邈養生—合理飲食以保平安

孫思邈養生—嗇精氣神以養性命

孫思邈養生—慎言行以防耗命

孫思邈養生—嚴守禁忌以防傷損

孫思邈養生—重養形神以強體魄

第四節　藥物治療爲後備

一、對藥物和方劑的研究

　　孫思邈的故鄉以盛產藥材而著稱。他在各大名山採集藥材積累了豐富的經驗。他特別強調採藥的季節和處理的方法。他說，採藥不按季節，處理不分陰乾曬乾，結果是「雖有藥名，終無藥實」。同「朽木不殊」（《千金翼方》卷一）。

　　他對所列的 233 種藥的採集季節都有說明。有的還說明了什麼時候採集花、葉、莖，什麼時候採根和果。他還介紹了 680 種常用和常見的藥材，要人們隨時採集以備緊急之用。他很重視地道藥材，並介紹了中國 133 個州府的 519 種藥材和它們的醫用價值。

　　孫思邈在他的實踐中還總結出了很多特效藥。除了前面已講過的含維生素的藥之外，還有白頭翁、苦參、黃連等治療痢疾；常山、蜀漆等治療瘧疾；檳榔治條蟲；朱砂、雄黃用以消毒等。

　　孫思邈在臨床實踐中對藥材的加工炮製非常考究。如雄黃生用毒大，孫思邈用它治鼻息肉時，親自煉製，消除了毒性，敷服後不但治好了鼻息肉。喘息病也給治好了，而且不再復發（《千金翼方》）。

　　前已提到，藥能治病，又能致病。其相互之間的化學作用在煉製中又可以使有毒變為無毒，也可以使無毒變為有毒。或者是對某一臟腑有毒而對另外的臟腑則無毒。為此，

醫家一般都是把諸種藥物配伍使用，這就成了方劑或製劑，並對其相互間的化學作用極為重視。

孫思邈在《千金要方》中詳盡地論述了方劑調處配製中的重要問題並強調它們的重要性。

他說：「藥物之間可以互相助長療效，或一種藥物可以減低或消除另一種藥物的毒性。或一種藥物與另一種藥物作用後產生毒性。藥物的藥力有強有弱，有主有輔。主藥輔藥相互調理，佐藥和使藥（引藥）相互扶持。若不認真閱讀醫藥經典，就不知道藥物之間有相互助長療效和相互牽制而降低或減弱療效的作用。或醫生根據自己的意志隨意加減，不按方劑規定配藥，就會使諸藥產生不良作用。吃了之後，不但不能治病，而且互相牽制。如草藥和石藥發生毒性反應，能使人中毒昏迷，毒殺人猷如刀劍。若藥物調配得當，雖治不好病，但可使五臟相互協調，起碼不會加重病情。」

這就是說，醫者臨病處方，要熟知藥性。要按照調處方劑原則，組織有法，適當配伍，即是沒有把病治好，但能使五臟得到協調。就不會使病情加重或惡化。否則，醫者若不識藥性，不瞭解藥性相反相畏、強弱好惡、或不依照主、輔、佐、使的制方法度，而是雜湊成方，那就不但不能治癒病患，反會使病患加重，甚至造成醫療事故。

可見孫思邈對藥物、方劑和方劑的調製不但極為重視，而且有著極為深透的研究。

人們對事物的認識都會受到諸多制約。因而就限制了人們對事物的認識。科學技術的發展，人們的文化水準不斷提高，制約條件的不斷被克服，人們的認識能力便得到提高，因而對事物的認識就會加深。孫思邈對於前人的經驗不是死搬硬套，而是消化理解，改革提高，發展推廣。

東漢南陽人張仲景《金匱要略》中的「當歸生薑羊肉湯」是他用以治療寒疝病引發下腹和兩肋牽引性疼痛的扶陽補血方劑。而孫思邈則依據藥性方劑的配伍原則，化解組成了四個方劑，這就大大地擴大了治療範圍。

羊肉湯（羊肉、茯苓、黃芪、乾薑、甘草、獨活、桂心、人參、麥冬、生地、大棗）治療產後風（感冒）兼腹痛。

羊肉當歸湯（羊肉、當歸、黃芩、川芎、甘草、防風、芍藥、生薑）治療產生中風（外感風邪），往來寒熱（惡寒與發熱交替出現），無力，不能進食。

羊肉杜仲湯（羊肉、杜仲、紫菀、五味子、細辛、款冬花、人參、川朴、川芎、附子、草決明、甘草、黃芪、當歸、桂心、白朮、生薑、大棗），治療產後腰痛咳嗽。

羊肉生地湯（羊肉、生地、桂心、當歸、川芎、人參、芍藥），治療產後3日腹痛。

像這樣靈活變通的方劑，在他的《千金要方》中是很多的。沒有對藥性、藥理，透徹瞭解和相互作用結果的深刻認識及方劑配伍原則的熟練掌握，是絕對做不到的。

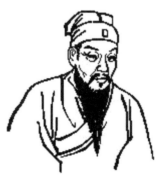

對孫思邈的獨活寄生湯，對體虛感受風寒濕邪而腰膝髀樞頑麻冷痛（慢性風濕關節炎）等症都有顯著的

療效，對此方中的「細辛」這味藥在開處方時，以為不重要而往往隨意減掉，結果就使療效大大降低了。研究發現這味藥氣味瘟辛，「走而不守，溫通陰陽，不僅為寒證而設。

且可搜風散濕、解痺止痛」。認識到了孫思邈的「獨活寄生湯」中的細辛這味藥絕不是可以減掉的。對待別的任何事物也是這樣，絕不可以自己的意願作標準來隨意肯定或否定事物。

二、對用藥的辨證原則

孫氏繼《中臟經》之後，把《內經》中有關臟腑病症的內容歸類整理，加以具體化。形成了一個以五臟六腑為綱、以寒熱虛實為目的臟腑辨證論治體系。在每臟或腑系統中，先敘述該臟（腑）的生理、病理特點，次敘其脈色診斷要點，再分述其寒熱虛實病症與方藥治療，包括五勞六極、症瘕積聚等，各根據其特點分列於相關章節之中。下舉肝臟為例，加以說明。

孫氏首先揭示出肝主藏血的功能特點，「凡人臥，血歸於肝，肝受血而能視」。既而敘其藏象、合腑、經絡、平脈、病脈、在情志、在聲、在色、在竅、在體等各種與肝相關的生理病理，進而在肝臟病症中分述肝中風、肝中寒、肝傷、肝水、肝著、肝積、肝癉、墮墜等，還有肝的脈病、筋病、經脈別病以及疫病中的青筋牽病。

在肝的分證論治中，將肝臟病症分為實熱和虛寒兩大類。

肝實熱。症見「左手關上脈陰實者，足厥陰經也，病苦心下堅滿，常兩脇痛，息憤憤如怒狀」。其主治方有竹瀝泄熱湯等 5 首。觀其瀉熱諸方的組方大義，以用性味苦寒沉降、功能清熱瀉火之晶為主，藥如梔子、黃芩，大青葉、石

膏、知母、玄參、芒硝、竹瀝等，並佐以具有疏肝升散作用的風藥，如防風、升麻、葛根、細辛等，還常常配伍芍藥、麥門冬、玉竹等養陰之品，使其組方配伍，降中有升，瀉中有補，正與肝臟喜條達，主升散，惡剛燥，喜柔潤的特性相符合。

肝虛寒。症見「左手關上脈陰虛者，足厥陰經也。病苦脅下堅，寒熱，腹滿，不欲飲食，腹脹，悒悒不樂，婦人月經不利，腰腹痛」。主治方有補肝湯等 6 方。其組方大義，主用溫散厥陰寒凝之品，藥如桂心、吳茱萸、乾薑、細辛、防風等，佐以山萸肉、枸杞子、柏子仁、蓯仁、松脂、地黃、丹參、川芎等補肝體、養肝血及活血之品，可謂標本兼治。

肝膽俱實。症見「左手關上脈陰陽俱實者，足厥陰與少陽經俱實也。病苦胃脹，嘔逆，食不消」。

肝膽俱虛。症見「左手關上脈陰陽俱虛者足厥陰與少陽經俱虛也。病如恍惚，屍厥，不知人，妄見，少氣不能言，時時自驚」。

上述肝膽俱實俱虛證未出治法方藥，並非遺漏，而是其治法互見於膽腑證治，可以互參。

以上是肝臟本病虛實寒熱辨、證論治的主要內容。可以看出，孫氏對肝膽病症虛實寒熱病性的分辨，是以脈象的陰陽虛實為依據而定論的。左手關部主候肝膽之病，關之陰（沉取）主候肝，關之陽（浮取）主候膽，陰之實主肝實，陰之虛主肝虛；陽之實主膽實，陽之虛主膽虛。此為臟腑病症脈診之基本規律。

除了對肝的虛實寒熱辨治進行了詳盡的討論外，還討論了肝勞、肝極和堅症積聚等，各分章節，條列方治，丸散膏

丹，應有盡有，各取所需。其中頗多高見，值得深入研究。例如，對肝勞的治法，主張「補心氣以益之，心旺則感於肝矣」。是補子益母法，與臨床常用的虛者補其母的思路迥異，值得研究借鑑。又如，肝極一證分為筋極、筋實極、筋虛極等多種病變、體現了肝主筋理論的臨床指導作用。

總之，孫氏所創立的五臟六腑寒熱虛實辨證論治體系，內容十分豐富，反映了盛唐以前中醫學在臟腑辨治方面所取得的巨大成就和達到了很高的水準。其中有些內容今日雖已不用，但仍然值得挖掘、研究和借鑑。

三、方藥運用經驗

孫氏《備急千金要方》和（千金翼方）二書中收載了大約 8000 餘首醫方，不僅保存了兩漢至隋唐時期數十位醫家的經驗方，而且還記錄了流傳在民間的、少數民族的、釋道方士的，以及西域傳來的眾多的有效驗方，為後世保全了極為寶貴的方藥資料。二書中所體現出來的處方用藥經驗特點很多，擇其要者，述之如下。

《備急千金要方》和《千金翼方》二書中收載了大量的古方，又記載了很多依據古方化裁而成的新方，擴大了治療

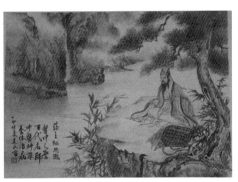

範圍。如張仲景《傷寒淪》方小建中湯，以桂枝湯原方倍芍藥加飴糖，治療虛勞陰陽兩虛證，及傷寒之氣血兩虛者。在《備急千金要方》中以小建中湯為基礎方加減化裁，變化出

三張新方，用治婦人產後諸證。一名內補當歸建中湯，係小建中湯加當歸倍生薑而成，主治婦人產後虛羸不足，腹中冷痛不止，呼吸少氣，或小腹拘急，痛引腰背，不能飲食等症；小建中湯去生薑加芎藭、乾地黃、乾薑，名內補芎藭湯，主治婦人產後虛羸，及崩漏過多虛竭，腹中絞痛等症；小建中湯加當歸、續斷、麥冬、吳茱萸、白芷，名大補中當歸湯，主治產後虛損不足，腹中拘急，或溺血，少腹苦痛，或從高墮下，犯內，及金瘡出血多內傷等症，男子亦可服之。此之三方皆由小建中湯化裁而出，而主治範圍均大大擴展了。這種以古方為基礎化裁加減創製新方的經驗對於臨床靈活運用方藥有很大的啟發意義。

在《備急千金要方》和《千金翼方》二書中，還有很多臨床療效很好的醫方，如犀角地黃湯、葦莖湯、獨活寄生湯、溫膽湯、小續命湯、溫脾湯、駐車丸、磁朱丸等，至今為臨床所常用。

四、孫思邈道醫養生治病處方之道

《備急千金要方》和《千金翼方》二書中的組方配伍不拘常法，很有特點。採用攻補兼施，寒熱並用的情況很常見。例如，羚羊角湯一方，用寒涼的羚羊角和溫熱的烏頭相配伍，用治氣阻不食之證；主治心腹積聚之烏頭湯方以人參、半夏、巴豆、大黃、烏頭組方，其中大黃寒下力猛，巴豆熱下力峻，大黃和巴豆配伍，大黃之寒可制約巴豆之熱毒，頗有深意；而方中烏頭和半夏是相反之藥，《本草》明言不可同用，而本方用之，正欲其相反之力以激發攻毒之力。這就是清代名醫張璐所說的孫氏制方中的「反用」和「激用」。其用藥奧秘確實值得進一步深入研究。

孫思邈在他的《千金要方》中對於肺癆、胸膜炎、痢疾、麻風等病都有深刻的論述和極好的治療方法。

孫思邈在 80 年的醫療實踐中，醫療事蹟是很多的。《千金要方》第 24 卷記載了一個婦女患半身不遂，已臥床三年不起，孫思邈給他配製一種藥酒，服了沒多久就好了。

道教是唐代的國教，但佛教中和尚尼姑都受尊重。《千金要方》卷 20 裏記載著唐武德年有一個有名的尼姑淨明患霍亂（急性腸胃炎）多日，日犯一二次，發作時痛苦不堪忍受。當時朝內名醫都不知是什麼病，故也不能醫治。孫思邈按霍亂治療，用「治霍亂使百年不發丸」方（虎掌、薇御、積實、附子、人參、檳榔、乾薑、川朴、皂莢、白朮）治好了。《千金要方》卷 19 中記載說，貞觀初年，有不少人常患贏瘦病（慢性消瘦病）久治不癒，孫思邈用「人三湯」（人參、麥冬、當歸、芍藥、甘草、生薑、白糖、前胡、茯苓、蜀椒、五味子、陳皮、桂心、大棗、積實），只服一劑就治好了。

癲癇病（中醫稱為風眩證）症狀是口吐白沫，煩悶無知，四體角弓，兩目上反，口噤不能言。孫思邈行醫到 30 多年的時候就已治好了上千的病人。他先給患者服「小續命湯」（竹瀝、生地汁、龍齒、生薑、防風、麻黃、防己、附子、石膏、桂心）。服此藥後若口能開，四肢還未好定，即心中病也未除者，再用「紫石英湯」（紫石英、滑石、白石脂、凝水石、石膏、赤石脂、大黃、龍骨、生薑、甘草、桂心、牡蠣）治之。《千金要方》卷十四說：「此方為治，方無不癒」。

在痢疾病上，孫思邈在《千金要方》第卷十五上說：「餘 30 歲以來，兩遭熱痢，一經冷痢，皆日夜百餘行，乃至

移床就圊（ㄑㄧㄥ音清即廁所），其因篤如此。但率意自治，惟力意克苦忌食，以病差為限，則無不癒也。」

在外科方面，孫思邈的醫術也極為高明，《千金要方》中都有詳細記述。如丹毒。「丹毒者，肉中忽有赤如丹塗之色。大者如手掌，甚者遍體腫癢，無定色。」

關於帶狀疱疹症狀的描述是「身中忽有處疼痛，如芒刺，亦如刺蟲所螫，後起細疙瘩所聚，如茱萸之狀，四邊赤，中央有白膿，如黍粟，亦令人皮肉急舉，身惡寒，壯熱，劇者速起，繞腰肋胸也」（《千金要方》卷二十二）。

淋巴結核，《千金要方》卷二十三上說：「凡項邊腋下先作瘰癧欲作漏也，累累然作癧子有核，在兩頸及腋下，不痛不熱。

陰瘡，孫思邈分為陰乾癬、陰濕癢、陰蝕瘡、陰惡瘡、妒精瘡和陰疳瘡多種。其中妒精瘡有似梅毒的硬下疳：「妒精瘡者，男子在龜頭的頸部下面，婦人在陰戶內，都像疳瘡，但作白狀的凹形。若用治男之法，齊陰莖前而灸之，則大痛，疳即不痛也。」

在《千金要方》卷中二十五，還記述了外科治療的新方法。如治療皮膚病、淋巴結核等有「療三十六瘻方」，「趙婆療累方」。還記述了下含脫臼復位的手法及用騎竹馬灸法治療癰疽。在治腕骨拆換時，介紹了一種用大麻根葉止痛的新方法。大麻根葉有麻醉、止痛利尿的作用。

孫思邈還指出，骨關節結核，最喜歡侵蝕大關節。成人以膝關節為多，小孩子以脊柱為多。

《千金要方》卷二十二介紹了孫思邈用中草藥治療癰疽（化膿性感染）的獨特辦法。用青蒿（一擔燒成灰，於竹筒中淋取汁，用一二合和石灰如面漿，以針刺瘡中至痛，即點

點，點三遍，其根自拔）治療外科瘡癤病人 30 多個，全部治癒。還記載了貞觀四年他口角上長癤子（面部疔瘡）用膏藥貼了 10 多天都不行，用蒼耳根莖苗子（但取一棵燒成灰，醋泔澱和泥塗上，乾即易之，不過十次，根即拔出）很快就治好了。後來他又用此藥為人治病，沒有一個不好的。

《千金要方》卷二十五說他在貞觀五年七月十五日夜裏，他的左手中指背部發炎，到天亮時就已疼痛難忍，十天後疼痛加劇，癤子腫得又高又大，色同小豆。有老人說用蒲公英草，摘取根莖白汁塗上（連塗到病癒止）能治此病。他親身試用，果然很好，不到十天，手指顏色完全正常。

《千金要方》卷二十二說貞觀七年三月八日，孫思邈在內江飲酒過多，晚上睡後四肢酸痛，天亮後頭痛頭暈，頭左角上長了一個彈丸大的癤子，痛得手不敢摸。至中午，頭右角也開始腫痛，到晚上，整個頭痛得要死一般，腫的連眼睛也睜不開了。內江縣令請了許多人給他醫治都不行，孫思邈自己用油菜（也叫芸苔菜）搗爛外貼，很快就好了。

孫思邈《千金方》對心痛病因病機，施治方藥，針灸論述較詳，概括為：寒凝，痰阻，熱結，氣滯，氣虛，血瘀諸方面，治以溫通行瘀，針藥並舉，攻補兼施。

孫思邈，對心痛的認識頗具深詣。尤對施治，方藥，針灸論述較為詳盡。承賢論證，引述《靈樞厥病篇》云：「真心痛，手足青至節，心痛甚，且發夕死，夕發旦死」，「厥心痛如針錐刺其心」。《千金要方卷十三心臟篇》和《千金翼方·卷二十七》亦云：「心痛暴絞急，絕欲死」，「心痛引背不得息」等記載。

對心絞痛與心肌梗塞發作時狀態作為精闢形象的描述，概述如下。

1. 病機扼要，理意簡切

償析孫氏對心痛病機的認識，旁徵博引，論述精闢，簡明而不脫主因，趣於推析，其理至深，其意簡潔。

①寒凝：寒邪侵犯，心脈痹阻是引起心痛的主要原因之一。

孫氏在《千金方》裏論述心痛成因時引述《內經》曰：「寒氣卒客於五臟六腑，則發卒心痛」多指寒凝胸中，胸陽不振，心脈痹阻，或寒邪直犯於心。後世更具體地認為：素體心氣不足或心陽不振，復因寒邪所犯「兩虛相得」故易卒然發生心痛。這是很符合臨床實際的。如我國冠心病，心絞痛，心肌梗塞病人主要見於北方寒冷地區，嚴寒季節（冬，春）發病率與死亡率均顯著增高。受寒尤其氣溫驟降，陰雨天氣是其發病的主要誘因。

②氣滯：氣滯係由於情志失調導致的氣機鬱阻，滯而為病，此孫氏之精論。

他在《千金要方・卷十三胸痹門》與《千金翼方・卷二十七心病門》所述：「心痛如錐刀刺」，「心痛堅煩氣結」。為了更明確他又引述《金匱要略・心痛短氣病》篇云：「胸痹，心中痞氣，氣結在胸，胸滿，脇下逆搶心」。後世陳無擇《三因極一病症方論九痛敘論》強調「皆臟氣不平，喜怒憂鬱所致」。現代醫學研究認為：過度精神刺激，情緒波動，使血管神經及

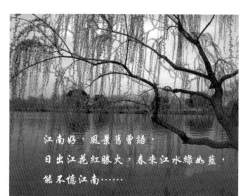

江南好，風景舊曾諳，
日出江花紅勝火，春來江水綠如藍，
能不憶江南……

內分泌系統調節功能失去平衡，是導致冠心病心絞痛高發的重要原因。

③痰阻：孫氏對痰濁內阻，歸屬胸痹論述。

他認為痰濁內阻，是引起胸痹的基本原因，為了闡明胸痹心痛的成因，引以《金匱要略 胸痹》篇云：「胸痹之病，喘息咳嗽，胸背痛短氣」，「胸痹，不得臥，心痛徹背」。一為素體肥胖多痰濕，為脾虛濕聚生痰，猝然而作心胸劇痛。在人們開始認識冠心病後，根據發病情況觀察，歐美多是冠心病的高發地域。認為同那裏的動物脂肪攝入量較多，體型肥胖有關。近年來我國冠心病發病率明顯升高，而大多與高脂肪飲食，腦力勞動，運動量小的中老年肥胖型體質為發病對象。而中醫所謂「肥胖多痰濕」，充分說明了痰濕內阻的潛在危害性。

④血瘀：《千金要方・卷十三・心臟脈論門》云：「凡心病之狀，胸內痛，脇之滿，兩脇下痛，背，肩胛間痛，兩臂內痛……舌下血者，其變病」。言舌下脈絡瘀血或粗脹的特徵。由於寒凝，痰阻，熱結，氣滯，氣虛等因素，皆可致血脈鬱滯而為鬱血。

血瘀停著不散，心脈不通而致心胸劇痛。現代醫學研究

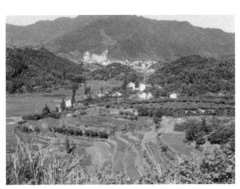

表明，冠心病的發生是由於體內脂質代謝紊亂和血管壁正常機能結構的破壞形成動脈粥樣硬化。血管壁增厚，管腔狹窄。硬化的動脈，更易激惹而發生血管痙攣，使血流減慢繼發栓

塞。心肌缺氧甚則發生心絞痛。同時冠心病，心絞痛患者大多伴有血液黏稠度增高。

血瘀證中大都有不同程度的紅細胞變形能力下降，使血流動力學改變。在誘發因素影響下，易繼發心絞痛的發作。

⑤熱結：孫氏所述「心勞熱」意指感受溫熱之邪或情志之火內發，或因體肥恣食肥甘，濕濁生痰而蘊熱。一則化火犯心，一則灼津滯腸，腑氣不通，熱結便硬。即「心勞熱……大便苦難，閉塞不通，心滿痛」《千金要方・卷十三》。每因排便時過力而誘發卒心痛。

總之，孫氏對心痛病因病機的論述雖不系統明瞭，如飲食勞傷，瘀血，氣虛等，但從其證治綱要的記載稍加分析，即能較為全面地概括外因（寒熱）；內因（七情所傷，臟腑氣弱，陰陽氣血失調，年老體衰，勞倦過度）；以及痰飲，瘀血諸方面因素。可謂執簡馭繁，綱舉目張。故必須據證求因，方能系統理解和掌握。

2. 論治主證，方藥精當

①寒凝：心痛徹背，背痛徹心，痛劇而無休止，肢冷喘息不得臥。治以辛溫通陽，開痹散寒，方用：烏頭丸：烏頭，附子，蜀椒，赤石脂，乾薑，煉蜜丸，每週分 3 次服用。

②氣滯：心中痞氣結在胸，胸滿脅下逆搶心，胸中不大痛，或憋悶，時痛而短氣。治以行氣開胸，通陽化滯，方用枳實薤白桂枝湯：枳實，厚朴，薤白，栝蔞實，桂枝。

③痰阻：喘息咳嗽，胸背痛短氣，或胸悶如窒而痛，體肥肢

重。治以通陽泄濁，豁痰開結，栝蔞湯；栝樓實，薤白，半夏，生薑，枳實。

④熱結：大便苦難，閉塞不通，心滿痛或排便過力，突感心胸悶痛。治以通瘀開結，滌熱寧心。方用大黃泄熱湯：大黃，澤瀉，黃芩，栀子，芒硝，桂圓，石膏，甘草，通草，大棗。

⑤血瘀：心痛如錐刀刺，痛引肩背，兩臂內痛，胸中窒塞。治以活血行瘀，寬胸開鬱，多用當歸，川芎，芍藥，瓜蔞，牡丹皮等氣血有情之品。

3. 針灸驗方

①針灸：孫氏論述心痛胸痹針灸治療甚詳。如：「邪在心，則心痛……視有餘不足而謂其俞」，「心痛引背不得息刺足少陰，不已取手少陰」，「心痛針錐刺，然谷及太谿主之」。「心痛短氣；不足以息，刺手太陰」，「胸痹心痛天井主之」《千金要方・卷十三》。又如「心痛如錐刀刺氣結，灸隔俞七壯」，「心痛暴絞，急絕欲死，灸神府百壯」，「胸痹心痛灸膻中百壯」。《千金要方卷十三》，《千金翼方・卷二十七心病門》等。在針灸治療方面總結了許多有效的經驗。為後世運用針灸治療心痛奠定了基礎。

近人章氏報導針刺對於心絞痛的發作有緩解作用。他根據辨證分型選穴，膻中，內關，郄門，太谿為主穴據證配穴刺治有一定效果。

②驗方：

（1）新生槐枝，一握，去兩頭，水煎頓服，治九種心痛。

（2）桃白皮煮汁，空服，治暴心痛。

（3）苦參壹兩，好酢，水煎。體質強壯者頓服，體弱者

日兩服治卒心痛。

（4）桂心酒，治卒心痛。

4. 議論孫學，承賢啓微

孫氏承前賢之學，擷眾家之長。結合自己的豐富臨床經驗，對心痛證治方藥提綱挈領的作了歸納。為後世臨床提供了依據。從其證治規律剖析，具如下特點：

（1）譴方緊切病機，如「寒凝脈痹」重以溫通，集薑，附，椒等溫熱辛散之品為一體，力猛效勁。

（2）伍藥注重反佐。如對「心實熱」所致的熱結型，以反佐法伍藥，主用甘寒清泄，佐以溫通。使溫寓於清泄，心火清而心陽得以宣通，終達腑氣通而氣機暢順。

（3）針灸並施，簡單易行。孫氏對「卒心痛」「暴心痛」發作時多施以針灸，選穴考究，多為臨床實用。但是，孫氏對心痛血瘀證治論述較為簡略，對預防及外治法未見記載，這是不足之處。誠然，後世勤於探索。在此基礎上有了系統的認識和發展。尤其近代從病機，治法上更趨完善和具體。

經活血化瘀為主體的臨床論治和實驗研究已為眾人所公認。活血化瘀，溫陽活血，益氣活血，育陰活血，補血活血等法廣泛用於臨床。使中醫對心痛證治從微觀層次上有飛躍性發展。呂氏〔7〕透過冠心病，心絞痛血瘀證患者血流變化的觀察認為：活血可改善高凝狀態，改善冠心病，心絞痛血瘀患者的紅細胞變形能力，有利於改善微循環及心肌缺血，有利於心絞痛的治療。

近代的發展和現代研究，即補充了前賢不足。更重要的是拓寬和豐富了心絞痛證治的途徑，使中醫藥預防，治療領域的前景更為廣闊。

第五節　氣血循環養生術及其效果

一、繼承老子學說：

《老子道德經》曰：「道可道，非常道。」「道法自然」血液循環之道到底怎樣呢？在生命活動中，血液循環起著非常重要的作用，它是人類一切生命活動的動力和本源。

人離開了氣血循環，生命也就終止了。人體的這種血液循環過程，有其內在的「道法自然」規律，人的氣血循環正常，對促進人的正常的生理活動、對促進病理肌體的康復、對養生、祛病延年都至關重要。因此，探索氣血循環之內在規律，將會促進人類健康和養生活動走上新的臺階，走出一條健康的道路。

二、繼承藥王孫思邈醫學理論

《千金要方》曰：「人身之氣流注周身而成營氣、衛氣，彰顯於志則顯現於氣色精神。」又曰：「人身的陰陽失去常度時，人體氣血上沖則發熱，氣血不通則生寒，氣血蓄結生成瘤乃贅物，氣血下陷成癃疝，氣血狂越奔騰就是氣喘乏力，氣血枯竭就會精神衰竭。各種症狀都顯現在外，氣血的變化也表現在形貌上……

這些都是孫思邈關於氣血學說的一些論述。氣血循環養生術與血液按摩術正是根據藥王孫思邈氣血學說的一個具體的發明創造。

《千金要方》曰：「凡人臥，血歸於肝，肝受血而能

視，足受血而能步，掌受血而能握，指受血而能攝……」

　　氣血循環到身體的每一個臟器，到五臟六腑，到筋骨皮毛，有了良好的血液循環，就能促進人的身體健康改善人體的功能，從這也能看出藥王孫思邈為氣血的循環功效和規律作了明確的剖析。

三、氣血循環養生術的理論

　　氣血循環養生術（血液按摩術）既是中國傳統醫學的挖掘，又是在黃帝、孫思邈等前人醫學成果的基礎上，結合人體解剖學說，結合脊柱相關疾病的理論，結合氣血經絡學說、子午流注、運動醫學以及養生學、遞質學說等一系列生命科學的理論的總結和發展。這套養生術大大地促進身體的血液循環，讓血液循環到五臟六腑、四肢、九竅，循環到身體的每一個部位，是一套很好的氣血循環運動術，它由血液特定的流動（觸動）使人健康，達到養生祛病、延年的目的。

　　因而，從效果上說，氣血循環養生術也稱之為血液按摩術。總之，氣血循環養生術（血液按摩術）極大的促進了人類身體各個臟器（包括心、腦、脾、胃、肺、腎等）的血液循環，同時讓身體脊柱由不同角度的運動，改善脊柱兩旁的反射穴位的功能；在血液循環到各個臟器時，充盈的血液成分，血流的動力又對身體功能的改善起到顯著的作用，從而達到康復養生，益壽延年的目的。

四、氣血循環養生術的功效

　　對亞健康偏頭痛、失眠、頸椎病、老年癡呆；
　　動脈硬化、高血壓、冠心病、糖尿病、高血脂；
　　脂肪肝、胃炎、十二指腸潰病、胃腸不適、過敏性結腸

炎；

便秘、痔瘡腰肌勞損、腰腿痛、風濕性關節炎、小關節紊亂；

椎體錯位、犁狀肌綜合徵、坐骨神經炎、膀胱炎、前列腺炎；

陽痿、水腫、經期不調、子宮肌瘤、婦科炎症、乳腺增生、痛經等一系列疾病均有顯著的效果。

本氣血循環養生術對女性美容和改善內分泌功能紊亂，起到立竿見影的效果。對減肥健美有極其顯著的效果。

五、注意事項

1. 循序漸進，量力而行，不可操之過急；

2. 嚴重高血壓、心臟病、青光眼、腦動脈硬化、癲癇等病人不宜練習；

3. 各運動動作功效有所側重，具體練習以面授為宜；

4. 針對各種疾患的不同練習方法有所側重，最好有醫務人員的指導；

5. 掌握要點，功效顯著；

6. 練習前最好喝杯水；

六、氣血循環養生術動作及要點

姿勢分為站式和臥式、坐式三種：

（1）站式：

身體旋轉：手上舉、頭、頸、胸背、腰以脊柱為軸旋轉分：逆時針旋轉、順時針旋轉；又分上身旋轉，上下身同時旋轉兩種。

【要點】

◆腳的姿勢，並腿和兩腳開立兩種姿勢

◆以脊柱為軸心

◆動作須緩慢

◆呼吸要順其自然

◆運動量以舒服為度

【收功】搓手摩臉。

【示意圖】（演示者為本書編著者之一巫懷徵醫師。）

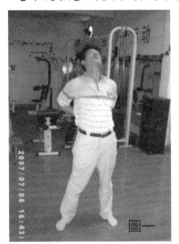
圖一

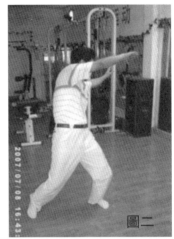
圖二

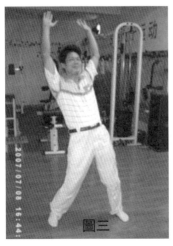
圖三

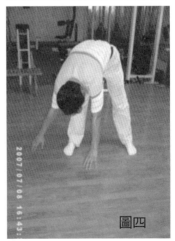
圖四

（2）臥式：

臥仰、全身舒展，然後開始以下動作；

1. 抱頭起腰：手抱住頸後部，雙腳併攏，上身緩緩坐起。

2. 彎腰伸手：低頭、彎腰，頭儘量往大腿貼，雙身向前伸展。

3. 屈腿扭腰，雙腿併攏，緩緩抬起，至約 45 度，位置屈腿，雙腿向左壓，同時頭往右貼，雙腿再向右壓，頭往左貼。

4. 抱腿滾腰，雙腿屈膝，雙手抱住雙膝，以腰為軸滾動。

5. 直身轉動：平躺，以左手帶動腰、腿將身體轉動到俯位；肘支撐發力，又將身體轉動到仰臥位，往復數次。

6. 撐手昂頭：俯臥位，以掌著地，上身撐起，腰不起，頭往後仰，再分別往兩邊拉伸。

7. 屈腿後坐：跪位、屈腿、臀部往後坐在腳跟上，頭趴下，雙手向前伸。

8. 弓身後拉：俯臥，雙手支撐，雙腿著地，身體形成弓狀，透過雙手的發力，讓身體前後搖動。

9. 鯉魚擺尾：俯臥，雙腳後蹺，往左右緩緩擺動。

10. 擺膝轉腰：仰臥，屈膝，左膝往右壓，腰部隨著轉動，右膝往左壓，腰部隨著轉動。

【要點】

◆動作緩慢；

◆自然呼吸；

◆每個動作中間稍作調息數秒。

【收功】坐位，雙手搓熱，反覆搓雙耳，按摩臉部。

【示意圖】

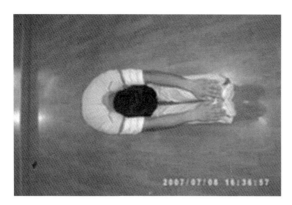

圖一

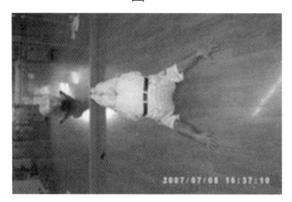

圖二

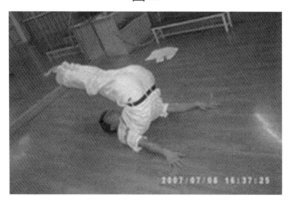

圖三

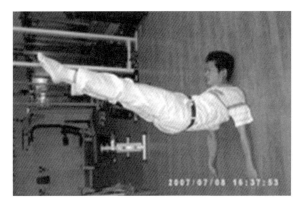

圖四

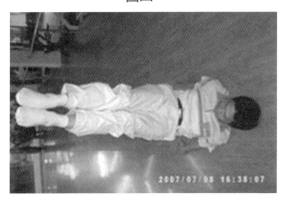

圖五

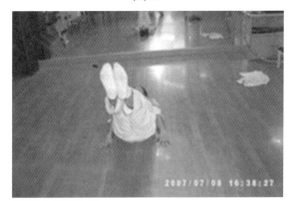

圖六

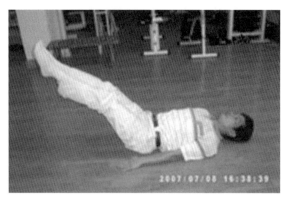

圖七

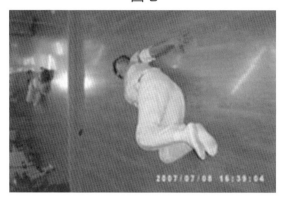

圖八

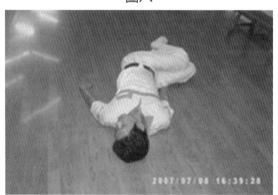

圖九

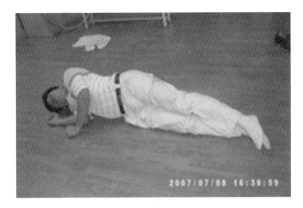

圖十

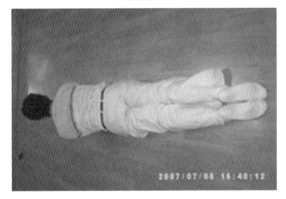

圖十一

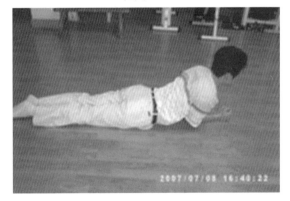

圖十二

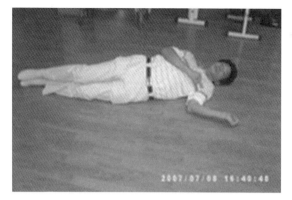

圖十三

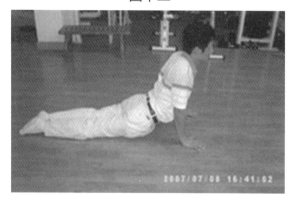

圖十四

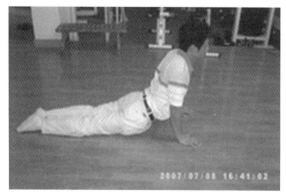

圖十五

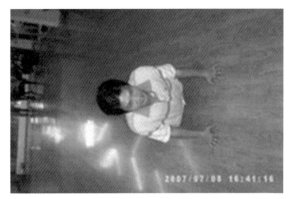

圖十六

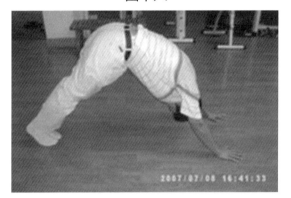

圖十七

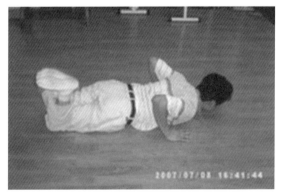

圖十八

（3）坐位：

1. 夾背拉伸：雙手用力夾背，頭往前，後，左，右拉伸；

2. 撐手拉伸：雙手撐在凳上，身體往左，右兩邊拉伸；

3. 抬手扭腰：雙手抬起，反掌，張開，緩緩左，右扭動腰部。

【要點】動作緩慢，呼吸自然。

【收功】雙手搓熱，摩臉。

七、氣血循環養生術的實際運用效果案例舉例

（下面案例，都是練習氣血循環養生術的受益者，但同時是在使中草藥的前提下取得的效果）：

【案例1】

某女，35歲，高156，重124斤，肥胖，腰圍特粗，要求減肥。

效果：第1天減2斤，第3天減5斤，第10天減12斤。患者自訴從肥婆變成了小蠻腰的倩姐。

【案例2】

某女，20歲，高158，重128斤，肥胖要求減肥。

效果：第5天減了8斤，患者自訴：高興死了。

【案例3】

某男，32歲，93年至今偏頭痛，看書時加重，平時也影響生活。曾在醫院治療，效果不明顯。要求治好偏頭痛。

效果：1週後，輕鬆多了。患者自訴：練習後覺得原來偏頭痛的部位熱熱的，很舒服。至今沒有特別累時，沒有不舒服感覺。

藥王孫思邈道醫養生

【案例4】

某女，30歲，乳腺增生。經常脹痛，要求：看能不能治好乳腺增生。

效果：1月後，增生症狀基本消失，患者自訴：感覺很好。

【案例5】

某女50歲，腰痛，醫院檢查，輕度腰椎間盤突出。

效果：當天輕鬆多了。患者自訴：沒想到效果這麼好。表示會堅持練習，至徹底恢復。

【案例6】

某男，36歲，腰肌勞損。

效果：當時腰就完全沒痛了。患者自訴：真神。

氣血循環養生術，由本書編著者之一巫懷徵確立。它的理論基礎：《黃帝內經》《老子道德經》《孫思邈千金要方》。它是人體生理學、解剖學、脊柱相關疾病學、中醫氣血學說、經絡學說、腦神經遞質學說、運動醫學等理論的一個綜合運用。它在人體氣血調理方面起到非常顯著的功效。對失眠、偏頭痛、頸椎病、動脈硬化。脾胃功能差、腰腿疼、減肥、內分泌功能紊亂等各種疾病都有明顯的調理功效。

由於氣血循環、血液按摩的獨特功效，內中包含了很多技術動作和奧秘的地方，本養生術具體方法僅適宜面傳，在此篇幅不做文字解釋。

第六節　孫思邈道醫與自然療法選錄

　　從《千金要方》卷二十七中可以看到，孫思邈對傳統的修練方法也是靈通的。他不但論述了我國古有的導引養生的理論和方法，又介紹了天竺國（古印度）婆羅門按摩法 18 勢和老子的按摩法 49 勢。還介紹了練功的時間和方法。他說做導引養生要「每旦夕，面向南，展兩手於腳膝上，徐徐按捺肢節，口吐濁氣，鼻引清氣……徐徐定心，作禪視之法，閉目存思……斯須即覺元氣達於氣海，須臾則達於湧泉，則覺身體振動，兩腳踡曲，亦令床坐有聲拉拉然，則名一通。一通二通乃至三通五通，則身體悅澤，面色光輝，鬢毛潤澤，耳目精明，令人美食，氣力強健，百病皆去。」

　　在練功的時間上，則與晉代江蘇句容人中國著名高道葛洪相同，認為「凡調氣之法，夜半日中前，氣生得調；日中後夜半前，氣死不得調」。從古代的太極陰陽圖和中醫理論及子午流注來看，都認為子時（夜半）一陽生。這時，也是人體內陽氣開始生長的時候，是調氣的好時刻。午時陽消陰生，陽氣開始消亡，所以從中午以後到半夜之前，不是調氣的好時候，不宜調氣。

　　《內經·素問·生氣通天論》也說：「平日陽氣生，日中陽氣隆，日西而陽氣已虛，氣門乃閉」，因此是不可調的。故應在上午氣生之時修練，而不應當在下午「氣死之時」練功。凡功底深厚的養生人士也都是這樣認為。宋代《蘇沈良方》關於保健按摩的時間也是這樣說的。子午流注

關於十二經絡與十二時辰的關係講的就更加詳盡了。

根據現代生物學的研究，人體代謝在十二時辰（24小時）內作各不相同的週期性運動。生長激素的分泌是在夜裏12點到3點最高。人體對藥物敏感程度也隨時間而變化，凌晨4點最高。對各種藥物的敏感程度也不一樣。對「洋地黃」的敏感程度要比平時高出40倍。

上海中醫研究所用光子儀對經絡氣血在24小時的運行情況進行了觀察，看到氣血在肺經的運行，寅時，左右手肺經的光子發射量是對稱的，而其他時間則不對稱。別的經絡也是這樣的，並呈週期性運動。

這就可以看出氣血在經絡中的運行在各個時間裏是不同的。這應當是與天體陰陽五行，天干地支有關係的。由此可知孫思邈關於練功時間的論述是科學的。

孫思邈還在《千金要方》第二十七卷二十七裏，介紹了一種練功祛病延年的「六字訣」吐納呼吸法：「若患心冷病，氣即呼出。若患熱病，氣即吹出。若患肺病，氣即噓出。若是肝病即呵出。若脾病唏出。若腎病即呬出。」這種方法也叫「踵息法」。是利用口形發音的不同，即不同的口形發音，氣的發生部位和對人體的作用都是不同的，可以影響各器官和臟腑的代謝和功能。中國傳統養生方面的論著是很多的，這是中國的瑰寶。

古代修練的人是很普遍的，也是很普通的事。至於宮廷內的官宦士大夫則是更為普遍了。只是到了太平天國起義被帝國主義的槍炮打了下去以後，才開始衰落下來。後來人們多是注重新文化運動，對這些方面的注意就差了。現在實行改革開放，古為今用，中國傳統養生又得到了發展機會。

氣是人身三寶之一。氣和精同為神的物質基礎。神是人

的生命活動的表現，氣是生命活動的動力。欲得健康長壽，不可不謹養其氣。孫思邈的養生十要，首列嗇神，次舉愛氣，說明神之與氣對於人身的重要性。孫氏援引抱朴子的一個比喻，把人的整體看作一個國家，神就像這個國家的君主，氣就是這個國家的人民。「夫愛民所以全其國，惜氣所以全其身，民散則國亡，氣竭則身死。」治國一定要愛民，養生一定要愛氣。

氣既是人身生命活動的動力，那麼，氣也就必然會隨著生命的進程而不斷消耗。因此，人的衰老也就是氣的衰弱引起的。《黃帝內經》曾指出：「年四十而陰氣自半，起居衰也。年五十體重，身目不聰明也。年六十陰痿，氣力大衰，九竅不利，下虛上實，涕淚俱虛矣。」說明人到中年，其氣已衰，隨著年齡的增長，氣衰的程度越來越重，人的衰老現象就越來越顯著了。

養生的目的就是防止衰老，延緩衰老，要達到這個目的，就必須愛氣、養氣。孫氏強調人們養生必須懂得這個道理，「知之則強，不知則老。」指出善於養生的人能夠使氣

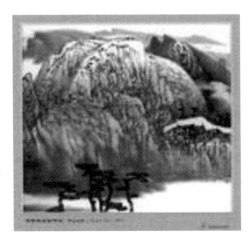

有餘，氣有餘就能「耳聰目明，身體輕強，老者復壯，壯者益強。」由掌握和實踐正確的養生方法，要達到上述效果是完全可能的。孫思邈本人就是一個極好的例子。他在百餘歲高齡時依然「容顏甚少」、耳聰目明，動作不衰，

思維敏捷，為人治病療疾，揮筆著書立說，就是因為他長年修身養性，善於保養真元之氣，有效地延緩了衰老的緣故。

那麼，孫思邈所實行的愛氣養氣之法是怎樣的呢？

首先，必須懂得人身精氣神是不可分割的。精能化氣，氣能生精，精氣又是神的物質基礎，神思的過用必定耗氣傷精。所以愛氣和嗇神以及後面所說的養形都是緊密相連繫著的。關鍵在於要把愛氣的觀念化作行動貫徹到日常生活中的各個方面，即「兼於百行，百行周備，雖絕藥餌，足以遐年。」舉例而言，「唾不至遠，行不疾步，耳不極聽，目不極視，坐不久處，立不至疲，臥不至直」。就是說日常生活的一切方面都必須掌握得恰到好處，事無巨細，皆勿令太過，言行坐立，皆從四正。能知「遵節」之義，便為愛氣之術。

其次，行愛氣養氣之術者須通曉「依時攝養」法。依時攝養是孫思邈根據《黃帝內經》的養生學思想，結合自己長期的實踐經驗提出來的，也是愛氣養生的重要內容。根據中國醫學理論，人稟天地之氣以生，「天地合氣，命之曰人。」所以人體之氣是和天地自然之氣息息相通的。天有春夏秋冬四季的變化，人體之氣亦隨之而有春生夏長秋收冬藏的變化。所以在不同的季節裏，應有不同的生活方式以養其氣，這就叫做「依時攝養」。孫思邈一生隱居山林，依四時變化而實踐古老的養生術，終得盡其天年，其主要方法是：

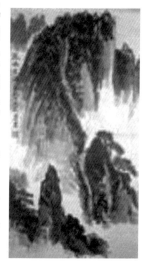

春三月是推陳出新之季，天地萬物充滿了生機，人身之氣在春季也是主升發向上的。因此春季的養生應著意於養

「生之氣」，調節生活規律，入夜方睡，清晨即起，在晨曦中散步漫遊，注意放鬆身體的各部分，使自我感覺心曠神怡。接人待物應和睦處，以誠相見，這就是春三月的養生之道。

夏三月，天地氣交，萬物蕃秀華實，一派興旺景象，人體之氣應夏而旺盛。因此夏季的養生應養「長之氣」。入夜即睡，清早即起。要做到心平氣和，不要無故生氣，對於外界的一切，都要用一種愛心去對待，這樣就能使應夏長之氣得到保養。

秋三月，是收穫的季節，天高氣爽，萬物趨向收斂，人體之氣應秋而收。人在秋三月應注意養「收之氣」，早睡早起，最好和雞的活動相一致。注意使心志安寧，收斂神氣，保護肺氣不受邪侵。這就是應秋氣的養收之道。

冬三月，是閉藏之季，天寒地凍，萬物伏藏。人體之氣應冬而深藏於內。因此，冬季應養「藏之氣」。不要過度活動，以免擾動陽氣，作息宜早睡早起，注意保暖，勿令汗出，防止感冒寒氣。心志宜平靜，勿令妄動心機，保持一種知足常樂的心理狀態。這是應冬的養藏之道。

總之，依時攝養是愛氣養生的重要方法。其宗旨就是使人的身體適應四季的氣候變化。例如，冬至日一陽初生，到了冬至這一天，就應當在室內的北牆壁下厚鋪墊草而臥，以養初生之陽氣。每年農曆八月一日以後，陰氣日盛，就需適當地用微火暖足，注意下體保暖，勿使腿足感到寒冷，這樣保持陽氣常在於下，不使發洩於上，有助於養陽氣。初春之時，尚未完全解凍，氣溫尚低，穿著宜下厚上薄，以助養陽收陰，有助於健康。冬季嚴寒，陽氣內藏，不可作勞汗出，以免發洩陽氣，有損健康。

愛氣之道以保護陽氣為要，「陽氣者，若天與日，失其

所則折壽而不彰。」就是這個道理。所以，孫氏指出：「衣食寢處皆適，能順時氣者，始盡養生之道。故善攝生者，無犯日月之忌，無失歲時之和。」若遇非時之氣，如冬令忽轉大暖，夏月忽生大涼，此皆非時之氣，人觸之多病。須避之有時，並行調氣之法，使自身寒熱平和，即能免生災患。所以愛氣之道又須行迎氣、食氣、服氣等吐納調氣之術，以保氣和充沛，有強身延年之效

第七節　孫思邈道醫與民間療法選錄

　　孫思邈從小多病，為籌湯藥費用幾乎蕩盡家財，但他又非常聰明，堅持攻讀經史百家和醫學等科學知識。孫思邈一生淡於名利，他的志向是做一名濟世活人的醫學家。在學醫過程中，孫思邈除手不釋卷地學習醫學著作外，還特別注意向民間尋求經驗，廣泛搜集單、驗方。在醫療活動中他非常注重醫生的道德修養，他強調醫生要把病人的痛苦當成自己

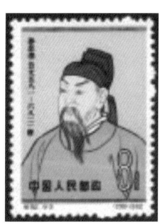

的痛苦，病人來請出診，不管晝夜寒暑，也不要怕路途險阻，不顧饑渴疲勞，要一心赴救。

　　他認為醫學是精微之至的事業，必須刻苦鑽研，精勤不倦，才能成為真正的醫生。孫思邈主要著作為《備急千金要方》30 卷和《千金翼方》30 卷。其他還有《千金髓方》、《福祿論》、《攝生真錄》、《枕中素書》、《會三

教論》、《太常分藥格》等多種，均佚失。孫思邈對醫學的巨大貢獻，使他受到了歷代人民群眾的愛戴，被人們奉為「藥王」，中國不少地方都有孫思邈的祠廟，以感受他的高貴品德和不朽業績。

孫氏認為「人命至重，有貴千金，一方濟之，德逾於此」，故將他自己的兩部著作均冠以「千金」二字，名《千金要方》和《千金翼方》。這兩部書的成就在於：首先對張仲景的《傷寒雜病論》有很深的研究，為後世研究《傷寒雜病論》提供了可循的門徑，尤其對廣義傷寒增加了更具體的內容。他創立了從方、證、治三方面研究《傷寒雜病論》的方法，開後世以方類證的先河。

《千金要方》是我國最早的醫學百科全書，從基礎理論到臨床各科，理、法、方、藥齊備。一類是典籍資料，一類是民間單方驗方。廣泛吸收各方面之長，雅俗共賞，緩急相宜，時至今日。很多內容仍起著指導作用，有極高的學術價值，確實是價值千金的中醫瑰寶。《千金要方》是對方劑學發展的巨大貢獻。書中收集了從張仲景時代直至孫思邈的臨床經驗，歷數百年的方劑成就，在閱讀仲景書方後，再讀《千金方》，真能大開眼界，拓寬思路，特別是源流各異的方劑用藥，顯示出孫思邈的博極醫源和精湛醫技。後人稱《千金方》為方書之祖。

《千金要方》在食療、養生、養老方面做出了巨大貢獻。孫氏能壽逾百歲高齡，就是他在積極宣導這些方面的理論與其自身實踐相結合的效果。孫思邈的輝煌成就，生前就受到了人們的崇敬。人稱「藥王」，「真人」，「藥聖」，隋、唐兩代都很器重他，知名人士亦多對他以禮事之。他去世後，人們在其故居的鑒山畔，虔誠奉祀。喬世甯序中云：

「鑒山香火，於關中為盛，雖華岳吳鎮弗逮焉。」孫思邈在日本也享有盛譽，尤其是日本名醫丹波康賴和小島尚質等對他十分崇拜。鑒山因孫思邈改名為藥王山在今陝西縣境內。

【夜盲症】

孫思邈對醫術精益求精，而且在醫療實踐中不斷創新，發現了一些新的疾病，創造出一些新的治療方法。世界上第一個眼科疾病夜盲症的發現者是孫思邈，找到治療方法的還是孫思邈。這在世界醫學史上是一個重要發現和突破。那時，山區的老百姓中，有的人白天視力正常，一到了晚上，什麼也看不見了，感到奇怪，便找到孫思邈診治。

孫思邈經調查發現，患這種病的都是窮苦人家，他看到窮苦百姓勞苦終日，得不到溫飽，更缺乏營養食品。他想到醫書中有「肝開竅於目」的說法，又想到五臺山區的飛禽和野羊、野豬很多，便讓夜盲症病人吃捕獲動物的肝臟。病人吃上一段時間，夜盲症便慢慢地好轉了。

【腳氣】

同時，在當地有幾家富人找他看病，他看到病人身上發腫，肌肉疼痛，渾身沒勁，孫思邈診斷為腳氣病。他想：「為啥窮人得的是夜盲症，富人得的是腳氣病呢？這很可能

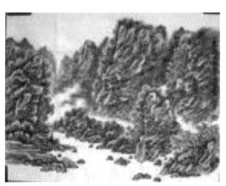

也和飲食有關係。」他比較了窮人和富人的飲食，富人多吃精米白麵，魚蝦蛋肉，而窮人多吃五穀雜糧，他仔細一分析，粗糧內夾雜著不少米糠麩子，精米白麵把這類東西全去掉了。

他估計：腳氣病很可能是缺少米糠和麩子這些物質引起的。於是他試著用米糠和麥麩來治療腳氣病，果然很是靈驗，不到半年，周圍幾家富人的腳氣病都陸續治好了。後來，他還發現用杏仁、吳茱萸等幾味中藥也能治好腳氣病。

【導尿術】

孫思邈又是世界上導尿術的發明者。據記載：有一個病人得了尿瀦留病，撒不出尿來。孫思邈看到病人憋得難受的樣子，他想：「吃藥來不及了。如果想辦法用根管子插進尿道，尿或許會流出來。」他看見鄰居的孩子拿一根蔥管在吹著玩兒，蔥管尖尖的，又細又軟，孫思邈決定用蔥管來試一試，於是他挑選出一根適宜的蔥管，在火上輕輕燒了燒，切去尖的一頭，然後小心翼翼地插進病人的尿道裏，再用力一吹，不一會兒尿果然順著蔥管流了出來。病人的小肚子慢慢癟了下去，病也就好了。

【碘與含碘藥物】

孫思邈所處的歷史時代，其科學和技術的水準，還不可能認識和測定物質的元素。但是孫思邈所記述的癭病，就是現在所認定的地方性甲狀腺腫大。這是由於飲食中長期的缺碘造成的。他指出，癭病是由於長期飲用了山區一種不好的水造成的。在治療上，他用昆布、海藻、鹿靨、羊靨（「靨」即甲狀腺）（《千金要方》卷二十四）。

這類藥物都是富碘藥物，尤其是他治療癭病用的柳鬚（《千金要方》卷二十四），直到 1970 年還未被人們所理解。後來，吉林省地方病第二防治所測定發現，每千克鮮柳葉含碘 10,000 微克，高於一般食物數千倍，並應用柳葉膏和柳葉注射液治療彌漫型和結節型甲狀腺腫大 8 例，用藥數次，粗脖子明顯縮小。治療淋巴結核，惡性瘡疥也有效果

（《全國中草藥新醫療法展覽會資料選編》）。

從這以後，人們才理解到孫思邈用柳須治療瘰病是從臨床實踐中總結出來的寶貴經驗。

【缺乏維生素的病】

在古代，人們並不知道維生素，也不知道缺少了什麼維生素會導致什麼樣的病。但是，孫思邈在實踐中卻能知道用動物的肝臟來治療夜盲症。現代醫學證明夜盲症是缺少維生素 A 所致。而孫思邈用以治療夜盲症的藥物都是含有大量的維生素 A。

同樣也用以治療腳氣病的藥物都含有大量的維生素 B_1。如杏仁、防風、吳茱萸、蜀椒和動物藥牛奶、白蜜等。他還用含維生素 B_1 很高的穀白皮煮湯，煮米粥常食，可以防止腳氣病的發生。歐洲人對腳氣病的首次論述是在 1642 年，然孫思邈對腳氣病的論述比歐洲要早 1000 年。

【小米養生】

孫思邈不但主張菜蔬多樣化，而且非常重視主食品種的多樣化。他最喜歡吃小米，小米又有白粱、黃粱、青粱等多個不同品種，各種小米所含營養成分極其豐富，其所含蛋白質高於大米和玉米，所含脂肪、胡蘿蔔素及 B 群維生素高於大米和小麥，而維生素 B_1 的含量居所有穀物之首，相當於大米的 5–6 倍。小米又含維生素 E 等抗衰老物質，還含有鈣、磷、鐵、碘等人體所必需的礦物質。

小米性涼、味甘鹹，具有益腎、健脾胃、除虛熱、解毒、止渴、利尿及養心安眠等功效，人人皆可食用，老人、婦女、兒童常食小米粥尤為有益。

其實，各種不同穀物均有其獨特的健身補益功能，樣樣都吃則有互補作用，對人體十分有益，比單純吃米飯或饅頭

要好得多。主食品種應當儘量多樣化，除了大米、小麥麵粉之外，玉米、燕麥、蕎麥、芝麻、苡米、豆類、薯類等都應當納入主食中來，這樣就能保證更加全面地提供各種營養成分，使人體所得補益也就更多。

【命名「老鸛草」】

相傳孫思邈在四川峨眉山時，遇到一位前來求醫的病人。病人是一個40多歲的男子，住在岷江岸邊，長年以打魚為生，天長日久得了風濕病。每當天寒陰濕時便兩腿紅腫、關節僵硬、周身疼痛、行動不便。孫思邈先用自己配製的藥為病人治病，可是過了一段時間後卻沒有什麼效果。於是，孫思邈又到山上採摘治療風濕的草藥，可令他失望的是，這些草藥也未能使病人的病情有所好轉。

有一天，孫思邈又去山上採藥，無意間看到一隻老鸛正在山崖上啄食一種草，他開始感到很奇怪，但馬上聯想到許多動物生病後都會自己找藥吃的故事。他想，老鸛長年累月生活在江河湖泊中，時時遭受陰濕之氣侵襲，為何不得風濕？莫非老鸛啄食的草有治療風濕的功效？想到這兒，他迅速攀上山崖，將老鸛啄食的那種草採回，用水熬成藥汁，讓病人服下。病人在服用一劑後感到疼痛減輕，服用兩劑後紅腫消退，服用五劑後就能自主走路了。

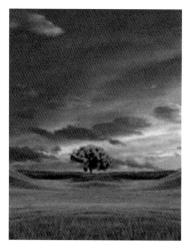

孫思邈深為找到了能治療風濕的草藥而高興，可誰也不知道這種草藥叫什麼名字。因為是老鸛幫自己找到的藥，所以，孫思

邈便給這種草命名為「老鸛草」。

第八節　孫思邈與心理治療

　　孫思邈是我國古代偉大的醫家之一，在他的臨證過程中也很重視心理治療的作用，他認為，無論是病人還是醫生，都要對疾病有積極樂觀的態度，相信形體有可癒之疾，天地有可消之災，而不是在疾病面前消極悲觀，拱手待斃，這是戰勝疾病的心理前提。

　　而我國古代醫學家對心理治療問題較為重視，早在《黃帝內經》裏面就已經很重視心理治療的作用，如在治療時要對病人指出疾病的危險以引起病人對疾病治療的重視，並要告訴病人疾病是可以治療的，使其與醫生配合治療；並告以具體的措施和調養方法，解除其痛苦的消極心情，如「人之情莫不惡死樂生，告之以其敗，語之以其善，導之以其所便，開之以其所苦，雖有道之人，惡有不所者乎。」之外在治療過程中應密切注意病人的心理狀態，例如在行針時：「新怒勿刺，以刺勿刺，大驚大恐必定其氣乃刺之。」（靈樞終始篇）「用針其要，無瀘其神」（靈樞官能篇）。

　　孫思邈主張在治療中必須考慮病人的心理活動和性格特點，他詳細的分析病人的以下心理特點：

1. 是急於求成

　　病人往往盼望疾病早日痊癒，吃了幾付藥，療程未滿，就另尋他醫醫生給病人講明病情讓病人有思想準備，做到防患於未然。

2. 是亂用醫藥

病人往往不顧自己身體的特點，看見別人用某種藥物有很好的效果「見彼得力，我便效之」，往往弄巧成拙，反而貽誤了病情。

3. 是不遵醫囑

病人往往只注意藥物的作用，務實心理因素忽視全面調理，他們對醫生的囑咐，「口順心違」不受醫教，這也是難以治療的。

4. 是易受暗示

病人往往容易受到別人的暗示，猶豫不決，延誤治療，孫思邈要求：病人「勿取外人言議，自貽憂悔，」尤其是要提防那種「不經一事，未讀一方，自聘了了，詐詐明明」，以紛紜繆說破壞病人心意的人。

孫思邈非常強調醫生在為病人進行藥物治療時的態度，認為醫生的心理品質或職業道德，在治療中起到舉足輕重的作用，首先，醫生要涉獵群書，精熟醫道，孫思邈說「凡欲為大醫，必須諳素問甲乙，黃帝針經，明堂流注，十二經脈，三部九候，五臟六腑，表裏孔穴，本草對藥，張仲景，王叔和，元河南，范東陽，張苗等諸部經方，又須妙解陰陽祿命，諸家相法及灼龜五兆，周易六任，並須精熟，如此乃得大醫。」

如果不這樣，就只能像「無目夜遊，東致顛殆」，為什麼要如此？他說：「若不讀五經，不知有仁義之道，不讀三史，不知道古今之事，不讀諸史，睹事則不能墨而識之；不讀《內經》，則不知有慈悲捨喜之德；不讀老莊，不能認真體運，則吉凶拘忌，觸塗而生；至於五行休剋，七天文，並須探源，若能具而學之，則於醫道無所滯礙，盡善盡美矣。」只有

博及醫源，精勤不倦的醫生，才能贏得病人的信任，從而有效的進行治療，其次，醫生要大慈惻隱，誓願普救，孫思邈說：

「凡大醫治病，必當安神立志，無餘務求，先發大慈惻隱之心，誓願普救含靈之苦，若有疾厄來救者，不得問其貴賤，貧富，長幼，冤親，善友，華夷，愚智，普同一等，皆如至親之想，亦不得瞻前顧後，自慮吉凶，護惜生命，見彼苦惱，若幾有之，深心淒愴，勿避，晝夜寒暑，饑渴疲勞，一心撲救，無作工夫，行跡之心，如此可爲蒼生大醫。」

他認為，一個醫生必須具有不為名利的廉潔品德，自我犧牲的獻身精神，全心全意的服務態度和平等待人的高尚作風，孫思邈的這段名言，迄今仍可奉為醫務人員的行為準則，再次，醫生要用心精微，一絲不苟，孫思邈說：

「今病有內同而外異，亦有內異而外同，故五臟六腑之盈虛，血脈榮衛之通塞，固非耳目之所察，必先診候以審之。……若盈而益之，虛而損之，通而徹之，塞而壅之，寒而冷之，熱而溫之，是重加其疾，而望其生，吾見其死矣。」

下編

孫思邈養生之道精選

第一章

藥王孫思邈
養生之道中的主要思想

第一節　藥王孫思邈養生之道中
的指導思想

　　孫思邈不僅是一位偉大的醫藥學家，而且還是一位成功的養生學家。他集中國唐代以前眾家之長，結合自己的親身體驗，創立了一套完整的綜合養生長壽理論體系。在他的養生觀中，繼承了孔子的「仁者壽」，「大德必得其壽」的思想，把加強道德修養，以德健身，以德延壽看成是養生之首。他指出：「性既自善，內外百病皆悉不生，禍亂災害亦無由作，此養性之大經也。……故養性者，不但藥餌餐霞，其在兼於百行，百行周備，雖絕藥餌，足以遐年。德行不克，縱服玉液金丹，未能延壽。……道德日全，不祈善而有福，不求壽而自延，此養生之大旨也。」孫思邈這一以德健身的思想已為現代社會學，心理學的研究所證實。

　　首先，道德行為可以使人獲得積極的心理感受從而增進健康。因為求善，利他，積極向上的精神追求和行為能得到社會的讚揚，敬慕和肯定，給人以自豪，欣慰，愉悅之感，

而愉快樂觀的心理感受能夠提高肌體免疫系統的機能，進而有利於促進健康。

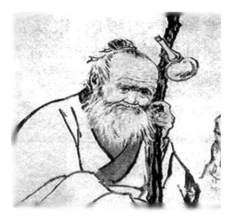

唐朝著名醫學家孫思邈寫出了《千金方》一書。他被後人稱爲「藥王」。

其次，道德行為有助於建立良好和諧的人際關係，維護健康。良好的人際關係是建立在為人處世的合適態度與行為基礎上的，寬容，豁達的胸襟，樂於助人的品質，真誠，友善的行為，是人際交往的潤滑劑，可以增進人際間的溫暖，和諧，減少摩擦和衝突，融洽彼此關係。人際間的溫暖能夠幫助我們化解生活中的愁苦和孤獨，感受社會的美好，減少內外壓力，維護健康。可見，美德可以潤澤人際關係，增進人際間溫暖，而人際間的溫暖有如拂面的春風，潤物的細雨，是人所不可缺少的一份健康需求。

第三，道德行為可以使人坦蕩無憂，內心安寧，促進身心健康。孔子說：「君子坦蕩蕩，小人常戚戚」（《論語雍也》），「仁者不憂」（《論語・子罕》）。善的行為能使人胸懷坦蕩，不憂不懼，內心安寧無疚，情志舒暢，有利於身心健康；而不道德的行為，即使別人沒有發現，也會受到自我良心的譴責，內心惴惴不安，不得寧靜；或整天忙於追名逐利，明爭暗鬥，斤斤計較，這些都會使人長期處於緊張，焦慮，不安中，必然有損健康。

孫思邈以德健身思想在今天尤有重要價值。當今社會科

技飛速進步，生活高速發展。人們在享受優裕的物質生活的同時，也被一系列新的問題所困擾：人機對話隔離了人際間情感交流，競爭的激烈造成了人際關係的緊張，而各種各樣生活，工作壓力的增大，導致許多社會群體出現浮躁，焦慮，失眠，健忘，疲乏無力等亞健康體徵。據有關部門警示，中國的亞健康人群，甚至超過了世界上一般認為的60%。以德健身思想對於預防和治癒亞健康疾患有著重要啟迪和幫助。

友善的道德行為，善良和富有愛心是產生道德愉快的不竭源泉；高尚道德的普及，能使人在紛繁複雜的利欲誘惑面前保持平衡穩定的心態，以積極向上的精神追求面對各種各樣壓力，建立起和諧融洽的人際關係，擺脫亞健康，獲得生理，心理和社會適應能力上的全面健康。以德健身思想對於推動道德建設，改善社會風氣，建立良好的社會道德風尚也具有積極的促進作用。

第二節　藥王孫思邈面向大眾的健康教育觀

主張普及醫藥知識到大眾早在一千多年前，孫思邈就認識到了醫學的社會職能和存在價值。他引用扁鵲的話說：「人之所依者，形也；亂於和氣者，病也；理於煩毒者，藥也；濟命扶危者，醫也。」

這裏他很清楚地說明醫藥存在的客觀依據和神聖職責就在於「濟命扶危」，保衛人類健康。他屢次提到「聖人之道，以慈濟物，博求眾藥，以戒不虞」，認為醫藥「可以濟

眾，可以依憑」。因為醫藥的社會職能是用來造福大眾的，所以孫氏主張應當普及醫藥知識到大眾，讓老百姓人人掌握救命健身的方法。

他說：「余緬尋聖人設教，欲使家家自學，人人自曉。」為此他「乃博採群經，刪裁繁重，務在簡易」，寫成千金二方，把自己多年來的臨床經驗，千辛萬苦搜集整理的秘方驗方全部公之於眾，希望人們去學去用，以實現自己濟世救人的願望。針對當時存在的「江南諸師秘仲景要方不傳」，對醫藥知識保密和封鎖的不道德現象，孫思邈非常反感，率先以自己的行動予以針鋒相對的鬥爭。

他在寫《千金要方》時未能看到《傷寒論》，到晚年他見到仲景傷寒方後，立即加以整理，在《千金翼方》中向世人公佈，傳播，成為唐代僅有的研究《傷寒論》的著作。他還改變其「舊法方證意義幽隱，乃令近智所迷」，「造次難悟」的情況，「以方證同條，比類相附，須有檢討，倉促易知」，以達到「博濟之利」。

孫氏還對當時美容面藥或為達官貴人所擁有，或在醫門之中保密，只為少數人佔用的偏向進行了抨擊。他在《千金翼方卷五婦人面藥》開篇即論述到：「面脂手膏，衣香澡豆，仕人貴勝，皆是所要。然今之醫門極為秘惜，不許子弟洩露一法，至於父子之間亦不傳示。然聖人立法，欲使家家悉解，人人自知。豈使愚於天下，令至道不行，擁蔽聖人之意，甚可怪也。」

他認為不只治病救命的藥方，而且包括美容面藥都應該「家家悉解，人人自知」，普及到平民百姓中。這些都表明，孫思邈始終把醫藥知識看作是為大眾謀福利，而不是為私人謀利的工具。作為掌握醫藥知識和技術的醫務工作者有

責任，有義務向群眾宣傳普及醫藥衛生知識，使人人知曉，人人掌握，以祛病健身，保衛健康。

【調攝情志、節慾固精為養性之法】

關於養性之道，孫思邈認為，應做到調攝情志，節慾固精，在情志上保持樂觀，房事與飲食均須有所節制。

食養、食治與藥療維持良好的精神狀態和飲食習慣，以防損傷脾胃、妨礙氣血而致病，並強調食療與藥療法對疾病的治療和預防作用。

運動健身與調氣攝養孫思邈認為，人們可進行適當運動如按摩健身法、調氣法、內視法等，借由吐故納新、動靜結合達到健身目的。

【陶冶性情、生活有常乃養老之道】

「養老之道」是指老年人的養生，即現代通稱的「老年醫學」。孫思邈認為，50 歲以上的人即為老年人，此時期可能因生理上的衰老而引起精神病變與器質多病的老化現象，因此主張應當陶冶性情、生活有常，須飲食有節、行調身按摩，即是指老年時期的養生應保持愉快的心情、規律的生活、適當的飲食及適度的運動。

傳統醫學認為，人體內的正氣可維持身體正常的生理功能並有抵禦外邪的能力，如抵禦細菌、病毒等一些致病因數。一般來說，疾病的形成是因為身體內部抵抗能力下降加上外來致病原入侵所引起，只要補充足夠的營養，維持身體機能運作，增加抵抗力，就不容易感染疾病。

【「不吃藥能治病」的養生上策】

所謂「養生」，頗有「上工治未病」的道理。即在病未發之前利用各種方法來調和體質，使身體強健免於疾病的侵犯，預防其發生。若能達到「不吃藥而能治病」，才是養生上策。

【德行與養生息息相關】

我國傳統養生學家認為，人的壽命長短與品德高低密切相關。在春秋時代，孔子就提出了「仁者壽」的觀點，並強調「大德必得其壽」。孫思邈也曾指出：「百性周備，雖絕藥餌，足以暇年；德行不克，縱服玉液金丹未能延壽。」

現代醫學研究證實，融洽的社會關係、良好的心理活動，可以使體內分泌出一些有益的激素、酶類和乙醯膽鹼等，這些物質能把血液的流量及神經細胞的興奮調節到最佳狀態。同時，大腦中產生的一種天然鎮靜劑，可使人獲得內心的溫暖，緩緩地解除心中常有的煩惱。科學家們還發現，助人為樂、與人為善的行為有助於增強人體免疫系統功能，使神經系統及時溝通骨髓與脾臟，產生抵抗感染的細胞，從而免受多種疾病的侵襲。

孫思邈的養性與養老學說，不僅是他得為人瑞的經驗總結，更豐富了我國的養生長壽理論。

養生不是中老年人的專利，人生每一階段都有不同的保養重點，而及早開始注意健康，才是最有效的養生之道。

第三節　藥王孫思邈積極宣傳
衛生保健知識

　　在《備急千金要方序》中，孫思邈明顯表示出對社會不留神醫藥，不注意保健，不愛惜生命的深切憂慮。他認為：「人命至重，有貴千金，一方濟之，德逾於此」，醫生有責任喚醒大眾認識到生命和健康的寶貴，使他們留心醫藥，居安思危。他強調應「貯藥藏用，以備不虞」「起心雖微，所救為廣」。他重視宣傳預防醫學知識，曾提出「消未起之患，治未病之病，醫之於無事之前，不追於既逝之後」。

　　在千金二書中，孫氏專闢養性，食治，退居，補益，針灸等篇章，以簡易而又通俗易懂的語言提醒人們重視養生防病，飲食防病，藥物防病，艾灸防病，注意環境衛生，生活起居，道功鍛鍊等。他反覆告誡人們要養成良好的生活習慣，合乎規律地安排自己的生活。在飲食方面，應少量多餐，注重素食，淡食，不宜過飽，飯後適當運動。

　　他還極力反對酗酒，告誡人們「飲酒不欲使多，……勿令至醉，即終身百病不除。久飲酒者腐爛腸胃，漬髓蒸筋，傷神損壽」；在起居方面，要順乎季節，晝夜的變化，」春欲晏臥早起……冬欲早臥而晏起」；在日常生活上，要求「食畢當漱口數過，令人牙齒不敗，口香」，「身數沐浴務令潔淨，則神安道勝也」。

　　他還積極宣導鍛鍊健身，指出：「須知服食將息節度，極須知調身按摩，搖動肢節，導引行氣」。特別值得一提的是，孫思邈還十分重視向人們宣傳心理衛生知識，強調情志

因素對健康有著特殊作用，憂思悲愁不僅有損於健康，也妨礙採取正確有效的措施去滿足自己的健康需求。

他指出：「多思則神殆」，「多念則志散」，「多愁則心懾」，提倡「莫憂思，莫大怒，莫悲愁，莫大懼，⋯⋯勿汲汲於所欲，勿涓涓懷憤恨」，這些不良情緒「若能不犯者，則得長生也。」。

他要求人們恬淡平和，保持心理平衡。孫氏的這些宣傳教育，至今看來仍具有科學性，而且他以自己孜孜不倦的養生實踐和罕見的過百歲高壽，說明了他的養生保健理論的有效性，值得我們吸收和借鑒。孫思邈面向大眾開展健康教育的思想有著重要的現實意義。

現在，我國人民的健康水準雖然有了很大的提高，但仍然存在許多危害健康的問題，如心理疾患的增多，環境污染嚴重，食品衛生管理不力，愛滋病加速流行，吸菸酗酒等不良生活方式大量存在，人們健康知識和健康意識缺乏等。這些問題如果任其發展，會導致嚴重後果。因此，如何在發展經濟的同時保障健康，促進健康成為全社會應當重視和承擔的共同責任。

孫思邈為今天的人們特別是醫務工作者樹立了榜樣。醫務工作者應當成為健康教育的主力軍，承擔起向大眾宣傳普及健康知識的職責，不斷提高人們的健康智商，增強整個社會的健康道德意識和自我保健能力。只有這樣，才能有效地維護和增進人類健康，實現醫學的根本目的。

孫思邈，他知識淵博，醫術精湛，通曉養生，為古代醫林中之壽星。在其《千金要方》、《千金翼方》中，對房事養生多有研究。特別是《千金要方》中的「房中補益篇」，是古代專論房事養生的重要文獻。概括該篇所述，可以看出

孫氏的房事養生經驗非常豐富而科學。

其一，孫氏認為房事是一門科學，是「道」，是「法」，是「術」；「少年極須慎之」，「年至四十，須識房中之術」。如果未滿四十而不懂房中之事，「貪心未止，兼餌補藥，借力行房，不及半年，精髓枯竭，推向死近」。而人年四十，體力已衰，仍貪慾如少年，務於淫佚，必「眾病蜂起，久而不治，遂至不救」。房事不是單純為了快意與縱情，而在於生育與養生，這是非常明白而又深奧的道理，不可不知。

其二，孫氏認為男女交合應該有一定的原則與方法。原則是有利於社會，有利於繁衍後代，有利於家庭和睦和自身健康。「夫交合如法，則有福德，大智善人降托胎中，仍令性行調順，所作和合，家道日隆，祥瑞競集」。如果不明白這個道理，少年放縱肆泄，老而不知閉固，則「家道日否」，「家國滅亡」。孫氏把房事當作一種高尚的道德，難能可貴。

其三，關於交合之法，《千金要方》敘述得也很詳細。交合之時，「必須先徐徐嬉戲，使神和意感良久」，自覺陽氣漸盛，方可慎而交合。交合之時，應當先做按摩導引，呼吸吐納，吞津意守；泄精時，「當閉口，張目，閉氣，握固兩手，左右上下縮鼻取氣」，並收縮小腹，叩齒千遍；泄精之後，用菖蒲末、白梁粉對陰部進行敷摩，令其乾燥，不生褥瘡。

其四，關於交合次數與動態，孫氏認為交合次數應隨年齡增長而遞減，即人年二十者四日一泄，三十者八日一泄，四十者十六日一泄，五十者二十日一泄，六十者閉精勿泄，若體力強壯者一月一泄。對於體力強盛過人者，亦可超越上

述的次數，且不可抑忍而生癰疽。交合動態，「但深內勿動」，意念集中於臍部，待面熱，上下徐徐咽氣，方可徐徐出入。

其五，房事禁忌，不可不知。孫氏指出：天當大風、大雨、大霧、大寒、大暑，或雷電交加，天地昏暗，日月走蝕，天虹地動等，不可交合。另外，火光之下，神廟佛寺，井灶圍而之廁，塚墓屍樞之旁，皆不可交合。上述惡劣的氣候與不潔的環境容易使人意神不寧，心猿意馬，應當避免交合。由此可知，孫氏的房事養生法入細而易行。雖然某些說法夾雜有封建迷信的東西，但剔去這些不合理的部分，仍不失為房事養生學的重要醫學文獻。

孫思邈還宣導夫妻性生活要和諧，絕不可過度。他在《千金方》卷二十七說：「男不可無女，女不可無男。無女則意動，意動則勞神，勞神則損壽。若念真正無可思者，則大佳長生也，然而萬無一有。強抑鬱閉之，難持易失，使人漏精尿濁，以致鬼交之病（即夢中與別人性交），損一而當百也。」同時他又強調性生活切不可過度，指出了過度的性生活對人體健康的危害。他說：「恣其情慾，則命同朝露也。」

他贊同長壽古人彭祖的話：「上士別屋（夫妻分居），中士異床（同屋分床），下士別被（同床分被）。服藥百裹，不如獨臥」。說這是對人能否長壽影響極大的問題。

他還列舉了許多事例來加以證明，他說在貞觀初年有一個70歲的農村老人去問他說：「我近來陽氣（性慾）益盛，想與老婆同房，並且成功了，這麼大年紀還能如此，是好還是壞？」

孫思邈對他說：「則是不祥之兆。你不知油燈之火？油燈之火將息之時，必先暗後明。明止則燈滅。你現在已70高

齡，早當閉精息慾了，然而卻青春突發（性慾強烈），這是一種反常現象，我很為你憂慮，你可要千萬戒之。」結果正是，過了 40 多天，這位老人就一命嗚呼了。

孫思邈以此告誡人們：「善攝生者，凡覺陽事輒盛，必謹而抑之，不可縱心竭意以自賊也。」他說：「縱情施瀉，既是燈火將滅，更去其油，可不深自防所患。人年少時不知不信，不能善行之，至老乃知，便已晚矣，病難養也。」

那時，孫思邈的這些觀念與現代內分泌與衰老的理論是一致的。現代的內分泌理論證明，性腺、腦垂體、甲狀腺、胰腺、腎上腺等分泌的激素與人體生長發育的關係非常密切。性腺的分泌功能下降對人的衰老關係極大。

孫思邈在 1300 多年前就認識了這一些，對我國人們的養生活動，是一個多麼大的貢獻。

第二章

孫思邈養生文獻精選

第一節　孫思邈《備急千金要方》序

　　夫清濁剖判①，上下攸分②，三才③肇基④，五行俶⑤落，萬物淳樸，無得而稱。燧人氏出，觀斗極以定方名，始有火化；伏羲氏作，因之而畫八卦、立庖廚。滋味即興，疴瘵萌起。大聖神農氏愍⑥黎元之多疾，遂嘗百藥以救療之，猶未盡善。黃帝受命，創製九針，與方士歧伯，雷公之倫，備論經脈，旁通問難，詳究義理，以爲經論，故後世可得依而暢焉。春秋之際，良醫和緩，六國之時則有扁鵲，漢有倉公仲景，魏有華佗，並皆探賾索隱，窮幽洞微，用藥不過二三，灸炷不逾七八，而疾無不癒者。晉宋以來，雖復名醫間出，然治十不能癒五六，良由今人嗜慾泰甚，立心不常，淫放縱逸，有闕攝養所致耳。余緬尋聖人設教，欲使家家自學，人人自曉。君親有疾不能療之者，非忠孝也。末俗小人，多行詭詐，倚傍聖教而爲欺紿，遂令朝野士庶咸恥醫術之名，多教子弟誦短文，枸小策，以求出身之道，醫治之術，闕而弗論。吁可怪也，嗟乎！深乖聖賢之本意。吾幼遭風冷，屢造醫門，湯藥之資，罄⑦盡家產。所以青衿之歲，高尚茲典；白首之年，未嘗釋卷。至於

切脈診候，採藥合和，服餌節度，將息避慎，一事長於己者，不遠千里，伏膺⑧取決。至於弱冠，頗覺有悟。是以親鄰中外有疾厄者，多所濟益，在身之患，斷絕醫門，故知方藥本草，不可不學。吾見諸方部帙浩博，忽遇倉促，求檢至難，比得方訖，疾已不救矣。嗚呼！痛夭枉之幽厄，惜墮學之昏愚。乃博採群經，刪裁繁重，務在簡易，以爲《備急千金要方》一部，凡三十卷。雖不能究盡病源，但使留意於斯者，亦思過半矣。以爲人命至重，有貴千金，一方濟之，德逾於此，故以爲名也。未可傳於士族，庶以貽厥私門。張仲景曰：當今居世之士，曾不留神醫藥，精究方術，上以療君親之疾，下以救貧賤之厄。中以保身長全，以養其生；而但競逐榮勢，企踵權豪，孜孜汲汲。唯名利是務；崇飾其末，而忽棄其本，欲華其表而悴其內。皮之不存，毛將安附？進不能愛人知物，退不能愛躬知己，卒然遇邪風之氣，嬰非常之疾，患及禍至，而後震慄，身居厄地，蒙蒙昧昧，憃若遊魂。降志屈節，欽望巫祝，告窮歸天，束手受敗。齎百年之壽命，將至貴之重器，委付庸醫，恣其所措。咄嗟喑嗚！厥身已斃，神明消滅，變爲異物，幽潛重泉，徒爲涕泣。痛夫！舉世昏迷，莫能覺悟，自棄若是，夫何榮勢之云哉？此之謂也。

【注釋】

① 剖判：開闢。

② 攸（ㄧㄡ）分：攸，所。攸分，所分，即分開之意。

③ 三才：指天、地、人。

④ 肇基：開始建立基礎。

⑤ 俶：開始。

⑥ 愍：憐恤。

⑦ 罄（ㄑ一ㄥ）：盡，用盡。

⑧ 膺（一ㄥ）：胸。「伏膺」同「服膺」。謹記在心，衷心信服。

第二節　孫思邈《千金翼方》序

　　原夫神醫秘術，至賾①參與道樞。實餌凝靈，宏功浹②於真畛③。知關栓④玄牝，駐歷之效已深。彎策⑤天機，全生之德爲大。稽炎農於紀籙，資太一⑥而返營魂。鏡軒后⑦於遺編，事岐伯而宣藥力。故能嘗味之績，鬱騰天壤，診體之教，播在神寰。醫道由是濫觴⑧，時義肇基於此。亦有志其大者，高密問紫文之術；先其遠者，伯陽流玉冊之經；擬斯壽於乾坤，豈伊難老。儔厥齡於龜鶴，詎可躅疴。茲乃大道之真以持身抑斯之謂也。若其業濟含靈⑨，命懸茲乎，則有越人徹視於腑臟，秦和洞達於膏肓，仲景候色而驗眉，元化剖腸而湔胃，斯皆方軌疊跡，思韞入神之妙，極變探幽，精超絕代之巧。晉宋方技既其無繼，齊梁醫術曾何足云。若夫醫道之爲言，實惟意也。

　　固以神存心手之際，意析毫芒之里。當其情之所得，口不能言；數之所在，言不能諭。然則三部九候，乃經絡之樞機。氣少神餘，亦針刺之鈞軸。況乎良醫則貴察聲色，神工則深究萌芽。心考錙銖，安假懸衡之驗。敏同機駭，曾無掛發之淹。非天下之至精，其孰能與於此。是故先王鏤之於玉板，往聖藏之以金匱，豈不以營疊至道括囊真賾者歟。余幼智蔑聞，老成無已。才非公干，夙嬰⑩沉疾。德異士安，早纏尪療⑪。所以志學之歲，馳百金而徇經方。耄及之年，竟三餘而勤藥餌。酌

華公之錄帙，異術同窺。採葛生之《玉函》，奇方畢綜。每以爲生者兩儀⑫之大德，人者五行之秀氣。氣化則人育，伊人稟氣而存。德合則生成，是生日德而立。既知生不再於我，人處物爲靈，可幸蘊靈心闚頤我性源者。由檢押神秘，幽求今古，撰方一部，號曰《千金》，可以濟物攝生，可以窮微盡性。猶恐岱山臨目，必昧秋毫之端；雷霆在耳，或遺玉石之響。所以更撰方翼三十卷，共成一家之學。譬輗軏之相濟，運轉無涯。等羽翼之交飛，摶搖不測。矧夫易道深矣，孔宣繫《十翼》之辭；玄文奧矣，陸績增玄翼之說。或沿斯義，述此方名矣。貽厥子孫，永爲家訓。雖未能讜言中庶，比潤上池，亦足以慕遠測深，稽門叩鍵者哉。倘經目於君子，庶知余之所志焉。

【注釋】

① 賾（ㄗㄜˊ）：深奧。至賾，非常深奧。

② 浹（ㄐㄧㄚˊ）：周，遍。

③ 畛（ㄓㄣˇ）：田地間的小路。指田地。

④ 關栓：插門的橫木。此引申爲緊要之處。

⑤ 轡策：駕馭牲口的韁繩謂之轡；馬鞭子謂之策。這裏指掌握之意。

⑥ 太一：元氣。

⑦ 軒后：軒轅黃帝。

⑧ 濫觴：開端。

⑨ 含靈：佛教名詞，人類。

⑩ 夙嬰：很早就被大病纏繞。嬰：纏繞。

⑪ 尪瘵：瘠病瘦弱。

⑫ 兩儀：天地。

第三節　孫思邈《海上方》

暑月傷熱

途中大暑最堪憐，急取車輪土五錢。
盞內澄清湯服盡，身輕體鍵即安然。

傷寒咳嗽

傷寒咳嗽夜無眠，細硯明礬末一錢，
半夏橘皮薑共煮，煎湯調下化黏涎。

魚臍瘡

魚臍瘡毒爲難治，火內飛礬地上攤，
寒食麵糊才貼上，生肌退腫即安然。

口瘡

口瘡發作痛難言，香麝銅青一處研，
乾捻些兒頻摻上，不逾時刻自安然。

產難

女人臨產十分難，勞得良方也不艱。
尋取路旁草鞋鼻，燒灰酒下即時安。

婦人口乾

婦人口舌並焦乾，不治如何得暫安，
尋取黃龍肝一具，燒灰調酒似靈丹。

眼中流淚

迎風冷淚聽根源，臘月尋桑不等閒，
若得梢頭不落葉，煎湯頻洗自然安。

小便不快

小便不快有何難，不用庸醫說再三，

嘔竹水煎連口咽，方知此法不虛傳。

大便不快

大便不快聽吾言，腹滿如山起坐難，
用水來研麻子汁，一時吃了自然安。

鼻中出血

鼻中衄血漏如泉，亂發燒灰有甚難，
竹管吹將鼻內去，時間恰似遇神仙。

牙　疼

牙疼齒痛不堪言，得法猶如遇列仙·
大戟燒來痛處咬，名方留下豈虛傳。

遠年咳嗽

遠年咳嗽最難痊，休要求人枉費錢，
但用款冬花作末，燒香一吸便安然。

刺毒腫痛

刺毒腫痛叫聲連，無血無膿不得眠，
研爛松脂爲細末，帛封其上免災愆。

刀傷出血

刀傷出血不能停，下子秋蛾效最靈，
研碎燒灰傷處貼，即時定止見安平。

小兒骨痛

小兒骨痛不能言，出血流膿實可憐
尋取水蛇皮一個，燒灰油拌貼疼邊。

水　瀉

曾聞水瀉有何方，焦炒車前子最良，
細末一錢調米飲，只消七劑即安康。

臁瘡

裏外臁瘡久不痊，令人行動痛如煎，

如君會取牛蹄甲，油拌燒灰敷患邊。

痼 冷

人身痼冷夜無眠，生用川烏細細研。
好醋拌調攤絹上，貼於冷處暖如綿。

蠅子入腸

忽遭蠅子入咽喉，苦惱心腸吐不休，
尋取世間蛤蟆眼，爛研咽下解君愁。

蚊 虱

木鱉川芎二味均，雄黃減半共調勻，
用蜜爲丸燒一粒，自然蚊虱不相侵。

破傷風

破傷風病莫遲延，脫殼秋蟬三二錢，
緊了牙關難治矣，燒灰酒下便安然。

急傷寒

急傷寒氣聽人言，此法誰知有聖傳，
半夏酒薑煎一處，時間服了即安然。

蛇 傷

若人苦被毒蛇傷，獨蒜原來力甚良。
切作片兒遮患處，艾燒七炷便安康。

犬 傷

犬傷何必苦憂煎，我有仙方只口傳，
刮取磚青和牛糞，敷於傷處即時痊。

心頭疼

心頭痛苦不堪嘗，急看仙傳海上方，
區竹水煎連口咽，教人服已便安康。

龜 病

腹中龜病不能言，肚裏生來硬似磚，

自死僵蠶白馬尿，不過時刻軟如綿。

內 瘴

眼睛內瘴淚漣漣，且莫將心苦自煎，
但取鯉魚用膽腦，和調相拌貼安然。

骨頭疼

骨頭打碎最艱難，尋破山鞋莫等閒，
火裏燒灰油和貼，管教哭臉變歡顏。

湯火燒

湯火燒澆不可當，肉皮潰爛痛非常，
雞清好酒來淋洗，信是神仙海上方。

咽 喉

咽喉閉塞不能言，幸有硼砂可保全，
搗和鹽梅如棗大，口中含化即時寬。

狐 臭

身邊胡臭不能堪，授汝良方用小便，
夜靜頻頻承熱洗，子孫後世免流傳。

血 痢

要醫血痢莫遲延，溫紙包鹽火內燃，
研碎分爲三處用，白調粥飲即時安。

自 縊

懸樑自縊聽根源，急急扶來地上眠，
皂角細辛吹鼻內，須臾魂魄自還原。

耳 聾

耳聾久矣不聞言，哪怕成災三五年，
鼠膽尋來傾耳內，眞如頃刻遇神仙。

小兒夜哭

小兒夜哭最堪憐，徹夜無眠苦逼煎，

牛甲末兒臍上貼：清清悄悄自然安。

耳　疼

耳中疼痛似刀剜。出血流膿久不乾，
鳩屎夜明吹入耳，除膿消腫便安然。

牙　疼

一撮黑豆數枝蔥，熟艾川椒共有功，
半碗水煎勤自漱，牙疼立止顯神通。

赤　鼻

肺風赤鼻最難醫，幸有良方好受持，
但用硫礬爲細末，和調茄汁最相宜。

重　舌

小兒重舌最難熬，鏽鎖將來火內燒，
打落屑兒爲細末，水調吃下即時消。

陰脫子腸不收

脫肛陰脫兩般憂，尋取鯽魚只用頭，
火上燒乾爲細末，半搽半服自然安。

脫　肛

脫肛不癒久難安，眞個仙方遇有緣，
尋取蜘蛛燒得爛，抹於肛上應時痊。

乍寒乍熱

乍寒乍熱卻淹延，反覆猶如鬼祟纏，
道上喜蛛尋數個，將來繫在脈門邊。

咽　喉

咽喉急閉莫因循，快取蘆都草的根，
好酒煎來三四滾，竹筒灌入妙通神。

雙　蛾

牛膝生根取汁擂，男左女右鼻中吹，

不怕雙蛾來勢急，酒調一服自然回。

痢

七個烏梅七個棗，七個粟殼七寸草，
更加燈芯共酒煎，赤白痢疾登時好。

月水不通

婦人月水不能通，鼠糞燒灰立見功，
熱酒調時逢扁鵲，只消一服顯神通。

乳 少

婦人乳少聽吾言，只用穿山甲五錢，
研碎米泔連夜飲，乳流恰似井中泉。

乳 瘡

乳瘡腫痛叫聲連，焦炒芝麻細細研，
燈盞油調塗上面，除膿消腫即時痊。

產 多

麝香肉桂及紅花，冰水爲丸共一家，
牛膝煎湯來送下，斷胎絕產定無差。

來 溺

小便不禁有何難，尋取天臺烏藥研，
飯後服時宜米飲，日須兩次每三錢。

骨 鯁

骨鯁難醫苦叫天，金熒根用醋來煎，
入喉切莫粘牙上，骨出令人體自便。

胎前發瘧

胎前發瘧苦難言，寒熱交攻最可憐，
急取夜明三錢整，空心茶服自安然。

血 崩

婦人崩漏血何多，管仲還同米炒和，

每服兩錢酒醋下，應知此症自消磨

牙疳

走馬牙疳齒動搖，棗中包信火中燒，
更將黃柏同爲末，患處捻些立便消。

婦人五心熱

五心發熱欲如何，赤芍藥同水薄荷，
等分研細白湯下，自爾清涼轉見多。

口瘡

滿口生瘡痛可憐，乾薑急取共黃連，
口中細嚼流涎流，從此瘡災永不纏。

小兒吐瀉

小兒吐瀉怎能安，滑石硫黃一處研，
每服一錢飲調下，方知妙藥屬神仙。

頭風痛

頭風頭痛太陽間，芎芷石膏三味全，
細末三錢茶送下，當時吃了效無前。

耳聾

耳聾終日不聞言，細辛爲末蠟熔丸，
入耳綿包如鼠糞，始信卻災似解懸。

自汗

自汗不止防風末，浮麥煎湯服二錢，
不效還將牡蠣散，二方經驗可流傳。

犬傷

人遭犬咬痛堪憐，去殼萆麻五十丸，
爛搗成膏傷處貼，又方虎骨可同傳。

手足厥冷

四肢厥冷腹中難，熱水蘸來拍膝彎，

紫黑點見針刺破，去些惡血就安痊。

湯火燒

湯火燒淋痛可憐，楊梅皮末使油摶，
又將好酒調來洗，耳下應知即便安。

轉筋吐瀉

轉筋吐瀉實難當，艾葉木瓜煎冷湯，
急取食鹽安口內，方才咽下即平康。

痞癖

大人小兒患痞癖，腸間一塊硬如磚，
搗將大蒜硝黃共，敷貼患處軟如綿。

臁瘡

黃柏相將輕粉末，再加豬膽調膏藥，
敷貼仍將綿緊纏，一旬再易瘡抌卻。

骨鯁

骨鯁單方野苧根，又方甘草對砂仁，
金鳳花實根並用，三般妙法盡通神。

催生

黃葵子炒七十粒，爛研酒服濟入急，
婦人產難即全生，免得闔家共憂戚。

吹乳

婦人吹乳最難當，急用男梳百齒霜：
取下飯丸桐子大，三丸酒下不成傷。

痔漏脫肛

痔漏脫肛人受苦，疼痛之時面如土，
急取川椒可二錢，空心水送免悽楚。

吹乳

婦人吹乳意如何，皂角燒灰蛤粉和，

好酒將來調八字，立時痊疴效誠多。

疔瘡

療瘡神效稀薟草，五月五日午時討，
細末酒調半兩餘，服訖汗出自然好。

蛇犬傷

細辛蓽撥及雄黃，用酒研來人麝香，
不問蛇傷並犬咬；當時吃了便安康。

安胎

紫蘇陳皮橘皮蔥，細末砂仁煎酒同，
胎氣不安心下搒，腹中脹痛有神功。

癲犬傷

癲犬所傷人最苦，雄黃五錢麝五錢，
酒調二錢作二服，不服灌鼻亦安然。

止痛

草果玄胡索最先，靈脂沒藥乳香聯，
酒調一盞宜溫服，腹痛心疼似手拈。

痔漏

凡人痔漏痛成瘡，遺種蠶蛾紙半張，
碗內燒灰調發酒，服之去病水澆霜。

牙疼

寒菊花兒五七團，雪花同搗飯爲丸，
搐入鼻中如棗大，去疼眞似手來拈。

接骨

接骨誰知甚藥佳，急須覓取大蝦蟆，
生搗如泥塗患處，杉皮夾定甚堪誇。

解酒

酒能醒酒不尋常，草果加煎乾葛湯，

解毒頻頻三四盞，醒前醉後並宜嘗。

忘　事

凡人日夜事多忘，遠志菖蒲煮作湯，
每旦空心服一碗，詩書如刻在心腸。

果　毒

世間果品甚多般，性毒有無冷與寒，
誤食中傷何可解。朴硝加麝即時安。

吃　噫

老幼忽然吃噫連，川椒生麵和爲丸，
醋湯十粒梧桐大，信是仙方不妄傳。

傷　寒

傷寒忽覺若難醫，半兩茱萸不用餘，
用水煎來空腹服，管教所患當時除。

頭空痛

腦痛懸空在頂高，急宜細碾馬牙硝，
好把酥來同搗合，暫安鼻上自逍遙。

赤　眼

赤眼難開不見天，宣州土產好黃連，
便將驢乳淹三宿，點上光明即豁然。

翳　眼

眼中生翳莫能窺，想是肝經蘊熱虛，
快取蘭香七個子，煎湯一服翳消除。

小兒瘧

幼小孩兒抱瘧疾，烏貓取烘最相宜，
桃仁七個同煎服，病前一盞顯良醫。

咳嗽不止

咳嗽多時如不止，誰知只用好浮萍，

乾時爛搗濃煎服，一夜安眠宜到明。

刀斧傷

金瘡刀斧偶傷殘，只用黃丹對白礬，
最好生肌兼止痛，即時傷處見平安。

瘧　疾

常山搗末取三錢，四個烏梅去核研，
瘧疾未來調酒服，須臾得吐去痰涎。

惡癬瘡

世人諸般惡毒瘡，更兼疥癬有良方，
好將驢糞燒灰摻，日見皮膚復得常。

足筋急墉

兩腳筋疼拘急攣，不分晝夜動移難，
快搗生薑膏子劑，薄攤其上復如前。

小便不下

小便終朝難得下，萵苣一味搗成泥，
將來作餅臍中貼，能使泉流得應時。

蛔蟲寸白

虛胃自然成節病，多生寸白與蛔蟲，
蜂窩收採燒存性，酒調一匕有神功。

乾濕癬

頭面若生千濕癬，半生黃丹與明礬，
酒調塗上登時癒，管取皮膚日下瘥。

翻　胃

病來翻胃幾多時，乾柿三枚搗似泥，
好酒調開趁熱服，此方效驗少人知。

血流不止

血流不止是如何，驢糞燒灰不用多，

但取些兒吹鼻內，須知此病即消磨。

口　臭

如人口氣臭難當，但取明礬共麝香，
兩件相交搽齒上，言談呵笑不聞揚。

鼠　咬

鼠咬肉皮最不良，毒攻疼痛腫難當，
急將貓糞填痕內，端的公然不作瘡。

痔

肛門痔病若悽惶，炒過胡荽子最良，
細碾酒調三五服。目然動履行如常。

蜈蚣蛇蠍傷

蜈蚣蛇蠍毒非常，咬著人時痛莫當，
我有靈丹隨手好·然白薑汁和雄黃。

消　渴

瓜蔞根是天花粉，消渴能令目下瘥，
採得無時煎白水，服之口內似生泉。

小便血

小腸尿血不曾疏，採取新鮮劉寄奴，
爲末茶調空腹服，便中赤色自然無。

胎衣不下

灶中土是伏龍肝，藥賤功殊不等閒，
爲末酒調溫口服，胎衣不下是靈丹。

倒　生

兒在腹中將倒生，渾象驚恐計無從，
尋取伏龍肝末服，酒調一劑便分生。

產後無乳

婦人乳汁不行時，萵苣三枚研作泥，

好酒調開通口服，任她石女也淋漓。

產後咽乾

產後咽喉又苦乾，更兼咳嗽不能安，
豬脂胡粉同交和，熟水調開服自瘥。

陰中腫

婦人忽患陰中腫，蔥白研膏入乳香，
貼敷逾時休洗去，原來海上有奇方。

陰　瘡

婦人陰內忽生瘡，痛癢無時不可當，
尋取鯽魚將膽抹，不逾時刻便清涼。

月經不調

阿膠灰炒成珠顆，乘熱將來即便研，
月經不調宜此末，酒調一服應時瘥。

產　難

鐵錘火煉透中紅，淬酒乘溫飲一盅，
專保婦人臨產難，卻時分娩喜相逢。

產後心痛

產後婦人心氣痛，叫聲切切手摩拈，
酒調雞子空心服，一夜能教肅靜眠。

後血不止

婦人產後血難住，諸藥無如百草霜，
爲末酒調乘暖服，明朝立馬見平康。

胎衣不下

產後胎衣不落身，惶惶驚動一家人，
蓖麻去殼十四個，白麵同研傅足心。

小兒驚風

急驚風與慢驚風，奪命方知有大功，

水磨但得青礞石，調下痰涎主便通。

小兒喘嗽

咳嗽小兒多氣喘，石膏火內慢飛煆，
研爲細末蜜湯調，一夜分明滅一半。

小兒夜啼

小兒夜哭不能眠，收拾燈花四五圓，
捻爛燈芯湯化下，一宵肅靜到明天。

小兒撮口

撮口臍風總一般，十兒難得兩三痊，
快覓僵蠶爲細末，蜜調塗向口中安。

小兒瀉痢

瀉痢脫肛不用焦，槐花爲末米湯調，
食前一盞頻頻進，效驗如同鼓應枹。

牙　疼

牙疼鶴蝨共甘松，白芷細辛分兩同，
爲末少將牙上擦，煎湯灌漱自安寧。

第四節　《備急千金要方》卷第二十六·食治

朝奉郎守太常少卿充秘閣校理判登聞檢院上護軍賜緋魚袋臣林億等校正

序論第一　　　菜蔬第三　　　鳥獸第五
果實第二　　　穀米第四　　　蟲魚附

序論第一

仲景曰：人體平和，惟須好將養，勿妄服藥。藥勢偏有所助，令人臟氣不平，易受外患。夫含氣之類，未有不資食以存生，而不知食之有成敗，百姓日用而不知，水火至近而難識。余慨其如此，聊因筆墨之暇，撰五味損益食治篇，以啓童稚。庶勤而行之，有如影響耳。

河東衛汎記曰：扁鵲云：人之所依者，形也；亂於和氣者，病也；理於煩毒者，藥也；濟命扶危者，醫也。安身之本，必資於食；救疾之速，必憑於藥。不知食宜者，不足以存生也；不明藥忌者，不能以除病也。斯之二事，有靈之所要也，若忽而不學，誠可悲夫。是故食能排邪而安臟腑，悅神爽志，以資血氣。若能用食平痾，釋情遣疾者，可謂良工。長年①餌老之奇法，極養生之術也。

夫爲醫者，當須先洞曉病源，知其所犯，以食治之；食療不癒，然後命藥。藥性剛烈，猶若御兵；兵之猛暴，豈容妄發？發用乖宜，損傷處衆，藥之投疾，殃濫亦然。高平王熙稱食不欲雜，雜則或有所犯；有所犯者，或有所傷；或當時雖無災苦，積久爲人作患。又食噉鮭②餚，務令簡少，魚肉、果實，取益人者而食之。凡常飲食，每令節儉，若貪味多餐，臨盤大飽，食訖，覺腹中彭亨短氣，或致暴疾，仍爲霍亂。又夏至以後，迄至秋分，必須愼肥膩、餅臛③、酥油之屬，此物與酒漿瓜果理極④相仿。夫在身所以多疾者，皆由春夏取冷太過，飲食不節故也。又魚鱠諸腥冷之物，多損於人，斷之益善。乳酪酥等常食之，令人有筋力，膽乾，肌體潤澤。卒多食之，亦令人臚脹泄利，漸漸自⑤已。

黃帝曰：五味入於口也，各有所走，各有所病。酸走筋，

多食酸令人癃，不知何以然？少俞曰：酸入胃也，其氣澀以收也。上走兩焦，兩焦之氣澀不能出入，不出即流⑥於胃中，胃中和溫，即下注膀胱，膀胱走胞，胞薄以軟，得酸則縮捲，約而不通，水道不利⑦，故癃也。陰者積一作精筋之所終聚也。故酸入胃，走於筋也。

鹹走血，多食鹹，令人渴，何也？答曰：鹹入胃也，其氣走中焦，注於諸脈，脈者，血之所走也，與鹹相得，即血凝，凝則胃中汁泣，汁泣則胃甲乾渴《甲乙》云：凝則胃中汁注之，注之則胃中竭。渴則咽路焦，焦故舌乾喜渴。血脈者，中焦之道也，故鹹入胃，走於血。皇甫士安云：腎合三焦血脈，雖屬肝心而為中焦之道，故鹹入而走血也。

辛走氣，多食辛，令人慍⑧心，何也？答曰：辛入胃也，其氣走於上焦，上焦者，受使諸氣，而營諸陽者也。薑韭之氣，薰至榮衛，榮衛不時受之，卻溜於心下，故慍。慍⑨，痛也。辛者與氣俱行，故辛入胃而走氣，與氣⑩俱出，故氣盛也。

苦走骨，多食苦，令人變嘔，何也？答曰：苦入胃也，其氣燥而湧瀉。五穀之氣皆不勝苦，苦入下脘，下脘者三焦之道，皆閉則不通，不通故氣變嘔也。齒者骨之所終也，故苦入胃而走骨，入而復出，齒必黧疏⑪。皇甫士安云：水火相濟，故骨氣通於心。

甘走肉，多食甘，令人噁心⑫，何也？答曰：甘入胃也，其氣弱劣，不能上進於上焦，而與穀俱留於胃中。甘入則柔緩，柔緩則蚘動，蚘動則令人噁心。其氣外通於肉，故甘走肉，則肉多粟起而胝。皇甫士安云：其氣外通於皮，故曰甘入走皮矣。皮者肉之蓋。皮雖屬肺，與肉連體，故甘潤肌肉並於皮也。

黃帝問曰：穀之五味所主，可得聞乎？伯高對曰：夫食風者，則有靈而輕舉；食氣者，則和靜而延壽；食穀者，則有智而勞神；食草者，則愚癡而多力；食肉者，則勇猛而多嗔。是以肝木青色，宜酸；心火赤色，宜苦；脾土黃色，宜甘；肺金白色，宜辛；腎水黑色，宜鹹。內為五臟，外主五行，色配五方。

【注釋】

①長年：宋新雕本無。

②鮭（ㄒㄧㄝˊ）：魚類菜餚之總稱。

③臛（ㄏㄨㄛˋ）：肉羹之類的食品。

④理極：宋新雕本作「極理」。

⑤自：宋新雕本作「害」。

⑥流。宋新雕本作「留」。

⑦利：宋新雕本作「行」。

⑧慍：《靈樞·五味論》作「洞」。

⑨故慍慍：宋新雕本無。

⑩氣：《靈樞·五味論》作「汗」。

⑪黧疏：黑且疏鬆。

⑫噁：《靈樞·五味論》作「悗」。

⑬甘入則柔緩：宋新雕本作「甘者令柔潤者也」。

五臟所合法

肝合筋，其榮爪；心合脈，其榮色；脾合肉，其榮唇；肺合皮，其榮毛；腎合骨，其榮髮。

五臟不可食忌法

多食酸則皮槁而毛夭；多食苦則筋急而爪枯；多食甘則骨

痛而髮落；多食辛則肉胝而唇褰①；多食鹹則脈凝泣而色變。

五臟所宜食法

肝病宜食麻、犬肉、李、韭；心病宜食麥、羊肉、杏、薤；脾病宜食稗米②、牛肉、棗、葵；肺病宜食黃黍、雞肉、桃、蔥；腎病宜食大豆黃卷、豕肉、栗、藿。《素問》云：肝色青，宜食甘，粳米、牛肉、棗、葵皆甘；心色赤，宜食酸，小豆、犬肉、李、韭皆酸；肺色白，宜食苦，麥、羊肉、杏、薤皆苦；脾色黃，宜食鹹，大豆、豕肉、栗、藿皆鹹；腎色黑，宜食辛，黃黍、雞肉、桃、蔥皆辛。

五味動病法

酸走筋，筋病勿食酸；苦走骨，骨病勿食苦；甘走肉，肉病勿食甘；辛走氣，氣病勿食辛；鹹走血，血病勿食鹹。

五味所配法

米飯甘《素問》云：粳米甘麻酸《素問》云：小豆酸、大豆鹹、麥苦、黃黍辛、棗才、李酸、栗鹹、杏苦、桃辛、牛甘、犬酸、豕鹹、羊苦、雞辛、葵甘、韭酸、藿鹹、薤苦、蔥辛。

五臟病五味對治法

肝苦急，急食甘以緩之；肝欲散，急食辛以散之；用酸瀉之，禁當風。心苦緩，急食酸以收之；心欲軟，急食鹹以軟之；用甘瀉之，禁溫食厚衣。脾苦濕，急食苦③以燥之；脾欲緩，急食甘以緩之；用苦瀉之，禁溫食飽食、濕地濡衣。肺苦氣上逆息者，急食苦以泄之；肺欲收，急食酸以收之；用辛瀉之，禁無寒飲食寒衣。腎苦燥，急食辛以潤之，開腠理，潤致津液通氣也④；腎欲堅，急食苦以結之；用鹹瀉之，無犯焠㶼⑤，無熱衣溫食。是以毒藥攻邪，五穀為養，五肉為益，五果為助，五菜為充。精以食氣，氣養精以榮色；形以食味，味養

形以生力，此之謂也。

神藏有五，五五二十五種；形藏有四方、四時、四季、四肢，共爲五九四十五⑥。以此輔神，可長生久視也。精順五氣以爲靈也，若食氣相惡，則傷精也；形受味以成也，若食味不調，則損形也。是以聖人先用食禁⑦以存性，後製藥以防命也，故形不足者溫之以氣，精不足者補之以味，氣味溫補以存形精。

岐伯云：陽爲氣，陰爲味；味歸形，形歸氣；氣歸精，精歸化；精食氣，形食味；化生精，氣生形；味傷形，氣傷精⑧；精化爲氣，氣傷於味；陰⑨味出下竅，陽⑩氣出上竅。味厚者爲陰，味薄者爲陰之陽；氣厚者爲陽，氣薄者爲陽之陰。味厚則泄，薄則通流；氣薄則發洩，厚則秘塞《素問》作發熱。壯火之氣衰，少火之氣壯；壯火食氣，氣食少火。壯火散氣，少火生氣。味辛甘發散爲陽，酸苦湧瀉爲陰；陰勝則陽病，陽勝則陰病；陰陽調和，人則平安。春七十二日省酸增甘以養脾氣；夏七十二日省苦增辛以養肺氣；秋七十二日省辛增酸以養肝氣；冬七十二日省鹹增苦以養心氣；季月各十八日省甘增鹹以養腎氣。

果實第二

二十九條

檳榔：味辛，溫，澀，無毒。消穀逐水，除淡澼；殺三蟲，去伏屍，治寸白。

豆蔻：味辛，溫，澀，無毒。溫中，主心腹痛；止吐嘔；去口氣臭。

蒲桃：味甘；辛，平，無毒。主筋骨濕痹；益氣，倍力，強志，令人肥健，耐饑，忍風寒；久食輕身不老，延年。治腸

間水，調中。可作酒，常飲益人。逐水，利小便。

覆盆子：味甘、辛，平，無毒。益氣輕身，令髮不白。

大棗：味甘、辛，熱，滑，無毒。主心腹邪氣，安中養脾氣，助十二經，平胃氣；通九竅；補少氣、津液、身中不足，大驚、四肢重；可和百藥，補中益氣，強志；除煩悶，心下懸；治腸澼；久服輕身，長年不饑，神仙。

【注釋】

①褰（ㄑㄧㄢ）：緊縮。

②稗（ㄅㄞˋ）米：喬本科植物稗的種子。

③苦：宋新雕本作「鹹」。

④開腠理……通氣也：宋新雕本作「腠理潤致液氣」。

⑤焠煥（ㄞ）：焠，燒灼；煥，熱甚。

⑥神藏……四十五：宋新雕本作「神藏有五，形藏有四。」

⑦先用食禁：宋新雕本作「先禁食」。

⑧味傷形，氣傷精：宋新雕本作「味傷於形，氣傷於精」。

⑨陰：宋新雕本無。

⑩陽：宋新雕本無。

⑪味厚……陽之陰：宋新雕本作「味厚者為陰之陽，氣厚者為陽之陰。」

⑫辛：宋新雕本無。

⑬津液：〔考異〕「《翼方》津上亦有少字」。

生棗：味甘、辛。多食令人熱渴氣脹。若寒熱羸瘦者，彌不可食，傷人。

藕實：味苦、甘①，寒，無毒。食之令人心歡。止渴去熱，補中養神，益氣力，除百病。久服輕身耐老，不饑延年。一名水芝。生根寒，止熱渴，破留血。

雞頭實：味甘，平，無毒。主濕痹，腰脊膝痛；補中，除暴疾，益精氣，強志意，耳目聰明；久服輕身，不饑，耐老，神仙。

芰實：味甘、辛，平，無毒。安中，補五臟，不饑，輕身。一名菱。黃帝云：七月勿食生菱芰，作蟯蟲。

栗子：味鹹，溫，無毒。益氣，厚腸胃，補腎氣，令人耐饑。生食之，治療腰腳不遂。

櫻桃：味甘，平，澀。調中益氣，可多食，令人好顏色，美志性。

橘柚：味辛，溫，無毒。主胸中瘕滿②逆氣，利水穀，下氣，止嘔咳，除膀胱留熱停水，破五淋，利小便，治脾不能消穀，卻胸中吐逆霍亂，止瀉利，去寸白，久服去口臭，下氣通神，輕身長年。一名橘皮，陳久者良。

津符子：味苦，平，滑。多食令人口爽，不知五味。

梅實：味酸，平，澀，無毒。下氣除熱煩滿，安心；止肢體痛、偏枯不仁，死肌；去青黑痣、惡③疾；止下利、好唾口乾；利筋脈。多食壞人齒。

柿：味甘，寒，澀，無毒。通鼻耳氣，主腸澼不足及火瘡，金瘡；止痛。

木瓜實：味酸，鹹，溫，澀，無毒。主濕痹氣，霍亂大吐下後腳轉筋不止。其生樹皮無毒，亦可煮用。

椰實：味甘，平，澀，無毒。主五痔，去三蟲，殺蠱毒、鬼痒、惡毒。

甘蔗：味甘，平，澀，有毒。下氣和中，補脾氣，利大

腸，止渴去煩，解酒毒。

軟棗：味苦，冷，澀，有毒。多食動宿病，益冷氣，發咳嗽。

芋：味辛，平，滑，無毒。寬腸胃，充肌膚，滑中。一名土芝，不可多食，動宿冷。

烏芋：味苦、甘，微寒，滑，無毒。主消渴痺④熱；益氣。一名藉姑，一名水萍。三月採。

杏核仁：味甘、苦，溫，冷而利⑤，有毒。主咳逆上氣，腸中雷鳴，喉痹；下氣；產乳金瘡，寒心奔豚，驚癇，心下煩熱；風氣去來，時行頭痛，解肌，消心下急；殺狗毒。五月採之。其一核兩仁者害人，宜去之。杏實尚生，味極酸，其中核猶未硬者，採之曝乾食之，甚止渴，去冷熱毒。扁鵲云：杏仁不可久服，令人目盲，眉髮落，動一切宿病。

桃核仁：味苦、甘、辛，平，無毒。破瘀血，血閉瘕，邪氣，殺小蟲，治咳逆上氣，消心下硬，除卒暴聲血⑥，破症瘕，通月水，止心痛。七月採。凡一切果核中有兩仁者並害人，不在用。其實味酸，無毒，多食令人有熱。黃帝云：飽食桃入水浴，成淋病。

李核仁：味苦，平，無毒。主僵仆躋，瘀血骨痛。實：味苦、酸，微濕，澀，無毒。除固熱，調中，宜心，不可多食，令人虛。黃帝云：李子不可和白蜜食，蝕人五內。

梨：味甘、微酸，寒，澀，有毒。除客熱氣，止心煩。不可多食，令人寒中。金瘡、產婦勿食，令人萎困、寒中。

林檎：味酸、苦，平，澀，無毒。止渴、好唾⑦。不可多食，令人百脈弱⑧。

柰⑨子：味酸、苦，寒，澀，無毒。耐饑，益心氣。不可多食，令人臚脹。久病人食之，病尤甚。

安石榴：味甘、酸，澀，無毒。止咽燥渴。不可多食，損人肺。

枇杷葉：味苦，平，無毒。主晼不止，下氣。正爾⑩削取生樹皮嚼之，少少咽汁，亦可煮汁冷服之，大佳。

胡桃：味甘，冷，滑，無毒。不可多食，動痰飲，令人噁心，吐水，吐食。

【注釋】

①甘：宋新雕本無。
②滿：宋新雕本作「熱」。
③惡：此前宋新雕本有「滅」字。
④瘴：四庫本作「痹」。
⑤冷而利：〔考異〕「《翼方》無而字」。
⑥卒暴聲血：〔考異〕嚴諸本聲作擊」。
⑦唾：宋新雕本作「睡」。
⑧弱：宋新雕本作「閉」。
⑨奈：宋新雕本作「榛」。
⑩正爾：宋新雕本作「不爾」。

菜蔬第三

五十八條

枸杞葉：味苦，平，澀，無毒。補虛贏，益精髓。諺云：去家千里勿食蘿摩、枸杞。此則言強陽道、資陰氣之速疾也。

蘿摩：味甘，平。一名苦丸。無毒。其葉厚大，作藤，生摘之，有白汁出。人家多種，亦可生啖，亦可蒸煮食之。補益與枸杞葉同。

瓜子：味甘，平、寒，無毒。令人光澤，好顏色，益氣，

不饑，久服輕身耐老；又除胸滿心不樂；久食寒中。可作面脂。一名水芝，一名白瓜子，即冬瓜仁也。八月採。

白冬瓜：味甘，微寒，無毒。除少腹水脹，利小便，止消渴。

凡瓜①：味甘，寒，滑，無毒。去渴，多食令陰下癢濕生瘡，發黃疸。黃帝云：九月勿食被霜瓜，向冬發寒熱及溫病。初食時即令人欲吐也，食竟，心內作停水，不能自消，或爲反胃②。凡瓜入水沉者，食之得冷病，終身不瘥。

越瓜：味甘，平，無毒。不可多食③。益腸胃。

胡瓜：味甘，寒，有毒。不可多食，動寒熱，多瘧疾④，積瘀血熱。

早青瓜⑤：味甘，寒，無毒。食之去熱煩。不可久食，令人多忘。

冬葵子：味甘，寒，無毒。主五臟六腑寒熱羸瘦，破五淋，利小便；婦人乳難，血閉。久服堅骨，長肌肉，輕身延年。十二月採。葉⑥：甘，寒，滑，無毒。宜脾，久食利胃氣；其心傷人，百藥忌食心，心有毒。黃帝云：霜葵陳者生食之，動五種流飲，飲盛則吐水。凡葵菜和鯉魚鮓食之害人。四季之月土王時，勿食生葵菜，令人飲食不化，發宿病。

莧菜實：味甘，寒，澀，無毒。主青盲，白翳，明目；除邪氣；利大小便，去寒熱，殺蛔蟲。久服益氣力，不饑，輕身。一名馬莧，一名莫實⑦，即馬齒莧菜也。治反花瘡。

小莧菜：味甘，大寒，滑，無毒。可久食，益氣力，除熱。不可共鱉肉食，成鱉瘕；蕨菜亦成鱉瘕。

邪蒿：味辛，溫，澀，無毒。主胸膈中臭惡氣，利腸胃。

苦菜：味苦，大寒，滑，無毒。主五臟邪氣，厭穀胃痹，腸澼；大渴熱中；暴疾；惡瘡。久食安心益氣，聰察少臥，輕

身耐老，耐饑寒。一名荼草，一名選，一名遊冬⑧。冬不死。四月上旬採。

薺菜：味甘，溫，澀，無毒。利肝氣，和中，殺諸毒。其子主明目、目痛、淚出；其根主目澀痛。

蕪菁及蘆菔菜：味苦，冷，澀，無毒。利五臟，輕身益氣，宜久食。蕪菁子：明目，九⑨蒸曝，療黃疸，利小便，久服神仙。根：主消風熱毒腫。不可多食，令人氣脹。

菘菜：味甘，溫，澀，無毒。久食通利腸胃，除胸中煩，解消渴。本是蔓菁也，種之江南即化爲菘，亦如枳橘，所生土地隨變。

芥菜：味辛，溫、無毒。歸鼻，除腎邪；大破咳逆，下氣；利九竅，明耳目，安中；久食溫中，又云寒中。其子：味辛，辛亦歸鼻，有毒。主喉痹，去一切風毒腫。黃帝云：芥菜不可共兔肉食，成惡，邪病。

首蓿：味苦，平，澀，無毒。安中。利人四體，可久食。

荏子：味辛，溫，無毒。主咳逆，下氣，溫中，補髓。其葉：主調中，去臭氣。九月採，陰乾用之。油亦可作油衣。

蓼實：味辛，溫，無毒。明目，溫中，解肌，耐風寒；下水氣，面目浮腫，卻癰疽。其葉：辛，歸舌。治大小腸邪氣；利中，益志。黃帝云：蓼食過多有毒，發心痛。和生魚食之，令人脫氣⑩，陰核⑪疼痛求死。婦人月事來，不用食蓼及蒜，喜爲血淋、帶下。二月勿食蓼，傷人腎。扁鵲云：蓼，久食令人寒熱，損骨髓，殺丈夫陰氣，少精。

蔥實：味辛，溫，無毒。宜肺。辛歸頭，明目，補中不足。其莖白：平，滑，可作湯。主傷寒寒熱，骨肉碎痛，能出汗；治中風，面目浮腫，喉痹不通。安胎。殺桂。其青葉：溫，辛，歸目。除肝中邪氣，安中，利五臟；益目精；發黃

疽，殺百藥毒。其根鬚：平。主傷寒頭痛。蔥中涕及生蔥汁：平，滑。止尿血，解藜蘆及桂毒。黃帝云：食生蔥即啖蜜，變作下利；食燒蔥並啖蜜，擁氣而死。正月不得食生蔥，令人面上起游風。

格蔥：味辛，微溫，無毒。除瘴氣惡毒。久食益膽氣，強志。其子：主泄精。

薤：味苦、辛，溫，滑，無毒。宜心，辛歸骨。主金瘡瘡敗，能生肌肉。輕身不饑，耐老。菜芝也。除寒熱，去水氣，溫中，散結氣；利產婦病人。諸瘡中風寒水腫，生搗敷之。鯁骨在咽不下者，食之則去。黃帝云：薤不可共牛肉作羹食之，成瘕疾。韭亦然。十月、十一月、十二月，勿食生薤。令人多涕唾。

【注釋】

①凡瓜：宋新雕本作「凡冬瓜」。

②反胃：宋新雕本作「胃反」。

③不可多食：宋新雕本作「可久食」。

④多瘕疾：〔考異〕「據《醫心方》多當作發，《證類本草》引《嘉祐》亦作多」。

⑤早青瓜：宋新雕本作「青瓜」。

⑥葉：宋新雕本作「葵菜」。

⑦莫實：宋新雕本作「英實」。

⑧遊冬：宋新雕本作「葵」。

⑨九：宋新雕本作「久」。

⑩脫氣：宋新雕本作「奪陰氣」。

⑪陰核：宋新雕本作「核子」。

⑫寒熱：宋新雕本作「傷熱」。

⑬格：後藤敏本有眉批曰：「明版作樓」。令人多涕唾。

⑭諸瘡中風寒：宋新雕本作「諸瘡病中風風寒」。

韭：味辛、酸，溫，澀，無毒。辛歸心，宜肝。可久食，安五臟，除胃①中熱。不利病人，其心腹有痼冷者，食之必加劇。其子：主夢泄精，尿色白。根葉：煮汁以養髮。黃帝云：霜韭凍不可生食，動宿飲，飲盛必吐水。五月勿食韭，損人滋味，令人乏氣力。二月、三月宜食韭，大益人心。

白蘘荷：味辛，微溫，澀，無毒。主中蠱及瘧崗。搗汁服二合，日二。生根：主諸瘡。

甜菜：味甘、苦，大寒，無毒。主時行壯熱，解風熱惡毒。

紫蘇：味辛，微溫，無毒。下氣，除寒中，其子尤善。

雞蘇：味辛，微溫，澀，無毒。主吐血，下氣。一名水蘇。

羅勒：味苦、辛，溫、平，澀，無毒。消停水，散毒氣。不可久食，澀榮衛諸氣。

蕪荑：味辛，平，熱，滑，無毒。主五內邪氣，散皮膚骨節中淫淫溫行毒，去三蟲，能化宿食不消，逐寸白，散腹中溫溫喘息②。一名無姑，一名殿唐。盛器物中甚辟水蛭，其氣甚臭，此即山榆尹作之。

凡榆葉：味甘，平，滑，無毒。主小兒癇，小便下利，傷暑熱困悶，煮汁冷服。生榆白皮：味甘，冷，無毒。利小便，破五淋③。花；主小兒頭瘡。

胡荽子：味酸，平，無毒。消穀，能復食味。葉不可久食，令人多忘。華佗云：胡荽菜，患狐臭人，患口氣臭；蛀齒

人食之加劇；腹內患邪氣者，彌不得食，食之發宿病，金瘡尤忌。

海藻：鹹，寒，滑，無毒。主癭瘤結氣，散頸下硬核痛者，腸內上下雷鳴，下十二水腫，利小便，超男子陰氣。

昆布：味鹹，寒，滑，無毒。下十二水腫，癭瘤結氣，瘺瘡，破積聚。

茼蒿：味辛，平，無毒。安心氣，養脾胃，消痰飲。

白蒿：味苦、辛，平，無毒。養五臟，補中益氣，長毛髮。久食不死，白兔食之仙。

吳葵：一名蜀葵。味甘，微寒，滑，無毒。花：定心氣。葉：除客熱，利腸胃。不可久食，鈍人志性。若食之，被狗齧者，瘡永不瘥。

藋：味鹹，寒，澀，無毒。宜腎，主大小便數，去煩熱。

香菜：味辛、微溫。主霍亂、腹痛、吐下，散水腫、煩心，去熱。

甜瓠：味甘，平，滑，無毒。主消渴、惡瘡，鼻、口中肉爛痛。其葉：味甘，平，主耐饑。扁鵲云：患腳氣虛脹④者，不得食之，其患永不除。

蓴：味甘，寒，滑，無毒。主消渴熱痹。多食動痔病。

落葵：味酸，寒，無毒。滑中、散熱實，悅澤人面。一名天葵，一名蘩露。

蘩蔞：味酸，平，無毒。主積年惡瘡、痔不癒者。五月五日日中採之，即名滋草，一名雞腸草，乾之燒作焦灰用。扁鵲云：丈夫患惡瘡，陰頭及莖作瘡膿爛，疼痛不可堪忍，久不瘥者，以灰一分，蚯蚓新出屎泥二分，以少水和研，緩如煎餅麵，以泥瘡上，乾則易之。禁酒、麵、五辛並熱食等。黃帝云：蘩蔞合鱔⑤鮓食之，發消渴病，令子多忘。別有一種近水

渠中溫濕處，冬生，其狀類胡荽，亦名雞腸菜，可以療痔病，一名天胡荽。

葳：味辛，微溫，有小毒。主蠷螋⑥尿瘡。多食令人氣喘，不利人腳，多食腳痛。

葫：味辛，溫，有毒。辛歸五臟，散癰疽，治壁瘡，除風邪，殺蟲毒氣，獨子者最良。黃帝云：生葫合青魚鮓食之，令人腹內生瘡，腸中瘇，又成疳瘕。多食生葫行房，傷肝氣，令人面無色。四月八月勿食葫，傷入神，損膽氣，令人喘悸，脅肋氣急，口味多爽。

小蒜：味辛，溫，無毒。辛歸脾、腎。主霍亂，腹中不安，消穀，理胃氣，溫中，除邪痹毒氣，五月五日採，曝乾。葉：主心煩痛，解諸毒，小兒丹疹⑦，不可久食，損人心力。黃帝云：食小蒜啖生魚，令人奪氣，陰核疼求死。三月勿食小蒜，傷人志性。

茗葉：味苦、鹹、酸，冷，無毒。可久食，令人有力，悅志，微動氣。黃帝云：不可共韭食，令人身重。

蕃荷葉：味苦、辛，溫，無毒。可久食，卻腎氣，令人口氣香潔。主辟邪毒，除勞弊。形瘦疲倦者不可久食，動消渴病。

蒼耳子：味苦、甘，溫。葉：味苦、辛，微寒，澀，有小毒。主風頭寒痛風濕痹，四肢拘急攣痛；去惡肉死肌、膝痛、溪毒⑧。久服益氣，耳目聰明，強志輕身。一名胡枲，一名地葵，一名葹①，一名常思。蜀人名羊負來，秦名蒼耳，魏人名只刺。黃帝云：戴甲蒼耳，不可共豬肉食，害人。食甜粥，復以蒼耳甲下之，成走注，又患兩脅。立秋後忌食之。

【注釋】

①胃：宋新雕本作「骨」。

②喘息：宋新雕本作「急痛者」。

③五淋：宋新雕本作「石淋」。

④脹：宋新雕本作「腫」。

⑤鱔：宋新雕本無。

⑥蠼螋（ㄐㄩㄝˊ ㄙㄡ）：即蓑衣蟲，革翅目昆蟲之通稱。

⑦丹疹：宋新雕本無。

⑧溪毒；宋新雕本作「汗熱」。

食茱萸：味辛、苦，大溫，無毒。九月採，停陳久者良。其子閉口者有毒，不任用。止痛下氣，除咳逆，去五臟中寒冷，溫中，諸冷實不消。其生白皮：主中惡、腹痛，止齒疼。其根細者：去三蟲，寸白。黃帝云：六月、七月勿食茱萸，傷神氣，令人起伏氣。咽喉不通徹，賊風中人，口僻不能語者，取茱萸一升，去黑子及合者，好豉三升，二物以清酒和煮四五沸，取汁冷，服半升，日三，得小汗瘥。薑②螫人，嚼茱萸封上止。

蜀椒：味辛，大熱，有毒。主邪氣，溫中下氣，留飲宿食；能使痛者癢，癢者痛。久食令人乏氣，失明。主咳逆；逐皮膚中寒冷；去死肌、濕痹痛、心下冷氣；除五臟六腑寒，百骨節中積冷，溫瘧，大風汗自出者；止下利，散風邪。合口者害人，其中黑子有小毒，下水。仲景云：熬用之。黃帝云：十月勿食椒，損人心，傷血脈。

乾薑：味辛，熱，無毒。主胸中滿，咳逆上氣，溫中；止漏血、出汗；逐風濕痹、腸澼下利、寒冷腹痛、中惡、霍亂、脹滿、風邪諸毒、皮膚間結氣；止唾血。生者尤良。

生薑：味辛，微溫，無毒。辛歸五臟，主傷寒頭痛，去淡③下氣，通汗，除鼻中塞，咳逆上氣，止嘔吐，去胸膈上臭

氣，通神明。黃帝云：八月、九月勿食薑，傷入神，損壽。胡居士云：薑殺腹內長蟲，久服令人少志、少智，傷心性。

菫葵：味苦，乾，無毒。久服除人心煩急，動痰冷，身重，多懶惰。

芸薹：味辛，寒，無毒。主腰腳痺。若舊患腰腳痛者，不可食，必加劇。又治油腫丹毒。益狐臭解禁咒之輩。出五明經。其子主夢中泄精，與鬼交者。胡居士云：世人呼爲寒菜，甚辣。狐臭人食之，病加劇。隴西氐羌中多種食之。

竹筍：味甘，微寒，無毒。主消渴，利水道，益氣力，可久食，患冷人食之心痛。

野苣：味苦，平，無毒。久服輕身少睡。黃帝云：不可共蜜食之，作痔。白苣：味苦，平，無毒。益筋力。黃帝云：不可共酪④食，必作蟲。

茴香菜；味苦、辛，微寒，澀，無毒。主霍亂，避熱除口氣。臭肉和水煮，下少許，即無臭氣。故曰茴香。醬臭末中亦香。其子：主蛇咬瘡久不瘥，搗敷之。又治九種瘻。

蓸菜：味苦，寒，無毒。主小兒火丹諸毒腫，去暴熱。

藍菜：味甘，平，無毒。久食大益腎，填髓腦。利五臟，調六腑。胡居士云：河東隴西羌胡多種食之，漢地鮮有。其葉長大厚，煮食甘美。經冬不死，春亦有英，其花黃，生角結子。子：治療人多睡⑤。

扁竹葉：味苦，平，澀，無毒。主浸淫、疥瘙、疽痔，殺三蟲，女人陰蝕。扁鵲云：煮汁與小兒冷服，治蛔蟲。

靳菜：味苦、酸，冷，澀，無毒。益筋力，去伏熱。治五種黃病。生搗絞汁冷服一升，日二。黃帝云：五月五日勿食一切菜，發百病。凡一切菜，熟煮熱食。時病瘥後，食一切肉併蒜，食竟行房，病發必死；時病瘥後未健，食生青菜者，手足

必青腫；時病瘥未健，食青菜竟行房，病更發必死。十月勿食被霜菜，令人面上無光澤，目澀痛，又瘥發心痛，腰疼，或致心瘧，發時手足十指爪皆青，困痿。

【注釋】

①蒁：（ㄕ）植物名。

②蠆（ㄔㄞˋ）：蠍類毒蟲。

③淡：後藤敏本作「痰」。

④酪：宋新雕本作「飴」。

⑤睡：後藤敏本有眉批曰：「明版作唾」。

穀米第四

二十七條

薏苡仁：味甘，溫，無毒。主筋拘攣，不可屈伸，久風濕痹下氣。久服輕身益力。其生根下三蟲。名醫云：薏苡仁除筋骨中邪氣不仁，利腸胃，消水腫，令人能食。一名䅘①，一名感米，蜀人多種食之。

胡麻：味甘，平，無毒。主傷中虛弱，補五內，益氣力，長肌肉，填髓腦，堅筋骨，療金瘡，止痛；及傷寒溫瘧、大吐下後虛熱困乏。久服輕身不老，明耳目，耐寒暑，延年。作油微寒，主利大腸，產婦胞衣不落。生者摩瘡腫，生禿髮，去頭面游風。一名巨勝，一名狗虱，一名方莖，一名鴻藏。葉名青襄，主傷暑熱；花主生禿髮，七月採最上摽②頭者，陰乾用之。

白麻子：味甘，平，無毒。宜肝，補中益氣，肥健不老。治中風汗出，逐水利小便，破積血風毒腫，復血脈，產後乳餘疾。能長髮，可爲沐藥。久服神仙。

飴：味甘，微溫，無毒。補虛冷，益氣力，止腸鳴咽痛，除唾血，卻卒嗽。

大豆黃卷：味甘，平，無毒。主久風濕痹瘂攣膝痛；除五臟、胃氣結積，益氣，止毒；去黑痣、面皯，潤澤皮毛。宜腎。

生大豆：味甘，平，冷，無毒。生搗，淳醋和塗之，治一切毒腫，並止痛。煮汁冷服之，殺鬼毒，逐水脹，除胃中熱，卻風痹、傷中、淋露，下瘀血，散五臟結積內寒，殺烏頭三建，解百藥毒；不可久服，令人身重。其熬屑：味甘，溫，平，無毒。主胃中熱，去身腫，除痹，消穀，止腹脹。九月採。黃帝云：服大豆屑忌食豬肉。炒豆不得與一歲以上、十歲以下小兒食，食竟啖豬肉，必擁氣死。

紅豆：味甘、咸，平，冷，無毒。下水腫，排膿血。一名赤豆。不可久服，令人枯燥。

青小豆：味甘、鹹，溫、平，澀，無毒。主寒熱，熱中，消渴；止瀉利，利小便，除吐逆、卒澼、下腹脹滿。一名麻累，一名胡豆。黃帝云：青小豆合鯉魚鮓食之，令人肝至③五年成乾瘠病。

大豆豉：味苦、甘，寒，澀，無毒。主傷寒頭痛，寒熱，辟瘴氣惡毒，煩躁滿悶，虛勞喘吸，兩腳疼冷，殺六畜胎子諸毒。

大麥：味鹹，微寒，滑，無毒。宜心，主消渴，除熱。久食令人多力，健行。作糵，溫，消食和中。熬末令赤黑，搗作面，止瀉利；和清酢漿服之，日三夜一服。

小麥：味甘，微寒，無毒。養肝氣，去客熱，止煩渴咽躁，利小便，止漏血唾血；令女人孕必得。易④。作麴，六月作者溫，無毒，主小兒癇；食不消，下五痔蟲，平胃氣，消

穀，止利；作麵：溫，無毒，不能⑤消熱止煩。不可多食，長宿癖，加客氣，難治。

青粱米：味甘，微寒，無毒。主胃痹，熱中；除消渴，止瀉利，利小便；益氣力，補中，輕身，長年。

黃粱米：味甘，平，無毒。益氣和中，止瀉利。人呼爲竹根米。又卻當風臥濕寒中者。

白粱米：味甘，微寒，無毒。除熱，益氣。

粟米：味鹹，微寒，無毒。養腎氣，去骨痹、熱中，益氣。

陳粟米：味苦，寒，無毒。主胃中熱；消渴，利小便。

丹黍米：味苦，微溫，無毒。主咳逆上氣，霍亂，止泄利，除熱，去煩渴。

白黍米：味甘、辛，溫，無毒。宜肺，補中，益氣。不可久食，多熱，令人煩。黃帝云：五種黍米，合葵食之，令人成痼疾。又以脯臘著五種黍米中藏儲食之。云⑥令人閉氣。

陳廩米：味鹹、酸，微寒，無毒。除煩熱，下氣調胃，止泄利。黃帝云：久藏脯臘安米中，滿三月，人不知，食之害人。

米：味苦，微溫，無毒。主寒中，下氣，除熱。

秫米：味甘，微寒，無毒。主寒熱，利大腸，治漆瘡。

酒：味苦、甘、辛，大熱，有毒。行藥勢，殺百邪、惡氣。黃帝云：暴下後飲酒者，膈上變爲伏熱；食生菜飲酒，莫炙腹，令人腸結。扁鵲云：久飲酒者，腐腸爛胃，潰髓蒸筋，傷神損壽；醉當風臥，以扇自扇，成惡風；醉以冷水洗浴，成疼痹；大醉汗出，當以粉粉身，令其自乾，發成風痹。常日未沒⑦食訖，即莫飲酒，終身不乾嘔；飽食訖，多飲水及酒，成痞僻。

扁豆：味甘，微溫，無毒。和中下氣。其葉：平，主霍亂，吐下不止。

稷米：味甘，平，無毒。益氣安中，補虛和胃，宜脾。

粳米：味辛、苦，平，無毒。主心煩，斷下利，平胃氣，長肌肉，溫⑧。又云生者冷，燔者熱。

糯米：味苦，溫，無毒。溫中，令人能食，多熱，大便硬。

醋：味酸，溫，澀，無毒。消癰腫，散水氣，殺邪毒，血運。扁鵲云：多食醋，損人骨。能理諸藥，消毒⑨。

蕎麥：味酸，微寒，無毒。食之難消，動太熱風。其葉生食動刺風，令人身癢。黃帝云：作麵和豬、羊肉熱食之，不過八九頓，作熱風，令人眉鬚落，又還生，仍稀少。涇邠以北，多患此疾。

鹽：味鹹，溫，無毒。殺鬼蠱、邪注、毒氣、下部暨瘡；傷寒寒熱；能吐胸中痰游澼，止心腹疼痛；堅肌骨。不可多食，傷肺喜咳，令人色膚黑，損筋力。扁鵲云：鹽能除一切大風疾痛者，炒熨之。黃帝云：食甜粥竟，食鹽即吐，或成霍亂。

【注釋】

①頎：音ㄍㄣˋ。

②摽：四庫本作「標」

③肝至：〔考異〕「元本作肝黃，嘉靖本、萬曆本作眼黃」。

④易：宋新雕本作「男」，連上句讀。

⑤不能：宋新雕本作「主」。

⑥云：後藤敏本有眉批曰：「明版作亦」。

⑦沒：宋新雕本作「設」。

⑧溫：〔考異〕「諸本溫下有中字」。

⑨毒：此後宋新雕本有「熱」字。

鳥獸第五

四十條

人乳汁：味甘，平，無毒。補五臟，令人肥白悅澤。

馬乳汁：味辛，溫，無毒。止渴。

牛乳汁：味甘，微寒，無毒。補虛羸，止渴。人生薑、蔥白，止小兒吐乳。補勞。

羊乳汁：味甘，微溫，無毒。補寒冷、虛乏、少血色。令人熱中。

驢乳：味酸，寒，一云大寒，無毒。主大熱，黃疸，止渴。

母豬乳汁：平，無毒。主小兒驚癇，以飲之神妙。

馬牛羊酪：味甘、酸，微寒，無毒。補肺臟，利大腸。黃帝云：食甜酪竟，即食大醋者，變作血瘕及尿血。華佗云：馬牛羊酪，蚰蜒入耳者，灌之即出。

沙牛及白羊酥：味甘，微寒，無毒。除胸中客氣，利大小腸，治口瘡。

犛牛酥：味甘，平，無毒。去諸風濕痹，除熱，利大便，去宿食。

醍醐：味甘，平，無毒。補虛，去諸風痹，百煉乃佳。甚去月蝕瘡。添髓，補中，填骨，久服增年。

熊肉：味甘，微寒、微溫，無毒。主風痹不仁，筋急五緩。若腹中有積聚，寒熱羸瘦者，食熊肉，病永不除。其脂味甘、微寒，治法與肉同。又去頭瘍、白禿、面瘦黑，食飲嘔

吐。久服強志不饑，輕身長年。黃帝云：一切諸肉，煮不熟，生不斂者，食之成瘕。熊及豬二種脂，不可作燈，其煙氣入人目，失明，不能遠視。

羚羊角：味酸、苦，溫，微寒，無毒。主青盲，明目；殺疥蟲；止寒泄、心畏驚悸。除百節中結氣及風傷蠱毒、吐血；婦人產後餘痛。燒之殺鬼魅，辟虎狼。久服安心益氣，輕身。勿令中濕有毒。髓：味甘，溫，無毒。主男子女人傷中，陰陽氣不足，卻風熱，止毒，利血脈，益經氣。以酒和服之。亦可久服，不損人。

青羊膽汁：冷，無毒。主諸瘡，能生人身脈；治青盲，明目。肺：平，補肺治嗽；止渴，多小便；傷中，止①虛，補不足；去風邪。肝：補肝明目。心：主憂恚，膈中逆氣。腎：補腎氣虛弱，益精髓。頭骨：主小兒驚癇，煮以浴之。蹄肉：平，主丈夫五勞七傷。肉：味苦、甘，大熱，無毒。主暖中止痛，字乳餘疾，及頭腦中大風，汗自出，虛勞寒冷，能補中益氣力，安心止驚；利產婦，不利時患人。頭肉：平。主風眩瘦疾；小兒驚癇；丈夫五勞七傷。其骨：熱。主虛勞寒中羸瘦，其宿有熱者，不可食。生脂：止下利脫肛，去風毒；婦人產後腹中絞痛。肚：主胃反；治虛羸小便數；止虛汗。黃帝云：羊肉共醋食之傷人心，亦不可共生魚、酪和食之，害人。凡一切羊蹄甲中有珠子白者，名羊懸筋，食之令人癲，白羊黑頭，食其腦，作腸癰。羊肚共飯飲常食，久久成反胃，作噎病。甜粥共肚食之，令人多唾，喜吐清水。羊腦、豬腦：男子食之損精氣，少子。若欲食者，研之如粉，和醋食之，初不如②不食佳。青羊肝和小豆食之，令人目少明。一切羊肝生共椒食之，破人五臟，傷心，最損小兒。彌忌水中柳木及白楊木，不得銅器中煮殺羊肉，食之，丈夫損陽，女子絕陰。暴下後不可食羊

肉髓及骨汁，成煩熱難解，還動利。凡六畜五臟，著草自動搖，及得鹹醋不變色，又墮地不汗，又與犬，犬不食者，皆有毒，殺人。六月勿食羊肉，傷人神氣。

沙牛髓：味甘，溫，無毒。安五臟，平胃氣，通十二經脈，理三焦約，溫骨髓，補中，續絕傷，益氣力；止泄利，去消渴，皆以清酒和暖服之。肝：明目。膽：可丸百藥，味苦，大寒，無毒，除心腹熱渴，止下利，去口焦燥，益目精。心：主虛忘③。腎：去濕痹，補腎氣，益精。齒：主小兒牛癇。肉：味甘、平，無毒，主消渴，止唾涎出，安中，益氣力，養脾胃氣。不可常食，發宿病。自死者不任食。喉嚨：主小兒啤④。

黃犍、沙牛、黑牯牛尿：味苦、辛，微溫，平，無毒。主水腫腹腳俱滿者，利小便。黃帝云：烏牛自死北首者，食其肉害人。一切牛盛熱時卒死者，總不堪食，食之作腸癰。患甲蹄牛⑤，食其蹄中拒筋，令人作肉刺。獨肝牛肉，食之殺人。牛食蛇者獨肝，患疥。牛、馬肉食，令人身體癢。牛肉共豬肉食之，必作寸白蟲。直爾黍米、白酒、生牛肉共食，亦作寸白，大忌。人下利者，食自死牛肉必劇。一切牛、馬乳汁及酪，共生魚食之，成魚瘕。六畜脾，人一生莫食。十二月勿食牛肉，傷人神氣。

【注釋】

①止：宋新雕本作「心」。

②初不如：宋新雕本作「仍不如」；四庫本作「然終不若」。

③忘：宋新雕本作「妄」。

④啤：〔考異〕「按啤字方書未經見，恐呷訛」。

⑤患甲蹄牛：宋新雕本無。

馬心：主喜忘。肺：主寒熱茎瘻。肉：味辛、苦，平，冷，無毒。主傷中，除熱，下氣，長筋，強腰脊，壯健強志，利意，輕身，不饑。黃帝云：白馬自死，食其肉害人。白馬玄頭，食其腦令人癲。白馬鞍下烏色徹肉裏者，食之傷人五臟。下利者，食馬肉必加劇。白馬青①蹄，肉不可食。一切馬汗氣及毛不可入食中，害人。諸食馬肉心煩悶者，飲以美酒則解，白酒則劇。五月勿食馬肉，傷入神氣。野馬陰莖：味酸、鹹，溫，無毒。主男子陽瘻縮，少精。肉：辛，平，無毒。主人馬癇，筋脈不能自收，周痹②，肌不仁。病死者不任用。

驢肉：味酸，平，無毒。主風狂，愁憂不樂，能安心氣。病死者不任用。其頭燒卻毛，煮取汁以浸麴釀酒，治療大風動搖不休者。皮膠亦治大風。

狗陰莖：味酸，平，無毒。主傷中，丈夫陰瘻不起。狗腦：主頭風痹，下部暗瘡，瘡③中息肉。肉：味酸、鹹，溫，無毒。宜腎，安五臟，補絕傷勞損，久病大虛者，服之輕身，益氣力。黃帝云：白犬④合海鰍⑤食之，必得惡病。白犬自死不出舌者，食之害人。犬春月多狂，若鼻赤起而燥者，此欲狂。其肉不任食。九月勿食犬肉，傷人神氣。

豚卵：味甘，溫⑥，無毒。除陰莖中痛，驚癇，鬼氣，蠱毒；除寒熱、奔豚、五癃、邪氣攣縮。一名豚顛。陰乾，勿令敗。豚肉：味辛，平，有小毒。不可久食，令人遍體筋肉碎痛，乏氣；大豬後腳懸蹄甲：無毒。主五痔，伏熱在腹中，腸癰內蝕，取酒浸半日，炙焦用之。大豬四蹄：小寒，無毒。主傷撻諸敗瘡。母豬蹄：寒，無毒。煮汁服之，下乳汁，甚解石藥毒。大豬頭肉：平，無毒。補虛乏氣力，去驚癇、鬼毒、寒

熱、五癃。腦：主風眩。心：平，無毒。主驚邪、憂恚、虛悸、氣逆；婦人產後中風，聚血氣驚恐。腎：平，無毒。除冷利，理腎氣，通膀胱。肝：味苦，平，無毒。主明目。豬喉⑦：微寒，無毒。主凍瘡痛癢。肚：微寒，無毒。補中益氣，止渴，斷暴利虛弱。腸：微寒，無毒。主消渴、小便數，補下焦虛竭。其肉間脂肪：平，無毒。主煎諸膏藥，破冷結，散宿血，解斑蝥、蕪青毒。豬洞腸：平，無毒。主洞腸挺出血多者。山豬肉：味苦酸，冷，無毒。主狂病多日不癒。凡豬肉：味苦，微寒，宜腎，有小毒。補腎氣虛蠍，不可久食，令人少於精⑧，發宿病，弱筋骨，閉血脈，虛人肌。有金瘡者，食之瘡尤甚。豬血：平、澀，無毒。主卒下血不止，美清酒和炒服之。又主中風絕傷，頭中風眩及諸淋露一、奔豚、暴氣。黃帝云：凡豬肝、肺，共魚鱠食之，作癭疽。豬肝共鯉魚腸、魚子食之，傷入神。豚腦：損男子陽道，臨房不能行事。八月勿食豬肺及飴，和食之，至冬發疽，十月勿食豬肉，損人神氣。

鹿頭肉：平，主消渴，多夢妄見者。生血，治癰腫。莖筋：主勞損。蹄肉：平。主腳膝骨中疼痛，不能踐地。骨：主內虛，續絕傷，補骨，可作酒。髓：味甘、溫。主丈夫婦人傷中、脈絕，筋急痛，咳逆，以酒和服。腎：平。主補腎氣。肉：味苦，溫，無毒。補中，強五臟，益氣力。肉生者主中風口僻不正，細細銼之，以薄僻上。華佗云：和生椒搗薄之，使人專看之，正則急去之。不爾，復牽向不僻處。角：銼取屑一升，白蜜五升溲之，微火熬，令小變色，曝乾更搗篩，服方寸匕，日三。令人輕身，益氣力，強骨髓，補絕傷。黃帝云：鹿膽白者，食其肉，害人⑨。白鹿肉不可和蒲白作羹食，發惡瘡。五月勿食鹿肉，傷人神氣。胡居士云：鹿性驚烈，多別良草。恒食九物，餘者不嘗。群處必依山岡，產歸下澤，饗神用

其肉者，以其性烈清淨故也。凡餌藥之人，不可食鹿肉，服藥必不得力。所以然者，以鹿常食解毒之草，是故能制毒、散諸藥故也。九草者，葛葉花、鹿蔥、鹿藥、白蒿、水芹、甘草、齊頭蒿、山蒼耳、薺苨。

獐骨：微溫⑩，無毒。主虛損、泄精。肉：味甘溫，無毒。補益五臟。髓：益氣力，悅澤人面。獐無膽，所以怯弱多驚恐。黃帝云：五月勿食獐肉，傷入神氣。

麋脂：味辛，溫，無毒。主癰腫、惡瘡、死肌、寒熱、風寒濕痹，四肢拘緩不收，風頭腫氣，通腠理，柔皮膚，不可近男子陰，令痿。一名宮脂。十月取。黃帝云：生迷⑪肉共蝦汁合食之，令人心痛；生迷肉共雉肉食之作瘑疾。

虎肉：味酸，無毒。主噁心欲嘔，益氣力，止多唾，不可熱食，壞人齒。虎頭骨：治風邪。虎眼睛：主驚癇⑫。

豹肉：味酸，溫，無毒。宜腎，安五臟，補絕傷，輕身益氣，久食利人。

狸肉：溫，無毒。補中，輕身，益氣，亦治諸注。黃帝云：正月勿食虎、豹、狸肉，傷人神損壽。

【注釋】

①青：宋新雕本作「風痹」。

②周痹：宋新雕本作「風痹」。

③瘡：《名醫別錄》作「鼻」。

④犬：此後宋新雕本有「血」。

⑤魷（ㄧㄡˊ）：蚰科魚類的通稱。

⑥甘溫：宋新雕本作「寒」。

⑦喉：四庫本作「肺」。

⑧精：宋新雕本無。

⑨害人：宋新雕本作「令人澼」。

⑩溫：宋新雕本作「寒」。

⑪迷：（又讀ㄋㄧˊ），小鹿。

⑫癇：此後宋新雕本有「鬼勞夢」三字。

兔肝：主目暗。肉：味辛，乾，澀，無毒。補中益氣，止渴。兔無脾，所以能走。蓋以屬二月建卯木位也，木剋土，故無脾焉。馬無脾，亦能走也。黃帝云：兔肉和獺肝食之，三日必成遁屍；共白雞肝、心食之，令人面失色，一年成癉黃；共薑食，變成霍亂；共白雞肉食之，令人血氣不行。二月勿食兔肉，傷人神氣。

生鼠：微溫，無毒。主蹉折，續筋補骨，搗薄之，三日一易。

獺肝：味甘，有小毒。主鬼疰、蠱毒，卻魚鯁，止久嗽，皆燒作灰，酒和服之。獺肉：味甘，溫，無毒。主時病疫氣，牛馬時行病，皆煮取汁，停冷服之，六畜灌之。

狐陰莖：味甘，平，有小毒。主女子絕產，陰中癢，小兒陰㿉，卵腫。肉並五臟及腸肚：味苦，微寒，有毒。主蠱毒寒熱，五臟疝冷；小兒驚癇；大人狂病見鬼。黃帝云：麝肉共鵲肉食之，作癥瘕。

野豬青蹄不可食；及獸赤足者不可食；野獸自死北首伏地不可食；獸有歧尾不可食。家獸自死，共鱠汁食之，作疽瘡。十一月勿食經夏臭脯，成水病，作頭眩，丈夫陰痿。甲子日勿食一切獸肉，大吉。鳥飛投入不肯去者，口中必有物。開看無者，拔一毛放之，大吉。一切禽獸自死無傷處不可食。三月三日勿食鳥獸五臟及一切果菜五辛等物，大吉。

丹雄雞肉：味甘，微溫，無毒。主女人崩中漏下，赤白沃

①；補虛，溫中；能癒久傷，乏瘡②不肯瘥者。通神，殺惡毒。

黃雌雞肉：味酸、鹹，平，無毒。主傷中，消渴；小便數而不禁，腸游泄利；補益五臟絕傷五勞，益氣力。

雞子黃：微寒。主除熱、火灼、爛瘡、痓。可作虎魄神物。

卵白汁：微寒。主目熱赤痛，除心下伏熱，止煩滿咳逆，小兒泄利，婦人產難，胞衣不出，生吞之。

白雄雞肉：味酸，微溫，無毒。下氣，去狂邪，安五臟，傷中，消渴。

烏雄雞肉：味甘，溫，無毒。補中，止心痛。

黑③雌雞肉：味甘，平，無毒。除風寒濕痹，五緩六急，安胎。

黃帝云：一切雞肉和魚肉汁食之，成心瘕。雞具五色者，食其肉必狂。若有六指四距，玄雞白頭，家雞及野雞鳥生子有文八字，雞及野鳥死不伸足爪，此種食之害人。雞子白共蒜食之，令人短氣。雞子共鱉肉蒸，食之害人。雞肉、獺肉共食作遁屍注，藥所不能治。食雞子啖生蔥，變成短氣。雞肉、犬肝腎共食害人。生蔥共雞、犬肉食，令人穀道終身流血。烏雞肉合鯉魚肉食，生疽癰。雞、兔、犬肉和食必泄利。野雞肉共家雞子食之，成遁屍，屍鬼纏身，四肢百節疼痛。小兒五歲以下飲乳未斷者，勿食雞肉。二月勿食雞子，令人常噁心。丙午日食雞、雉肉，丈夫燒死、目盲，女人血死、妄見。四月勿食暴雞肉，作內疽，在胸腋下出漏孔，丈夫少陽，女人絕孕，虛勞乏氣。八月勿食雞肉，傷人神氣。

雉肉：酸，微寒，無毒。補中益氣，止泄利。久食之令人瘦。嘴：主蟻瘻。黃帝云：八月建酉日食雉肉，令人短氣。八

月勿食雉肉，損人神氣。

白鵝脂：主耳卒聾，消以灌耳。毛：主射工水毒。肉：味辛、平，利五臟。

鶩肪：味甘，平，無毒。主風虛寒熱。肉：補虛乏，除客熱，利臟腑，利水道。黃帝云：六月勿食鶩肉，傷人神氣。

鴛鴦肉：味苦，微溫，無毒。主瘻瘡，清酒浸之，炙令熱，以薄之，亦炙服之。又治夢思慕者。

雁肪：味甘，平，無毒。主風攣拘急，偏枯，血氣不通利。肉：味甘，平，無毒。久服長髮、鬢、鬚、眉，益氣不饑，輕身耐暑。黃帝云：六月勿食雁肉，傷人神氣。

越燕屎：味辛，平，有毒。主殺蠱毒、鬼注，逐不祥邪氣；破五癃，利小便。熬香用之，治口瘡。肉不可食之，入水為蛟龍所殺。黃帝云：十一月勿食鼠肉、燕肉，損人神氣。

石蜜：味甘，平，微寒，無毒。主心腹邪氣，驚癇痙，安五臟，治諸不足，益氣補中；止腹痛；解諸藥毒；除眾病，和百藥；養脾氣；消心煩，食飲不下；止腸澼；去肌中疼痛；治口瘡；明耳目。久服強志，輕身，不饑，耐老、延年、神仙。一名石飴，白如膏者良，是今諸山崖處蜜也。青赤蜜：味酸，猛④食之令人心煩。其蜂黑色似虻。黃帝云：七月勿食生蜜，令人暴下，發霍亂；蜜蠟：味甘，微溫，無毒。主下利膿血；補中，續絕傷；除金瘡；益氣力，不饑耐老。白蠟：主久泄澼，痕後重見血者，補絕傷，利小兒。久服輕身不饑。生於蜜房或木石上，惡芫花、百合。此即今所用蠟也。

【注釋】

①沃：後藤敏本有眉批曰：「明版作帶」

②久傷乏瘡：宋新雕本作「九傷之瘡」：

③黑：宋新雕本作「赤」。

④猛：飲食的方式只利於養生。

蝮蛇肉：平，有毒。釀酒，去癩疾，諸九瘻，心腹痛，下結氣，除蠱毒。其腹中吞鼠①，平，有小毒，主鼠瘻。

原蠶雄蛾：味鹹，溫，有小毒。主益精氣，強男子陽道，交接不倦，治療泄精，不用相連者。

鮧魚②：味甘，無毒。主百病。

鰻鱺魚：味甘，大溫，有毒。主五痔瘻，殺諸蟲。

鱔魚肉：味甘，大溫，黑者無毒。主補中養血，治沈唇。五月五日取。頭骨：平，無毒。燒服，止久利。

鱔徒河反魚：平，無毒。主少氣吸吸，足不能立地。黃帝云：四月勿食蛇肉，鮮肉，損神害氣。

烏賊魚骨：味鹹，微溫，無毒。主女子漏下赤白經汁、血閉、陰蝕腫痛、寒熱、癥瘕，無子；驚氣入腹，腹痛環臍，丈夫陰中痛而腫，令人有子。肉：味酸，平，無毒。益氣強志。

鯉魚肉：味甘，平，無毒。主咳逆上氣、癉黃；止渴。黃帝云：食桂竟，食鯉魚肉害人；腹中宿瘕病者，食鯉魚肉害人。

鯽魚：味甘，平，無毒。主一切瘡，燒作灰，和醬汁敷之，日二。又去腸癰。

黃帝云：魚白目不可食之；魚有角，食之發心驚，害人；魚無腸、膽，食之三年，丈夫陰痿不起，婦人絕孕；魚身有黑點不可食；魚目赤，作鱠食，成瘕病，作鮓食之害人。一切魚共菜食之作蛔蟲、蟯蟲；一切魚尾，食之不益人，多有勾骨，著人咽，害人；魚有角、白背，不可食。凡魚赤鱗不可食；魚無腮不可食；魚無③全腮，食之發疽疵；鱪鮊皮④魚不益人，

其尾有毒，治齒痛。鮧魚有毒，不可食之。二月庚寅日勿食魚，大惡⑤；五月五日勿以鯉魚子共豬肝食，必不消化，成惡病；下利者食一切魚，必加劇，致困難治；穢飯、鰟⑥肉、臭魚不可合食之，害人。三月勿食鮫龍肉及一切魚肉，令人飲食不化，發宿病，傷人神氣⑦，失氣，恍惚。

鱉肉：味甘，平，無毒。主傷中益氣，補不足，療腳氣。黃帝云：五月五日以鱉子共鮑魚子食之，作癉黃；鱉腹下成五字，不可食；鱉肉，兔肉和芥子醬食之損人；鱉三足，食之害人；鱉肉共莧、蕨菜食之，作鱉瘕害人。

蟹殼：味酸，寒，有毒。主胸中邪熱，宿結痛，喎僻面腫，散漆，燒之致鼠。其黃：解結散血，癒漆瘡，養筋益氣。黃帝云：蟹目相向，足斑者，食之害人。十二月勿食蟹、鱉，損入神氣。又云：龜、鱉肉共豬肉食之，害人；秋果菜共龜肉食之，令人短氣；飲酒食龜肉，並菰白菜，令人生寒熱。六甲日勿食龜、鱉之肉，害人心神。螺、蚌共菜食之，令人心痛，三日一發。蝦鱠共豬肉食之，令人常噁心多唾，損精色。蝦無鬚，腹下通烏色者食之害人，大忌，勿輕。十一月、十二月，勿食蝦、蚌著甲之物。

【注釋】

①其腹中吞鼠：宋新雕本作「天鼠」。

②鮧（ㄧˊ）魚：即鯰魚、鮎魚。

③無：宋新雕本作「頭」。

④鯆魮皮：（ㄆㄨ ㄆㄧˊ）：即名荷魚。

⑤惡：宋新雕本作「忌」。

⑥鰟：同鮾（ㄋㄟˇ），魚肉腐敗。

⑦氣：宋新雕本作「損血」。

第五節　《備急千金要方》卷第二十七・養性

朝奉郎守太常少卿充秘閣校理判登聞檢院上護軍賜緋魚袋臣林億等校正

養性第一　　　　按摩法第四　　　　黃帝雜忌法第七
道林養性第二　　　調氣法第五　　　　房中補益第八
居處法第三　　　　服食法第六

養性序第一

十條

扁鵲云：黃帝說晝夜漏下水百刻，凡一刻人百三十五息，十刻一千三百五十息，百刻一萬三千五百息。人之居世，數息之間。信哉！嗚呼！昔人歎逝，何可不爲善以自補邪？吾常思一日一夜有十二時，十日十夜百二十時，百日百夜一千二百時，千日千夜一萬二千時，萬日萬夜一十①二萬時，此爲三十年。若長壽者九十年，只得三十六萬時。百年之内，斯須之間，數時之活，朝菌蟪蛄②不足爲喻焉。可不自攝養而馳騁六情，孜孜汲汲追名逐利，千詐萬巧以求虛譽，沒齒而無厭。故養性者，知其如此，於名於利，若存若亡；於非名非利，亦若存若亡，所以沒身不殆也。余慨時俗之多僻，皆放逸以殞亡。聊因暇日，粗述養性篇，用獎人倫之道，好事君子與我同志焉。

夫養性者，欲所習以成性，性自爲善，不習無不利也。性

既自善，內外百病皆悉不生，禍亂災害亦無由作，此養性之大經也。善養性者，則治未病之病，是其義也。故養性者，不但餌藥餐霞，其在兼於百行；百行周備，雖絕藥餌，足以遐年。德行不充③，縱服玉液金丹，未能延壽。故夫子④曰：善攝生者，陸行不遇虎兕，此則道德之祐⑤也。豈假服餌而祈遐年哉！聖人所以⑥藥餌者，以救過行之人也。故愚者抱病歷年而不修一行，纏痾沒齒，終無悔心，此其所以岐和長逝，彭跗永歸，良有以也。

嵇康曰：養生有五難：名利不去，爲一難；喜怒不除，爲二難；聲色不去，爲三難；滋味不絕，爲四難；神慮精散，爲五難。五者必存，雖心希難老，口誦至言，咀嚼英華，呼吸太陽，不能不回其操、不夭其年也。五者無於胸中，則信順日躋，道德日全，不祈善⑦而有福，不求壽而自延。此養生之大旨也。然或有服膺仁義，無甚泰之累者，抑亦其亞歟！

黃帝問於岐伯曰：余聞上古之人，春秋皆度百歲，而動作不衰。今時之人，年至半百，而動作皆衰者，時代異邪？將人失之⑧也？岐伯曰：上古之人，其知道者，法則陰陽，和於術數，飲食有常節，起居有常度，不妄作勞，故能形與神俱，而盡終其天年，度百歲乃去。今時之人則不然，以酒爲漿，以妄爲常，醉以入房，以欲竭其精，以耗散其眞，不知持滿，不時御神，務快其心，逆於生樂，起居無節，故半百而衰也。夫上古聖人之教也，下皆爲之。虛邪賊風，避之有時；恬憺虛無，眞氣從之；精神守內，病安從來？是以志閑而少欲，其心安而不懼，其形勞而不倦，氣從以順，各從其欲，皆得所願。故甘其食，美其服，《素問》作美其食，任其服。樂其俗，高下不相慕，故其民曰樸。是以嗜欲不能勞其目，淫邪不能惑其心，愚智賢不肖，不懼於物，合於道數，故皆能度百歲而動作不衰

者，其德全不危也。是以人之壽夭在於撙節⑨，若消息⑩得所，則長生不死；恣其情慾，則命同朝露也。

岐伯曰：人年四十而陰氣⑪自半也，起居衰矣；年五十體重：耳目不聰明也；年六十陰痿⑫，氣力大衰，九竅不利，下虛上實，涕泣俱出，故曰知之則強，不知則老。同出名異，智者察同，愚者察異；愚者不足，智者有餘。有餘則耳目聰明，身體輕強，年老復壯，壯者益理。是以聖人爲無爲之事，樂恬淡之味，能縱欲快志，得虛無之守，故壽命無窮，與天地終。此聖人之治身也。

【注釋】

①十：原作「千」，據四庫本及文義改。

②朝菌蟪蛄：朝菌，菌類植物，朝生暮死。蟪蛄，蟬的一種，只在夏季鳴叫。朝菌蟪蛄，借喻生命短暫。

③充：原作「克」，據宋新雕本改。

④夫子：四庫本作「老子」。

⑤祜（ㄏㄨˋ）福。又四庫本作「指」。

⑥以：此後四庫本有「制」字。

⑦善：宋新雕本作「喜」。

⑧失之：宋新雕本作「之失」。

⑨撙（ㄗㄨㄣˇ）節：節制。

⑩消息：宋新雕本作「將息」。

⑪陰氣：宋新雕本作「陰陽氣」。

⑫陰痿，氣力大衰：宋新雕本作「陰陽氣大衰」。

春三月，此謂發陳。天地俱生，萬物以榮。夜臥早起，廣步於庭，被髮緩形，以使志生。生而勿殺，與而勿奪，賞而勿

罰，此春氣之應，養生之道也。逆之則傷肝，夏爲寒爲變，奉長者少。

夏三月，此謂蕃秀。天地氣交，萬物華實。夜臥早起，毋厭於日。使志無怒，使華英成秀，使氣得泄，若所愛在外，此夏氣之應，養長之道也。逆之則傷心，秋爲痎瘧，則奉收者少，冬至重病。

秋三月，此謂容平。天氣以急，地氣以明。早臥早起，與雞俱興。使志安寧，以緩秋刑。收斂神氣，使秋氣平。毋外其志，使肺氣清，此秋氣之應，養收之道也。逆之則傷肺，冬爲飧泄，則奉藏者少。

冬三月，此謂閉藏。水冰地坼，無擾乎陽。早臥晚起，必待日光。使志若伏若匿，若有私意，若己有得，袪寒就溫，毋泄皮膚，使氣亟奪，此冬氣之應，養藏之道也。逆之則傷腎，春爲痿厥，則奉生者少。

天有四時五行，以生長收藏，以寒暑燥濕風。人有五臟，化爲五氣，以生喜怒悲憂恐。故喜怒傷氣，寒暑傷形；暴怒傷陰，暴喜傷陽。故喜怒不節，寒暑失度，生乃不固。人能依時攝養，故得免其夭枉也。

仲長統曰：王侯之宮，美女兼千；卿士之家，侍妾數百。晝則以醇酒淋其骨髓，夜則房室輸其血氣。耳聽淫聲，目樂邪色，宴內不出，遊外不返。王公得之於上，豪傑馳之於下。及至生產不時，字育太早，或童孺而擅氣，或疾病而構精，精氣薄惡，血脈不充，既出胞臟，養護無法，又蒸之以綿纊①，爍之以五味，胎傷孩病而脆，未及堅剛，復縱情慾，重重相生，病病相孕。國無良醫，醫無審術，奸佐其間，過謬常有，會有一疾莫能自免。當今少百歲之人者，豈非所習不純正也。

抱朴子曰：或問所謂傷之者，豈色欲之間乎？答曰：亦何

獨斯哉。然長生之要，其在房中。上士知之，可以延年除病，其次不以自伐。若年當少壯，而知還陰丹以補腦，採七益於長俗一作穀者，不服藥物，不失一二百歲也，但不得仙耳。不得其術者，古人方之於凌杯以盛湯，羽苞之蓄火。又且才所不逮而強思之傷也，力所不勝而強舉之傷也，深憂重恚傷也，悲哀憔悴傷也，喜樂過度傷也，汲汲所欲傷也，戚戚所患傷也，久談言笑傷也，寢息失時傷也。挽弓引弩傷也，沉醉②嘔吐傷也，飽食即臥傷也，跳足③喘乏傷也，歡呼哭泣傷也，陰陽不交傷也。積傷至盡，盡則早亡，盡則非道也。是以養性之士，唾不至遠，行不疾步，耳不極聽，目不極視，坐不久處，立不至疲，臥不至懻④，先寒而衣，先熱而解；不欲極饑而食，食不可過飽；不欲極渴而飲，飲不欲過多。飽食過多則結積聚，渴飲過多則成痰癖。不欲甚勞，不欲甚逸，不欲流汗，不欲多唾，不欲奔走車馬，不欲極目遠望，不欲多啖生冷，不欲飲酒當風，不欲數數沐浴，不欲廣志遠願，不得規造異巧。冬不欲極溫，夏不欲窮涼；不欲露臥星月，不欲眠中用扇；大寒、大熱、大風、大霧皆不欲冒之。五味不欲偏多，故酸多則傷脾，苦多則傷肺，辛多則傷肝，鹹多則傷心，甘多則傷腎。此五味刻⑤五臟五行，自然之理也。

凡言傷者，亦不即覺也，謂久即損壽耳。是以善攝生者，臥起有四時之早晚，興居有至和之常制；調利筋骨，有偃仰之方；祛疾閑邪，有吐納之術；流行榮衛，有補瀉之法；節宣勞逸，有與奪之要。忍怒以全陰，抑喜以養陽，然後先服草木以救虧缺，後服金丹以定無窮，養性之理盡於此矣。夫欲快意任懷，自謂達識知命，不泥異端，極情肆力，不勞持久者，聞此言也，雖風之過耳，電之經目，不足喻也。雖身枯於留連之中，氣絕於綺紈之際，而甘心焉，亦安可告之以養性之事哉！

非惟不納，乃謂妖訛也。而望彼信之，所謂以明鑒給矇瞽⑥，以絲竹娛聾夫者也。

魏武與皇甫隆令曰：聞卿年出百歲，而體力不衰，耳目聰明，顏色和悅，此盛事也。所服食、施行、道引⑦，可得聞乎？若有可傳，想可密示封內。隆上疏對曰：臣聞天地之性，惟人爲貴；人之所貴，莫貴於生。唐荒無始，劫運無窮，人生其間，忽如電過。每一思此，固然心熱。生不再來，逝不可追，何不抑情養性以自保惜？今四海垂定，太平之際，又當須展才布德，當由萬年；萬年無窮，當由修道；道甚易知，但莫能行。臣常聞道人蒯京已年一百七十八，而甚丁壯⑧。言人當朝朝服食玉泉、琢齒，使人丁壯有顏色，去三蟲而堅齒。玉泉者，口中唾也。朝旦未起，早嗽津令滿口乃吞之；琢齒二七遍。如此者乃名曰練精。

嵇康云：穰歲⑨多病，饑年少疾。信哉不虛！

是以關中土地，俗好儉嗇，廚膳肴饈，不過菹醬而已，其人少病而壽；江南嶺表，其處饒足，海陸鮭餚，無所不備，土俗多疾而人早夭。北方仕子，遊官至彼，遇其豐贍，以爲福佑所臻。是以尊卑長幼，恣口食啖；夜長醉飽，四體熱悶，赤露眠臥，宿食不消。未逾期月，大小皆病。或患霍亂、腳氣、脹滿，或寒熱瘧痢，惡核疔腫，或癰疽、痔漏，或偏風猥退，不知醫療，以至於死。凡如此者，比肩皆是，惟云不習水土，都不知病之所由。靜言思之，可謂太息者也。學者先須識此，以自誡慎。

抱朴子曰：一人之身，一國之象也。胸腹之位，猶宮室也；四肢之列，猶郊境也；骨節之分，猶百官也。神猶君也，血猶臣也，氣猶民也，知治身則能治國也。夫愛其民，所以安其國；惜其氣，所以全其身。民散則國亡，氣竭則身死。死者

不可生也，亡者不可存也。是以至人消未起之患，治未病之疾，醫之於無事之前，不追於既逝之後。夫人難養而易危也，氣難清而易濁也，故能審威德所以保社稷，割嗜欲所以固血氣，然後眞一存焉，三一⑩守焉，百病卻焉，壽年延焉。

【注釋】

①纊（ㄎㄨㄤˋ）：絲綿。

②沉醉：宋新雕本作「耽酒」。

③足：宋新雕本作「走」。

④懁（ㄐㄧˋ）：強直。

⑤刻：四庫本作「克」。

⑥矇瞽（ㄇㄥˊ ㄍㄨˇ）：目失明。

⑦道引：宋新雕本作「導引」，古通。

⑧丁壯：強壯。

⑨穰歲：豐收之年。

⑩三一：後藤敏本有眉批曰：「明版作精神」。

道林①養性第二

眞人曰：雖常服餌而不知養性之術，亦難以長生也。養性之道，常欲小勞，但莫大疲及強所不能堪耳。且流水不腐，戶樞不蠹，以其運動故也。養性之道，莫久行久立，久坐久臥，久視久聽。蓋以久視傷血，久臥傷氣，久立傷骨，久坐傷肉，久行傷筋也。仍莫強食，莫強酒，莫強舉重，莫憂思，莫大怒，莫悲愁，莫大懼，莫跳踉②，莫多言，莫大笑；勿汲汲於所欲，勿悁悁③懷憤恨，皆損壽命。若能不犯者，則得長生也。故善攝生者，常少思、少念、少慾、少事、少語、少笑、少愁、少樂、少喜、少怒、少好、少惡。行此十二少者，養性

之都契也。多思則神殆，多念則志散，多慾則志昏④，多事則形勞，多語則氣乏，多笑則臟傷，多愁則心懾⑤，多樂則意溢，多喜則忘錯昏亂，多怒則百脈不定，多好則專迷不理，多惡則憔悴無歡。此十二多不除，則榮衛失度，血氣妄行，喪生之本也，惟無多無少者，幾於道矣。是知勿外緣者，眞人初學道之法也。若能如此者，可居瘟疫之中無憂疑矣。既屛外緣，會須守五神肝心脾肺腎，從四正言行坐立。言最不得浮思妄念，心想欲事，惡邪大起。故孔子曰：思無邪也。

常當習黃帝內視法，存想思念，令見五臟如懸磬，五色了了分明勿輟也。仍可⑥每旦初起，面向午，展兩手於膝上，心眼觀氣，上入頂，下達湧泉，旦旦如此，名曰迎氣⑦。常以鼻引氣，口吐氣，小微吐之，不得開口。復欲得出氣少，入氣多。每欲食，送氣入腹，每欲食氣爲主人也⑧。凡心有所愛，不用深愛；心有所憎，不用深憎，並皆損性傷神。亦不用深贊，亦不用深毀，常須運心於物平等。如覺偏頗，尋改正之。居貧勿謂常貧，居富莫謂常富，居貧富之中，常須守道，勿以貧富易志改性。識達道理，似不能言，有大功德，勿自矜伐。美⑨藥勿離手，善言勿離口，亂想勿經心。常以深心至誠，恭敬於物，愼勿詐善，以悅於人。終身爲善，爲人所嫌，勿得起恨。事君盡禮，人以爲諂，當以道自平其心。道之所在，其德不孤，勿言行善不得善報，以自怨仇。居處勿令心有不足，若有不足，則自抑之，勿令得起。人知止足，天遺其祿。所至之處，勿得多求，多求則心自疲而志苦。若夫人之所以多病，當由不能養性。平康之日，謂言常然，縱情恣慾，心所欲得，則便爲之，不拘禁忌，欺罔幽明，無所不作。自言適性，不知過後一一皆爲病本。及兩手摸空，白汗流出，口唱皇天，無所逮及。皆以生平粗心，不能自察，一至於此。但能少時內省身

心，則自知見行之中皆長諸病，將知四百四病，身手自造，本非由天。及一朝病發，和緩不救。方更誹謗醫藥無效，神仙無靈。故有智之人，愛惜性命者，當自思念，深生恥愧。戒勒身心，常修善事也。至於居處，不得綺靡華麗，令人貪得無厭，乃患害之源。但令雅素淨潔，無風雨暑濕爲佳；衣服器械，勿用珍玉金寶，增長過失，使人煩惱根深；廚膳勿使脯肉豐盈，常令儉約爲佳。然後行作鵝王步，語作含鐘聲，眠作獅子臥右肤脇著地坐腳也，每日自詠歌云：美食須熟嚼，生食不粗吞。問我居止處，1大宅總林村。胎息守五臟，氣至骨成仙。又歌曰：日食三個毒，不嚼而自消。錦繡爲五臟，身著糞掃袍。

【注釋】

①道林：宋新雕本作「導引」。

②跳踉（ㄌㄧㄤˊ）：彈躍跳動。

③悁悁：憤怒貌。

④志昏：宋新雕本作「損智」。

⑤儸（ㄕㄜˋ）：恐懼。

⑥可：四庫本作「于」。

⑦迎氣：宋新雕本作「送氣」。

⑧送氣入腹……為主人也：宋新雕本作「先須送氣入腸，微以食為主」。

⑨美：此前宋新雕本有「人年五十至於百年」八字。

修心既平，又須慎言語。凡言語讀誦，常想聲在氣海中臍下也。每日初入後，勿言語讀誦，寧待平旦也。旦起欲專言善事，不欲先計校錢財；又食上不得語，語而食者，常患胸背痛；亦不用寢臥多言笑，寢不得語言者，言五臟如鐘磬，不懸

則不可發聲；行不得語，若欲語須住①乃語，行語則令人失氣。冬至日止可語，不可言。自言曰言，答人曰語。言有人來問，不可不答，自不可發言也。仍勿觸冷開口大語為佳。

言語既慎，仍節飲食。是以善養性者，先饑而食，先渴而飲；食欲數而少，不欲頓而多，則難消也。常欲令如飽中饑，饑中飽耳。蓋飽則傷肺，饑則傷氣，鹹則傷筋，酢②則傷骨。故每學淡食，食當熟嚼，使米脂入腹，勿使酒脂入腸。人之當食，須去煩惱，暴數為煩，浸觸為惱。如食五味，必不得暴嗔，多令人神驚，夜夢飛揚；每食不用重肉，喜生百病；常須少食肉，多食飯，及少菹菜，並勿食生菜、生米、小豆、陳臭物；勿飲濁酒；食面使塞氣孔；勿食生肉傷胃，一切肉惟需煮爛，停冷食之，食畢當漱口數過，令人牙齒不敗、口香；熱食訖，以冷酢漿漱口者，令人口氣常臭，作唇齒病。又諸熱食鹹物後，不得飲冷酢漿水，喜失聲成屍咽。凡熱食汗出，勿當風，發痙頭痛，令人目澀多睡。每食訖，以手摩面及腹，令津液通流。食畢當行步躊躇，計使中數里來，行畢使人以粉摩腹上數百遍，則食易消，大益人，令人能飲食，無百病，然後有所修為為快也。飽食即臥，乃生百病，不消成積聚；飽食仰臥，成氣痞，作頭風。觸寒來者，寒未解食熱食，成刺風。人不得夜食。又云：夜勿過醉飽食，勿精思為勞苦事，有損餘，虛損人。常須日在巳時食訖，則不需飲酒，終身無乾嘔。勿食父母本命所屬肉，令人命不長；勿食自己本命所屬肉，令人魂魄飛揚。勿食一切腦，大損人。茅屋漏水墮諸脯肉上，食之成瘕結。凡曝肉作脯不肯乾者，害人；祭神肉無故自動，食之害人；飲食上蜂行住，食之必有毒，害人。腹內有宿病，勿食鯪鯉魚肉，害人。濕食及酒漿臨上看之，不見人物影者，勿食之，成卒注；若已食腹脹者，急以藥下之。

每十日一食葵。葵滑，所以通五臟擁氣，又是菜之主，不用合心食之。又飲酒不欲使多，多則速吐之爲佳，勿令至醉，即終身百病不除。久飲酒者，腐爛腸胃，漬髓蒸筋，傷神損壽。醉不可以當風，向陽令人發強③；又不可當風臥，不可令人扇之，皆即得病也；醉不可露臥及臥黍穰中，發癩瘡；醉不可強食，或發癰疽，或發暗或生瘡；醉飽不可以走車馬及跳躑；醉不可以接房，醉飽交接，小者面（乾）、咳嗽，大者傷絕臟脈損命。

凡人饑欲坐小便，若飽則立小便，慎之無病。又忍尿不便，膝冷成痹，忍大便不出，成氣痔。小便勿努，令兩足及膝冷；大便不用呼氣及強努，令人腰疼目澀，宜任之佳。

凡遇山水塢中出泉者，不可久居，常食作癭病。又深陰地冷水不可飲，必作痎瘧。飲食以調，時慎脫著。凡人旦起著衣，反者便著之吉。衣光者當戶三振之，曰：殃去。吉。濕衣及汗衣，皆不可久著，令人發瘡及風瘙，大汗能易衣佳；不易者急洗之。不爾，令人小便不利。凡大汗勿偏脫衣，喜得偏風半身不遂。春天不可薄衣，令人傷寒霍亂、食不消、頭痛。脫著既時，須調寢處。

凡人臥，春夏向東，秋冬向西。頭勿北臥，及牆北亦勿安床。凡欲眠勿歌詠，不祥起。上床坐先脫左足，臥勿當舍脊下；臥訖勿留燈燭，令魂魄及六神不安，多愁怨；人頭邊勿安火爐，日久引火氣，頭重目赤，睛及鼻乾；夜臥當耳勿有孔，吹人即耳聾；夏不用露面臥，令人面皮厚，喜成癬，或作面風；冬夜勿覆其頭，得長壽。凡人眠勿以腳懸踏高處，久成腎水及損房；足冷人每見十步直牆，勿順牆臥，風利吹人發癲及體重。人汗④勿（趵）床懸腳，久成血痹，兩足重，腰疼；又不得晝眠，令人失氣；臥勿大語，損人氣力；暮臥常習閉口，

口開即失氣，且邪惡從口入，久而成消渴及失血色。屈膝側臥，益人氣力，勝正偃臥。按孔子不屍臥，故曰睡不厭踧，覺不厭舒，凡人舒睡則有鬼痛魘邪。凡眠先臥心後臥眼，人臥一夜當作五度，反覆常逐更轉。凡人夜魘，勿燃燈喚之，定死無疑，暗喚之吉；亦不得近而急喚。夜夢惡不需説，旦以水面東方噀之，咒曰：靈夢著草木，好夢成寶玉。即無咎矣。又夢之善惡，並勿説爲吉。

衣食寢處皆適，能順時氣者，始盡養生之道。故善攝生者，無犯日月之忌，無失歲時之和。須知一日之忌，暮無飽食；一月之忌，晦無大醉；一歲之忌；暮無遠行；終身之忌，暮無燃燭行房。暮常護氣也。

凡氣冬至起於湧泉，十一月至膝，十二月至股，正月至腰，名三陽成；二月至膊，三月至項，四月至頂，純陽用事，陰亦放此。故四月、十月不得入房，避陰陽純用事之月也。每冬至日，於北壁下厚鋪草而臥，云受元氣。每八月一日以後，即微火暖足，勿令下冷無生意，常欲使氣在下：勿欲泄於上。春凍未泮，衣欲下厚上薄，養陽收陰，繼世長生；養陰收陽，禍則滅門。故云：冬時天地氣閉，血氣伏藏，人不可作勞出汗，發洩陽氣，有損於人也。又云：冬日凍腦，春秋腦足俱凍。此聖人之常法也。春欲晏臥早起，夏及秋欲侵夜乃臥早起，冬欲早臥而晏起，皆益人。雖云早起，莫在雞鳴前；雖言晏起，莫在日出後。凡冬月忽有大熱之時，夏月忽有大涼之時，皆勿受之。人有患天行時氣者，皆由犯此也。即須調氣息，使寒熱平和，即免患也。每當臘日⑤勿歌舞，犯者必凶。常於正月寅日，燒白髮吉。凡寅日剪手甲，午日剪足甲，又燒白髮吉。

【注釋】

①住：此後宋新雕本有「腳」字。

②酢：四庫本作「酸」。

③強：〔考異〕「諸本強作狂」。

④汗：後藤敏本有眉批曰：「明版作臥」。

⑤臘日：古代歲末祭祀百神之日。

居處法第三

凡人居止①之室，必須周密，勿令有細隙，致有風氣得入。小覺有風，勿強忍之，久坐必須急急避之；久居不覺，使人中風。古來忽得偏風，四肢不隨，或如角弓反張，或失音不語者，皆由忽此耳。身既中風，諸病總集，邪氣得便，遭此致卒者，十中有九。是以大須周密，無得輕之。慎焉慎焉！所居之室，勿塞井及水瀆，令人聾盲。

凡在家及外行，卒逢大驟風暴雨、震電昏暗、大霧，此皆是諸龍鬼神行動經過所致。宜入室閉戶，燒香靜坐，安心以避之，待過後乃出，不爾損人。或當時雖未苦，於後不佳矣。又陰霧中亦不可遠行。

凡家中有經象，行來先拜之，然後拜尊長，每行至則峻坐焉。凡居家不欲數沐浴，若沐浴必須密室，不得大熱，亦不得大冷，皆生百病。冬浴不必汗出霖霖②，沐浴後不得觸風冷；新沐發訖，勿當風，勿濕縈髻，勿濕頭臥，使人頭風眩悶，髮禿面黑，齒痛耳聾，頭生白屑。饑忌浴，飽忌沐。沐訖，須進少許食飲乃出。夜沐髮，不食即臥，令人心虛、饒汗、多夢。又夫妻不用同日沐浴，常以晦日浴，朔日沐，吉。凡炊湯經宿，洗人體成癬，洗面無光，洗腳即疼痛，作甗畦瘡。熱泔洗頭，冷水濯之，作頭風；飲水沐頭，亦作頭風時行病。新汗

解，勿冷水洗浴，損心包不能復。

凡居家，常戒約內外長幼，有不快即須早道，勿使隱忍以爲無苦。過時不知，便爲重病，遂成不救。小有不好。即按摩接捺，令百節通利，泄其邪氣。凡人無問有事無事，常須日別蹋脊背四肢一度；頭項苦令熟蹋，即風氣時行不能著人。此大要妙，不可具論。

凡人居家及遠行，隨身常有熟艾一升，備急丸、辟鬼丸、生肌藥、甘濕藥、疔腫藥、水銀、大黃、芒硝、甘草、乾薑、桂心、蜀椒。不能更蓄餘藥，此等常不可闕少。及一兩卷百一備急藥方，並帶辟毒蛇，蜂、蠍毒藥隨身也。

凡人自覺十日以上康健，即須灸三數穴以泄風氣。每日必須調氣補瀉，按摩導引爲佳。勿以康健便爲常然，常須安不忘危，預防諸病也。灸法當須避人神，凡畜手力細累，春秋皆須與轉瀉藥一度，則不中天行時氣也。

按摩法第四

按摩法第四③法二首

天竺國按摩：

此是婆羅門法。

兩手相捉紐捩④，如洗手法。

兩手淺相叉，翻覆向胸。

兩手相捉，共按䏶⑤，左右同。

兩手相重按䏶，徐徐捩身，左右同。

以手如挽五石力弓，左右同眹。

作拳向前築，左右同。

如拓石法，左右同。

作拳卻頓，此是開胸，左右同。

大坐斜身偏欹如排山，左右同。

兩手抱頭，婉轉腔上，此是抽脇。

兩手據地，縮身曲脊，向上三舉。

以手反捶背上，左右同。

大坐伸兩腳，即以一腳向前虛挈⑥，左右同。

兩手拒地回顧，此是虎視法，左右同。

立地反捌身三舉。

兩手急相叉，以腳踏手中，左右同。

起立以腳前後虛踏，左右同。

大坐伸兩腳，用當相手勾所申腳，著膝中，以手按之，左右同。

以上十八勢，人若能依此日做三遍者，一月後百病除，行及奔馬，補益延年，能食、眼明、輕健、不復疲乏。

【注釋】

①止：宋新雕本作「處」。

②霢霂（ㄇㄞˋ ㄇㄨˋ）：小雨。

③第四：此後宋新雕本有小字注云：「自按摩法，每日三遍。一月後百病並除，行及奔馬。此是婆羅門法。」

④紐捩：紐，同扭。捩，扭轉。

⑤脛：宋新雕本作「（腔）」。

⑥即以一腳向前虛擎：宋新雕本作「用當相手反制向後」。

老子按摩法：

兩手捺陛，左右捩身二七遍。

兩手捻陞，左右紐肩二七遍。

兩手抱頭，左右紐腰二七遍。

左右挑頭二七遍。

一手抱頭，一手托膝，三折，左右同。

兩手托①頭，三舉之。

一手托頭，一手托膝，從下向上三遍，左右同。

兩手攀頭下向三頓足。

兩手相捉頭上過，左右三遍。

兩手相叉，托心前，推卻挽三遍。

兩手相叉，著心三遍。

曲腕築肋挽肘，左右亦三遍。

左右挽，前後拔②，各三遍。

舒手挽項左右三遍。

反手著膝，手挽肘，覆手著膝上，左③右亦三遍。

手摸肩從上至下使遍，左右同。

兩手空拳築三遍。

外振手三遍，內振三遍，覆手振亦三遍。

兩手相叉反覆攪各七遍④

摩紐指三遍。

兩手反搖三遍。

兩手反叉，上下紐肘無數，單用十呼。

兩手上聳三遍。

兩手下頓三遍。

兩手相叉頭上過，左右申肋十遍。

兩手拳反背上，掘脊上下亦三遍。掘，揩之也。

兩手反捉，上下直脊三遍。

覆掌搦腕內外，振⑤三遍。

覆掌前聳三遍。

覆掌兩手相叉，交橫三遍。

覆手橫直，即聳三遍。

若有手患冷，從上打至下，得熱便休。

舒左腳，右手承之，左手捺腳聳上至下，直腳三遍；右手
捺腳，亦爾。

前後挽足三遍。

左挽足，右挽足，各三遍。

前後卻挽足三遍。

直腳三遍。

紐陛三遍。

內外振腳三遍。

若有腳患冷者，打熱便休。

紐陛以意多少，頓腳三遍。

卻直腳三遍。

虎据⑥，左右紐肩三遍。

推天托地，左右三遍。

左右排山、負山拔木⑦各三遍。

舒手直前頓申手三遍。

舒兩手兩膝亦各三遍。

舒腳直反，頓申手⑧三遍。

挽內脊、外脊各三遍。

【注釋】

①托：宋新雕本作「抱」。

②前後拔：宋新雕本作「前拔後」。

③左：此前宋新雕本有「挽肘」二字。

④反覆攪各七遍：宋新雕本作「複攪各七七遍」。且其下有「覆手振亦三遍，卻搖手三遍」。

⑤振：宋新雕本作「各」。

⑥据：同踞。

⑦拔木：宋新雕本作「推山」。

⑧手：此後塞新雕本有「左右紐腰」四字。

調氣法第五

彭祖曰：道不在煩，但能不思衣食，不思聲色，不思勝負，不思曲直，不思得失，不思榮辱；心無煩，形勿極，而兼之以導引，行氣不已，亦可得長年，千歲不死。凡人不可無思，當以漸遣除之①。

彭祖曰：和神導氣之道，當得密室，閉戶安床暖席，枕高二寸半。正身偃臥，瞑目，閉氣於胸膈中，以鴻毛著鼻上而不動，經三百息，耳無所聞，目無所見，心無所思。如此則寒暑不能侵，蜂蠆不能毒，壽三百六十歲，此鄰於真人也。

每旦夕旦夕者，是陰陽轉換之時，凡旦五更初暖氣至，頻申眼開，是上生氣至，名曰陽息而陰消；暮日入後冷氣至，凜凜然時乃至床坐睡倒，是下生氣至，名曰陽消而陰息。且五更初暖氣至，暮日入後冷氣至，常出入天地日月、山川河海、人畜草木，一切萬物體中代謝往來，無一時休息。一進一退，如晝夜之更迭，如海水之潮汐，是天地消息之道也。面向午，展兩手於腳膝上，徐徐按捺肢節，口吐濁氣，鼻引清氣。凡吐者，去故氣，亦名死氣；納者，取新氣，亦名生氣。故老子經云：玄牝之門，天地之根，綿綿若存，用之不勤。言口鼻天地之門，可以出納陰陽死生之氣也。良久，徐徐乃以手左托②、右托、上托、下托、前托、後托。

嚏③目張口，叩齒摩眼，押頭拔耳，挽髮放腰，咳嗽發陽振動也。雙作隻作，反手爲之，然後掣足仰振④，數八十、九十而止。仰下徐徐定心，作禪觀之法，閉目存思，想見空中太和元氣，如紫雲成蓋，五色分明，下入毛際，漸漸入頂⑤，如雨初晴，雲入山。透皮入肉，至骨至腦，漸漸下入腹中，四肢五臟皆受其潤，如水滲入地，若徹則覺腹中有聲汩汩⑥然，意專思存，不得外緣，斯須即覺元氣達於氣海，須臾則自達於湧泉，則覺身體振動，兩腳踡曲，亦令床坐有聲拉拉⑦然，則名一通。一通二通，乃至日別得三通五通，則身體悅懌⑧，面色光輝，鬢毛潤澤，耳目精明，令人食美，氣力強健，百病皆去，五年十歲，長存不忘。得滿千萬通，則去仙不遠矣。人身虛無，但有遊氣，氣息得理，即百病不生。若消息失宜，即諸疴競起。善攝養者，須知調氣方焉。調氣方療萬病大患，百日生眉鬚⑨，自餘者不足言也。

凡調氣之法，夜半後日中前，氣生得調；日中後夜半前，氣死不得調。調氣之時則仰臥床，鋪厚軟，枕高下共身平，舒手展腳，兩手握大拇指節，去身四五寸，兩腳相去四五寸，數數叩齒，飲玉漿，引氣從鼻入腹，足則停止。有力更取。久住氣悶，從口細細吐出盡，還從鼻細細引入。出氣一準前法。閉口以心中數，數令耳不聞，恐有誤亂。兼以手下籌，能至千則去仙不遠矣。若天陰霧惡風猛寒，勿取氣也，但閉之。

若患寒熱，及卒患癰疽，不問日中，疾患未發前一食間即調，如其不得好瘥，明日依式更調之。

若患心冷病，氣即呼出；若熱病，氣即吹出。若肺病即噓出，若肝病即呵出，若脾病即唏⑩出，若腎病即呬⑪出。夜半後八十一；雞鳴，七十二；平旦，六十三；日出，五十四，辰時，四十五；巳時，三十六。欲作此法，先左右導引三百六十

遍。

病有四種：一冷痺；二氣疾；三邪風；四熱毒⑫。若有患者，安心調氣，此法無有不瘥也。凡百病不離五臟，五臟各有八十一種疾，冷熱風氣計成四百四病，事須識其相類⑬，善以知之。心臟病者，體冷熱。相法：心色赤。患者夢中見人著赤衣，持赤刀杖火來怖人。療法：用呼吹二氣，呼療冷，吹治熱。

肺臟病者，胸背滿脹，四肢煩悶。相法：肺色白。患者喜夢見美女美男，詐親附人，共相抱持，或作父母、兄弟、妻子。療法：用噓氣出⑭。

肝臟病者，憂愁不樂，悲思，喜頭眼疼痛。相法：肝色青。夢見人著青衣，捉青刀杖，或獅子、虎狼來恐怖人。療法：用呵氣出⑮。

脾臟病者，體上游風習習，遍身痛煩悶。相法：脾色黃，通土色。夢或作小兒擊歷人邪猶人，或如旋風團欒轉。治法：用唏氣出。

腎臟病者，體冷陰衰，面目惡瘻。相法：腎色黑。夢見黑衣及獸物捉刀杖相怖。用呬氣出。

冷病者，用大呼三十遍，細呼十遍。呼法：鼻中引氣入，口中吐氣出，當令聲相逐，呼字而吐之；熱病者，用大吹五十遍，細吹十遍。吹如吹物之吹，當使字氣聲似字。肺病⑯者，用大噓三十遍，細噓十遍；肝病者，用大呵三十遍，細呵十遍；脾⑰病者，用大唏三十遍，細唏十遍；腎病⑱者，用大呬五十遍，細呬三十遍。此十二種調氣法，若有病依此法恭敬用心，無有不瘥。皆須左右導引三百六十遍，然後乃爲之。

【注釋】

①當以漸遣除之：宋新雕本作「當漸漸除之」。

②托：宋新雕本作「拓」，下同。

③嗔：宋新雕本作「瞑」。

④掣足仰振：宋新雕本作「制足仰展」。

⑤入頂：宋新雕本作「下入項」。

⑥汩汩（ㄍㄨˇㄍㄨˇ）：水流聲。

⑦拉拉：形容響聲。

⑧身體悅懌：宋新雕本作「自覺身潤澤」。

⑨鬖：宋新雕本作「鬢」。

⑩唏：宋新雕本作「嘻」。

⑪呬：音戲。

⑫一冷痹……四熱毒：宋新雕本作「一冷、二痙、三風、四熱」。

⑬類：宋新雕本作「貌」。

⑭出：此後宋新雕本有「鼻中入，口中吐，當令聲相逐，呼而吐土之。熱病者，用大呼三十遍，小呼三十遍，細呼十遍，鼻中引氣」。

⑮出：此後宋新雕本有「用大呼三十遍，細呼十遍」。

⑯肺病：宋新雕本作「心悶」。

⑰脾：宋新雕本作「心」。

⑱腎病：宋新雕本作「有冷」。

服食法第六

論一首　方二十四首

論曰：凡人春服小續命湯五劑，及諸補散各一劑；夏大熱，則服腎瀝湯三劑；秋服黃耆等丸一兩劑；冬服藥酒兩三劑，立春日則止。此法終身常爾，則百病不生矣。俗人見淺，但知鈎吻之殺人，不信黃精之益壽；但識五穀之療饑，不知百

藥王孫思邈道醫養生

藥之濟命；但解施瀉以生育，不能秘固以頤養。故有服餌方焉。

郄諝①曰：夫欲服食，當尋性理所宜，審冷暖之適。不可見彼得力，我便服之。初御藥皆先草木，次石，是為將藥之大較也。所謂精粗相代，階粗以至精者也。夫人從少至長，體習五穀，卒不可一朝頓遺之。

凡服藥物為益遲微，則無充饑之驗，然積年不已，方能骨髓填實，五穀俱然②而自斷。今人多望朝夕之效，求目下之應，腑臟未充，便以絕粒，穀氣始除，藥未有用。又將御女，形神與俗無別，以此致弊，胡不怪哉！服餌大體皆有次第，不知其術者，非止交有所損③，卒亦不得其力。故服餌大法，必先去三蟲。三蟲既去，次服草藥，好得藥力；次服木藥，好得力訖；次服石藥。依此次第，乃得遂其藥性，庶事安穩，可以延齡矣。

去三蟲④方：

生地黃汁三斗，東向灶葦火煎三沸，納清漆二升，以荊匕攪之，日移一尺；納真丹三兩，復移一尺；納瓜子末⑤三升，復移一尺；納大黃末三兩，微火勿令焦，候之可丸。先食服如梧子大一丸，日三。濁⑥血下鼻中，三十日諸蟲皆下，五十日百病癒，面色有光澤。

又方：

漆二升　蕪菁子三升，末大黃六兩，末酒一升半

上四味，以微火合煎可丸，先食服如梧子三丸，十日濁血下出鼻中，三十日蟲皆爛下，五十日身老⑦澤，一年行及奔馬，消息四體安穩，乃可服草藥。其餘法在三蟲篇中備述。三蟲篇在第十八卷中。

服天門冬方：

天門冬，曝乾，搗下篩。食後服方寸匕，日三。可至十服，小兒服尤良，與松脂若蜜丸服之益善。惟多彌佳。

又方：

搗取汁，微火煎，取五斗，下白蜜一斗，胡麻炒末二升，合煎，攪之勿息，可丸即上火⑧，下大豆黃末和爲餅，徑三寸，厚半寸。一服一枚，日三。百日以上得益。此方最上，妙包眾方。一法釀酒服。始傷多無苦，多即吐去病也。方在第十四卷中。削道人年近二百而少。常告皇甫隆云：但取天門冬，去心皮，切，乾之。酒服方寸匕，日三，令人不老。補中益氣，瘉百病也。天門冬生奉高山谷，在東嶽名淫羊食，在中嶽名天門冬，在西嶽名管松，在南嶽名百部，在北嶽名無不瘉，在原陸山阜名顛棘。雖然處處有之⑨異名，其實一也。在背陰地者佳。取細切，烈日乾之，久服令人長生，氣力百倍。治虛勞絕傷，年老衰損羸瘦，偏枯不隨，風濕不仁，冷痹，心腹積聚，惡瘡、癭疽、腫癩疾，重者周身膿壞，鼻柱敗爛，服之皮脫蟲出，顏色肥白。此無所不治，亦治陽痿耳聾目暗。久服白髮黑，齒落生，延年益命，入水不濡⑩。服二百日後，恬泰⑪疾損，拘爭者緩，羸劣⑫者強。三⑬百日身輕，三年走及奔馬。三年心腹痼疾皆去。

服地黃方⑭：

生地黃五十斤，搗之，絞取汁⑮，澄去滓，微火上煎，減過半，納白蜜五升，棗脂一升，攪之令相得，可丸乃止。服如雞子一枚，日三。令人肥白。

又方：

地黃十斤，細切，以醇酒二斗，漬三宿。出曝乾，反覆納之，取酒盡止。與甘草、巴戟天、厚朴、乾漆、覆盆子各一斤，搗下篩，食後酒服方寸匕，日三。加至二匕，使人老者還

少，強力，無病延年。

作熟乾地黃法：

採地黃，去其鬚、葉及細根，搗絞取汁，以漬肥者，著甑中。土若米無在以蓋上，蒸之一時出，曝燥，更納汁中，又蒸，汁盡止，便乾之。亦可直切蒸之半日，數以酒灑之，使周匝⑯至夕出，曝乾。可搗蜜丸服之。

種地黃法：

先擇好地，黃赤色虛軟者，深耕之，臘月逆耕凍地彌好。擇肥大好地黃根，切長四五分至一二寸許，一斛可種一畝。二三月種之，作畦畔相去一尺，生後隨鋤壅，數芸⑰之。至九月、十月，視其葉小衰乃掘取。一畝得二十許斛。擇取大根，水淨洗，其細根，乃剪頭尾輩，亦洗取之，日曝令極燥，小皺⑱乃以竹刀切，長寸餘許。白茅露甑下蒸之，密蓋上。亦可囊盛土填之，從旦至暮。當黑不盡黑者，明日又擇取蒸之。先時已搗其細碎者取汁，銅器煎之如薄飴，於是以地黃納汁中，周匝出，曝於又納，盡汁止。率百斤生者令得一二十斤，取初八月九月中掘者，其根勿令太老・強蒸則不消盡，有筋脈。初以地黃納甑中時，先用銅器承其下，以好酒淋地黃上，令匝汁後下入器中，取以並和煎汁佳。

【注釋】

①謰：音（ㄌㄣ）。

②俱然：〔考異〕「諸本俱作居」。

③交有所損：宋新雕本作「交接有損」。

④三蟲：宋新雕本作：「三屍蟲」。

⑤末：宋新雕本作「汁」。

⑥濁：此前宋新雕本有「三日」二字。

⑦老：〔考異〕「諸本老作光」。

⑧上火：宋新雕本無，四庫本作「止火」。

⑨有之：宋新雕本無。

⑩濡：宋新雕本作「溺」。

⑪恬泰：宋新雕本作「怡顏」。

⑫劣：宋新雕本作「瘦」。

⑬三：宋新雕本作「二」。

⑭服地黃方：宋新雕本作「生地黃主虛勞百病方」。

⑮絞取汁，澄去滓：宋新雕本作「以水三斗，煮取汁，絞去滓」。

⑯周匝：周到、周密之義，此引申作透徹。

⑰芸：除草。

⑱皺：皺縮。

黃精膏方：

黃精一石，去鬚毛，洗令淨潔，打碎蒸，令好熟押得汁，復煎去上游水，得一斗。納乾薑末三兩，桂心末一兩，微火煎之，看色鬱鬱然欲黃，便去火待冷，盛不津器中，酒五合和，服二合，常未食前，日二服。舊皮脫，顏色變光，花色有異，鬢髮更改。欲長服者，不需和酒，納。生大豆黃，絕穀食之，不饑渴，長生不老。

服烏麻法：

取黑皮真檀色者烏麻，隨多少，水拌令潤，勿過濕，蒸令氣遍，即出下曝之使乾，如此九蒸九搗，去上皮，未食前和水若酒服二方寸匕，日三。漸漸不饑，絕穀，久服百病不生，常服延年不老。

飲①松子方：

七月七日採松子，過時即落不可得。治服方寸匕，日三四。一云一服三合，百日身輕。三百日行五百里，絕穀，服升仙。渴飲水，亦可和脂②服之。若丸如梧桐子大，服十丸。

餌柏實方：

柏子仁二升，搗令細，醇酒四升漬，攪之如泥，下白蜜二升，棗膏三升，搗令可丸，入乾地黃末、白朮末各一升，攪和丸如梧子，日二服，每服三十丸。二十日萬病皆瘥。

服松脂方：

百煉松脂下篩，以蜜和納筒中，勿令中風。日服如博棋一枚。博棋長二寸，方一寸。日三，漸漸月③別服一斤，不饑延年。亦可醇酒和白蜜如餳，日服一二兩至半斤。

凡取松脂，老松皮自有聚酯者最第一。其根下有傷折處，不見日月者得之，名曰陰脂，彌良。惟衡山東行五百里有大松，皆三四十圍，乃多脂。又法：五月刻大松陽面使向下二十四株，株可得半升，亦煮。其老節根處者有脂得用。《仙經》云：常以三月入衡山之陰，取不見日月松脂，煉而餌之，即不召而自來④。服之百日，耐寒暑；二百日五臟補益；服之五年，即見西王母。《仙經》又云：諸石所生三百六十五山，其可食者滿谷陰懷中松脂耳。其谷正從衡山嶺直東四百八十里當橫捷⑤，正在橫嶺東北行過其南入谷五十里，窮穴有石城白鶴，其東方有大石四十餘丈，狀如白松，松下二丈有小穴，東入山有丹砂可食；其南方陰中有大松，大三十餘圍，有三十餘株不見日月，皆可取服之。

採松脂法：

以日入時，破其陰以取其膏，破其陽以取其脂。脂膏等分，食之可以通神靈。鑿其陰陽為孔，令方五寸，深五寸，還

以皮掩其孔，無令風入，風入則不可服。以春夏時取之，取訖封塞勿泄，以泥塗之。東北行丹砂穴有陰泉水可飲，此弘農車君以元封元年入北⑥山食松脂，十六年復下居長安東市，在上谷、牛頭谷時往來至秦嶺上，年常如三十者。

煉松脂法：

松脂七斤，以桑灰汁一石！煮脂三沸，接置冷水中凝，復煮之，凡十遍，脂白矣，可服。今谷在衡州東南攸縣界。此松脂與天下松脂不同。

餌茯苓方：

茯苓十斤去皮，酒漬密封之。十五日出之，取服如博棋，日三。亦可屑服方寸。凡餌茯苓，皆湯煮四五沸，或以水漬六七日。

茯苓酥方：

茯苓五斤，灰汁煮十遍，漿水煮十遍，清水煮十遍松脂五斤，煮如茯苓法，每次煮四十遍　生天門冬五斤，去心皮，曝乾作末　牛酥三斤，煉三十遍　白蜜三斤，煎令沫盡　蠟三斤，煉三十遍。上六味，各搗篩，以銅器重湯上，先納酥，次蠟，次蜜，消訖納藥，急攪之勿住，務令大均，納瓷器中，密封之，勿洩氣。先一日不食，欲不食先須吃好美食令極飽，然後絕食，即服二兩，二十日後服四兩，又二十日後八兩，細丸之，以咽中下為度；第二度以四兩為初，二十日後八兩，又二十二兩；第三度服以八兩為初，二十日二兩，二十日四兩，合一百八十日，藥成自後服三丸將補，不服亦得恒以酥蜜消息之，美酒服一升為佳。合藥須取四時王相日，特忌刑、殺、厭及四激休廢等日，大凶。此彭祖法。

【注釋】

①飲：宋新雕本作「餌」。

②脂：宋新雕本作「柏脂」。

③月：宋新雕本無。

④煉而餌之……自來：宋新雕本作「煉而白者」。

⑤捷（ㄐㄧㄢˋ）：連接。

⑥北：〔考異〕「諸本北作此」。

茯苓膏方《千金翼》名凝靈膏：

茯苓淨去皮　松脂二十四斤　松子仁　柏子仁各十二斤

上四味，皆依法煉之，松柏仁不煉，搗篩，白蜜二斗四升，納銅器中湯上，微火煎一日一夕。次第下藥，攪令相得，微火煎七日七夜止。丸如小棗，每服七丸，日三。欲絕穀，頓服取飽，即得輕身、明目、不老。此方後一本有茯苓酥、杏仁酥、地黃酥三方，然諸本並無。又《千金翼》中已有，今更不添錄。

服枸杞根方①：主養性遐齡。

枸杞根切一石，水一石二斗，煮取六斗，澄清。煎取三升，以小麥一斗乾淨，擇納汁中漬一宿，曝二，往返令汁盡，曝乾搗末，酒服方寸匕，日二。一年之中，以二月八月各合一劑，終身不老。

枸杞酒方：

枸杞根一百二十斤，切。以東流水四石煮一日一夜，取清汁一石，漬麴一如家醞法。熟取清，貯不津器中，納乾地黃末二斤半，桂心、乾薑、澤瀉、蜀椒末各一升，商陸末二升，以絹袋貯，納酒底，緊塞口，埋入地三尺，堅覆上。三七日沐浴整衣冠，再拜，平曉向甲寅地日出處開之，其酒赤如金色。旦

空腹服半升，十日萬病皆癒，三十日瘢痕減。惡疾人以水一升，和酒半升，分五服癒。《千金翼》又云：若欲服石者，取河中青白石如棗杏大者二升，以水三升煮一沸，以此酒半合置中，須臾即熟可食。

餌雲母水方：療萬病

上白雲母二十斤，薄擘，以露水八斗作湯，分半洮②洗雲母，如此再過。又取二斗作湯，納芒硝十斤，以雲母木器中漬之，二十日出。絹袋盛：懸屋上，勿使見風日，令燥，以水漬，鹿皮爲囊，揉挻③之從旦至中④，乃以細絹下篩滓，復揉挻令得好粉五斗，餘者棄之。取粉一斗，納崖蜜二斤，攪令如粥，納生竹筒中薄削之，漆固口，埋北垣南岸下，入地六尺覆土。春夏四十日，秋冬三十日出之，當如澤⑤爲成。若洞洞⑥不消者，更埋三十日出之。先取水一合，納藥一合，攪和盡服之，日三。水寒溫儘自在，服十日，小便當變黃，此先療勞氣風疹也。二十日腹中寒癖消；三十日齲齒除，更新生；四十日不畏風寒；五十日諸病皆癒，顏色日少，長生神仙。吾目⑦驗之，所以述錄。

煉鐘乳粉法：

鐘乳一斤，不問厚薄，但取白淨光色好者，即任用，非此者不堪用。先泥鐵鐺可受四五斗者爲灶，貯水令滿，去口三寸，納乳著金銀瓷（盞）⑧中任有用之，乃下鐺中令水沒瓷上一寸餘即得。常令如此，勿使出水也。微火燒之，日夜不絕，水欲竭即添成暖水，每一周時，輒易水洗鐺並洮乳，七日七夜出之，淨洮乾，納瓷缽中，玉椎縛格，少著水研之，一日一夜，急著水攪令大濁，澄取濁汁，其乳粗者自然著底，作末者即自作濁水出。即經宿澄取其粗著底者，準前法研之，凡五日五夜，皆細逐水作粉，好用澄煉，取曝乾，即更於銀缽中研之

一日，候入肉水洗不落者佳。

鐘乳散　治虛羸不足，六十以上人瘦弱不能食者，百病方：

成煉鐘乳粉三兩　上黨人參　石斛　乾薑各三分

上四味，搗下篩，三味與乳合和相得，均分作九貼，平旦空腹溫醇酒服一貼，日午後服一貼，黃昏後服一貼。三日後準此服之。凡服此藥法，皆三日一劑。三日內止食一升半飯，一升肉。肉及飯惟爛，不得服蔥豉。問曰：何故三日少食勿得飽也？答曰：三夜乳在腹中薰補臟腑，若此飽食，即推藥出腹，所以不得飽食也。何故不得生食？由食生故即損傷藥力，藥力既損，脂肪亦傷，所以不得食生食也。何故不得食蔥豉？蔥豉殺藥，故不得食也。三日服藥既盡，三日內須作羹食補之，任意所便，仍不用蔥豉及硬食也。三日補訖，還須準式服藥如前，盡此一斤乳訖，其氣力當自知耳，不能具述。一得此法，其後服十斤、二十斤，任意方便可知也。

西岳眞人靈飛散方：

雲母粉一斤　茯苓八兩　鐘乳粉　柏子仁人參《千金翼》作白朮　續斷　桂心各七兩　菊花十五兩　乾地黃十二兩

上九味，爲末，生天門冬十九斤，取汁溲藥，納銅器中蒸一石二斗黍米下，米熟曝乾爲末。先食飲⑨服方寸匕，日一。三日力倍；五日血脈充盛；七日身輕；十日面色悅澤；十五日行及奔馬；三十日夜視有光；七十日白髮盡落，故齒皆去。更取二十一匕，白蜜和搗二百杵，丸如梧子大，作八十一枚，曝乾，丸皆映澈如水精⑩珠。欲令髮齒時生者吞七枚，日三，即出發未白、齒不落者，但服散五百年⑪乃白，如前法服。已白者餌藥至七百⑫年乃落。入山日吞七丸，絕穀不饑。余得此方以來，將逾三紀，頃者但美而悅之，疑而未敢措手，積年詢

訪，屢有好名人曾餌得力，遂服之一如方說。但能業之不已，功不徒棄耳。

【注釋】

①服枸杞根方：宋新雕本作「枸杞根主養性遐齡方」。

②洮（ㄊㄠˊ）：同淘，淘洗之義。

③埏（ㄕㄢ）：揉和。

④至中：〔考異〕「諸本至下有日字」。

⑤澤：後藤敏本有眉批曰：「明版作漆」。

⑥洞洞：混沌貌。

⑦目：四庫本作「自」。

⑧（同盎）。

⑨先食飲：宋新雕本作「食後」。

⑩精：宋新雕本作「晶」。

⑪但服散五百年：宋新雕本作「且服散五日」。

⑫百：宋新雕本無。

黃帝雜忌法第七

旦起勿開目洗面，令人目澀失明、饒淚；清旦常言善事，勿惡言，聞惡事即向所來方三唾之，吉；又勿嗔怒，勿叱吒咄呼，勿嗟歎，勿唱奈何，名曰請禍；勿立膝坐而交臂膝上，勿令髮覆面，皆不祥；勿舉足向火，勿對灶罵詈，凡行、立、坐勿背日，吉；勿面北坐久思，不祥起；凡欲行來，長存魁綱在頭上，所向皆吉；若欲征戰，存斗柄在前以指敵，吉；勿面北冠帶，凶；勿向西北唾，犯魁綱神，凶；勿咳唾，唾不用遠，成肺病，令人手足重及背痛、咳嗽；亦勿向西北大小便；勿殺龜蛇；勿怒目視日月，喜令人失明；行及乘馬不用回顧，則神

去人不用，鬼行踏粟。凡過神廟，慎勿輒入，入必恭敬，不得舉目恣意顧瞻，當如對嚴君焉，乃享其福耳，不爾速獲其禍；亦不得返首顧視神廟；忽見龍蛇，勿興心驚怪，亦勿注意瞻視，忽見鬼怪變異之物，即強抑之勿怪，咒曰：見怪不怪，其怪自壞。又路行及眾中見殊妙美女，慎勿熟視而愛之，此當魑魅之物，使人深愛，無問空山曠野、稠人廣眾①之中，皆亦如之。凡山水有沙虱處，勿在中浴，害人；欲渡隨驢馬後急渡，不傷人；有水弩處射人影即死，欲渡水者，以物打水，其弩即散，急渡不傷人；諸山有孔雲入，採寶者，惟三月九月，餘月山閉氣交死也；凡人空腹不用見屍臭氣入鼻，舌上白起，口常臭，欲見屍者，皆須飲酒見之，能避毒；遠行觸熱，途中逢河勿洗面，生烏髮。

房中補益第八

論曰：人年四十以下多有放恣，四十以上即頓覺氣力一時衰退。衰退既至，眾病蜂起。久而不治，遂至不救。所以彭祖曰：以人療人，真得其真。故年至四十，須識房中之術。

夫房中術者，其道甚近，而人莫能行。其法，一夜御十女，閉固②而已，此房中之術畢矣。兼之藥餌，四時勿絕，則氣力百倍，而智慧日新。然此方之作也，非欲務於淫佚，苟求快意，務存節欲，以廣養生也。非苟欲強身力，幸女色以縱情，意在補益以遣疾也。此房中之微旨也。是以人年四十以下，即服房中之藥者，皆所以速禍，慎之慎之！故年未滿四十者，不足與論房中之事。貪心未止，兼餌補藥，倍力行房，不過半年，精髓枯竭，惟向死近。少年極須慎之。人年四十以上，常服煉乳散不絕，可以不老。又餌雲母，足以癒疾延年；人年四十以上，勿服瀉藥，常餌補藥大佳。昔黃帝御女一千二

百而登仙，而俗人以一女伐命。知與不知，豈不遠矣。其知道者，御女苦不多耳。

凡婦人不必須有顏色妍麗，但得少年未經生乳，多肌肉，益也。若足財力，選取細髮、目精黑白分明，體柔骨軟，肌膚細滑，言語聲音和調，四肢骨節皆欲足肉，而骨不大。其陰及腋皆不欲有毛，有毛當軟細，不可及於相者；但蓬頭蠅面，槌項結喉，雄聲大口，高鼻麥齒，目精渾濁，口領有毛，骨節高大，發黃少肉，隱毛多而且強，又生逆毛。與之交會，皆賊命損壽③也。

凡御女之道，不欲令氣未感動，陽氣微弱即以交合。必須先徐徐嬉戲，使神和意感良久，乃可令得陰氣，陰氣推之，須臾自強，所謂弱而內迎，堅急出之，進退欲令疏遲，情動而止；不可高自投擲，顛倒五臟，傷絕精脈，生致百病。但數交而繽密④者，諸病皆癒，年壽日益，去仙不遠矣，不必九一三五之數也。能百接而不施瀉者，長生矣。若御女多者，可採氣。採氣之道，但深接勿動，使良久氣上面熱，以口相當引取女氣而吞之，可疏疏進退，意動便止，緩息眠目，偃臥導引，身體更強，可復御他女也。數數易女，則得益多；人常御一女，陰氣轉弱，爲益亦少。陽道法火，陰家法水，水能制火，陰亦消陽。久用不止，陰氣逾陽，陽則轉損，所得不補所失。但能御十二女而不復施瀉者，令人不老，有美色；若御九十三女而自固者，年萬歲矣。

凡精少則病，精盡則死，不可不思，不可不慎。數交而一瀉，精氣隨長不能使人虛也。若不數交，交而即瀉。則不得益。瀉之精氣自然生長，但遲微，不如數交接不瀉之速也。

藥王孫思邈道醫養生

【注釋】

①稠人廣眾：指人眾多。

②閉固：宋新雕本作「不泄」。

③賊命損壽：宋新雕本作「賊損人壽」。

④縝密：宋新雕本作「勿泄」。

凡人習交合之時，常以鼻多納氣，口微吐氣，自然益矣。交會畢蒸熱，是得氣也。以菖蒲末三分，白梁粉數摩令燥，即使強盛，又濕瘡不生也。凡欲施瀉者，當閉口張目，閉氣，握固兩手，左右上下縮鼻取氣，又縮下部及吸腹，小偃脊膂，急以左手中兩指抑屏翳穴，長吐氣並琢齒千遍，則精上補腦，使人長生。若精妄出，則損神也。

《仙經》曰：令人長生不老，先與女戲，飲玉漿。玉漿，口中津也。使男女感動，以左手握持，思存丹田，中有赤氣，內黃外白，變爲日月。徘徊丹田中，俱入泥垣，兩半合成一因。閉氣深納勿出入，但上下徐徐咽氣，情動欲出，急退之。此非上士有智者不能行也。其丹田在臍下三寸；泥垣者在頭中對兩目直入內，思作日月想，合徑三寸許。兩半放形而一，謂日月相擒者也。雖出入仍思念所作者勿廢，佳也。又曰：男女俱仙之道，深納勿動精，思臍中赤色大如雞子形，乃徐徐出入，情動乃退，一日一夕可數十爲定，令人益壽。男女各息意共存思之，可猛念之。

御女之法①，能一月再泄，一歲二十四泄，皆得二百歲，有顏色，無疾病。若加以藥，則可長生也。人年二十者，四日一泄；三十者，八日一泄；四十者，十六日一泄；五十者，二十日一泄；六十者，閉精勿泄，若體力猶壯者，一月一泄。凡人氣力自有強盛過人者，亦不可抑忍，久而不泄，致生癰疽。

若年過六十，而有數旬不得交合，意中平平者，自可閉固也。

　　昔貞觀初，有一野老，年七十餘，詣余云：數日②來陽氣益盛，思與家嫗晝寢，春事皆成。未知垂老有此，爲善惡也？余答之曰：是大不祥。子獨不聞膏火乎？夫膏火之將竭也，必先暗而後明，明止則滅。今足下年邁桑榆，久當閉精息欲。茲忽春情猛發，豈非反常耶？竊謂足下憂之，子其勉歟！後四旬發病而死，此其不愼之效也。如斯之輩非一，且疏一人，以勖③將來耳。

　　所以善攝生者，凡覺陽事輒盛，必謹而抑之，不可縱心竭意以自賊也。若一度制得④，則一度火滅，一度增油；若不能制，縱情施瀉，即是膏火將滅，更去其油，可不深自防！所患人少年・時不知道，知道亦不能信行之，至老乃知道，便已晚矣。病難養也，晚而自保，猶得延年益壽；若年少壯而能行道者，得仙速矣。或⑤曰：年未六十⑥，當閉精守一爲可爾否？曰⑦：不然。男不可無女，女不可無男。無女則意動，意動則神勞，神勞則損壽。若念眞正無可思者，則大佳，長生也。然而萬無一有。強抑鬱閉之，難持易失，使人漏精尿濁，以致鬼交之病，損一而當百也。其服食藥物，見第二十卷中。

　　御女之法：交會者當避丙丁日，及弦望晦朔、大風大雨大霧、大寒大暑、雷電霹靂、天地晦冥、日月薄蝕、虹霓地動，若御女者，則損人神，不吉。損男百倍，令女得病，有子必癲癡頑愚、喑啞聾聵、攣跛盲眇、多病短壽、不孝不仁。又避日月星辰、火光之下、神廟佛寺之中、井灶圊廁之側、塚墓屍柩之旁，皆悉不可。夫交合如法，則有福德，大智善人降托胎中，仍令性行調順，所作和合，家道日隆，祥瑞競集；若不如法，則有薄福、愚癡、惡人來托胎中，仍令父母性行兇險，所作不成，家道日否，殃咎屢至。雖生成長，家國滅亡。夫禍福

藥王孫思邈道醫養生

之應，有如影響。此乃必然之理，可不再思之！若欲求子者，但待婦人月經絕後一日、三日、五日，擇其王相日及月宿在貴宿日，以生氣時夜半後乃施瀉，有子皆男，必壽而賢明高爵也。以月經絕後二日、四日、六日施瀉，有子必女。過六日後勿得施瀉，既不得子，亦不成人。

王相日：

春甲乙，夏丙丁，秋庚辛，冬壬癸。丁宿日：

【注釋】

①御女之法：宋新雕本作「素女法」。

②數日：宋新雕本作「近數十餘日」。

③勖（ㄒㄩˋ）：勉勵。

④得：宋新雕本此後有「不泄」二字。

⑤或：宋新雕本作「素女」。

⑥年未六十：宋新雕本作「竊聞人年六十」。

⑦曰：宋新雕本作「彭祖曰」。

月宿日：

正月一日、六日、九日、十日、十一日、十二日、十四日、二十一日、二十四日、二十九日。

二月四日、七日、八日、九日、十日、十二日、十四日、十九日、二十二日、二十七日。

三月一日、二日、五日、六日、七日、八日、十日、十七日、二十三日、二十五日。

四月三日、四日、五日、六日、八日、十日、十五日、十八日、二十二日、二十八日。

五月一日、二日、三日、四日、五日、六日、十二日、十

五日、二十日、二十五日、二十八日、二十九日、三十日。

六月一日、三日、十日、十三日、十八日、二十三日、二十六日、二十七日、二十八日、二十九日。

七月一日、八日、十一日、十六日、二十一日、二十四日、二十五日、二十六日、二十七日、二十九日。

八月五日、八日、十日、十三日、十八日、二十一日、二十二日、二十三日、二十四日、二十五日，二十六日。

九月三日、六日、十一日、十六日、十九日、二十日、二十一日、二十二日、二十四日。

十月一日、四日、九日、十日、十四日、十七日、十八日、十九日、二十日、二十二日、二十三日、二十九日。

十一月一日、六日、十一日、十四日、十五日、十六日、十七日、十九日、二十六日、二十九日。

十二月四日、九日、十二日、十三日、十四日、十五日、十七日、二十四日。

若合，春甲寅乙卯、夏丙午丁巳、秋庚申辛酉、冬壬子癸亥，與此上件月宿日合者尤益。

黃帝雜禁忌法曰：人有所怒，血氣未定，因以交合，令人發癰疽。又不可忍小便交合，使人淋，莖中痛；面失血色，及遠行疲乏來入房，爲五勞虛損，少子；且婦人月事未絕，而與交合，令人成病，得白駁也。水銀不可近陰，令人消縮；鹿、豬二脂不可近陰，令陽痿不起。

第三章

藥王孫思邈養生詩文精選

一、孫眞人衛生歌

天地之間人爲貴，頭象天兮足象地。
父母遺體宜寶之，箕裘五福壽爲最。
衛生切要知三戒，大怒大欲並大醉。
三者若還有一焉，須防損失眞元氣。
欲求長生先戒性，火不出兮神自定。
木還去火不成灰，人能戒性還延命。
貪欲無窮慾卻精，用心不已失元神。
勞形散盡中和氣，更仗何能保此身。
心若大費費則竭，形若大勞勞則怯。
神若大傷傷則虛，氣若大損損則絕。
世人欲識衛生道，喜樂有常嗔怒少。
心誠意正慮自除，順理修身去煩惱。
春噓明目夏呵心，秋呬冬吹肺腎寧。
四季長呼脾化食，三焦嘻卻熱難停。
髮宜多梳氣宜煉，齒宜數叩津宜咽。
子欲不死修崑崙，雙手揩磨常在面。
春月少酸宜食甘，冬月宜苦不宜鹹。

夏月增辛宜減苦，秋辛可省但教酸。
季月少鹹甘略戒，自然五臟保平安。
若能全減身康健，滋味偏多無病難。
春寒莫放棉衣薄，夏月汗多宜換著。
秋冬衣冷漸加添，莫待病生才服藥。
惟有夏月難調理，伏熱在內忌冰水。
瓜桃生冷宜少食，免至秋來成虐痢。
心旺腎衰宜切記，君子之人能節制。
常令充實勿空虛，日食須當去油膩。
大飽傷神饑傷胃，大渴傷血多傷氣。
饑食渴飲莫太過，免致膨脝損心肺。
醉後強飲飽強食，未有此身不生疾。
人資飲食以養生，去其甚者將安適。
食後徐行百步多，手搓臍腹食消磨。
夜半靈根灌清水，丹田濁氣切須呵。
飲酒可以陶情性，大飲過多防有病。
肺為華蓋倘受傷，咳嗽勞神能損命。
慎勿將鹽去點茶，分明引賊入腎家。
下焦虛冷令人瘦，傷腎傷脾防病加。
坐臥防風來腦後，腦內入風人不壽。
更兼醉飽臥風中，風才著體成災咎。
雁有序兮犬朋義，黑鯉朝北知臣禮。
人無禮義反食之，天地神明終不喜。
養體須當節五辛，五辛不節反傷身。
莫教引動虛陽發，精竭容枯病漸侵。
不問在家並在外，若遇迅雷風雨大。
急需端肅畏天威，靜室收心宜謹戒。

恩愛牽纏不自由，利名縈絆幾時休。
放寬些子自家福，免致中年早白頭。
頂天立地非容易，飽食暖衣寧不愧。
思量無以報洪恩，晨夕焚香頻懺悔。
身安壽永福如何，胸次夷夷積善多。
惜命惜身兼惜氣，請君熟玩衛生歌。

二、孫真人枕上記

侵晨一碗粥，夜飯莫教足。
撞動景陽鐘，扣齒三十六。
大寒與大熱，且莫貪色慾。
醉飽莫行房，五臟皆翻覆。
艾火漫燒身，爭如獨自宿。
坐臥莫當風，瀕於暖處浴。
食飽行百步，常以手摩腹。
莫食無鱗魚，諸般禽獸肉。
自死獸與禽，食之多命促。
土木爲形象，求之有恩福。
父精母生肉，那忍分南北。
惜命惜身人，六白光如玉。

三、孫真人養生銘

怒盛偏傷氣，思多太損神。
神疲心易役，氣弱病相侵。
勿使悲歡極，當令飲食均。
再三防夜醉，第一戒晨嗔。
夜靜鳴天鼓，晨興漱玉津。

妖邪難犯己，精氣自全身。
若要無諸病，常當節五辛。
安神宜悅樂，惜氣保和純。
壽夭休論命，修行本在人。
若能遵此理，平地可朝真。

四、攝養枕中方

夫養生繕性，其方存於卷者甚眾。其或幽微秘密，疑未悟之心。至於澄神內觀，游玄採真，故非小智所及。常思所尋設能及之，而志不能守之，事不從心，術即不驗。誠由前之誤交切而難遣，攝衛之道賒遠而易違，是以混然同域，絕而不思者也。嵇叔夜悟之大得，論之未備，所以將來志士覽而懼焉。今所撰錄，並在要典。事雖隱秘，皆易知易為，以補斯闕。其學者不違隋欲之性，而俯仰可從；不棄耳目之玩，而顧盼可法。旨約而用廣，業少而功多。余研核方書，蓋亦久矣。搜求秘道，略無遺餘。自非至妙至神，不入茲錄；誠信誠效，始冠於篇。取其弘益，以貽後代。苟非其道，慎勿虛傳；傳非其人，殃及三世。凡著五章為一卷，與我同志者寶而行之云爾。

自　慎

夫天道盈缺，人事多屯。居處屯危，不能自慎而能克濟者，天下無之。故養性之士，不知自慎之方，未足與論養生之道也，故以自慎為首焉。

夫聖人安不忘危，恒以憂畏為本。營無所畏忌，則庶事隳壞。《經》曰：

人不畏威，則大威至矣。故以治身者，不以憂畏，朋友遠之；治家者，不以憂畏，奴僕侮之；治國者，不以憂畏，臨境侵之；治天下者，不以憂畏，道德去之。故憂畏者，生死之門，禮教之主，存亡之由，禍福之本，吉凶之元也。

是故仕無憂畏，則身名不立；農無憂畏，則稼穡不滋；工無憂畏，則規矩不設；商無憂畏，則貨殖不廣；子無憂畏，則孝敬不篤；父無憂畏，則慈愛不著；臣無憂畏，則勳庸不建；君無憂畏，則社稷不安。養性者，失其憂畏，則心亂而不治，形躁而不寧，神散而氣越，志蕩而意昏，應生者死，應死者亡，應成者敗，應吉者凶。

夫憂畏者，其猶水火不可暫忘也。人無憂畏，子弟爲勍敵，妻妾爲寇仇。是乙太上畏道，〔其次畏天，〕其次畏物，其次畏人。其次畏身。故憂於身者不拘於人，畏於己者不制於彼，慎於小者不懼於大，戒於近者不悔於遠。能知此者，水行蛟龍不得害，陸行虎兕不能傷，處世謗誹不能加。善知此者，萬事畢矣。

夫萬病橫生，年命橫天，多由飲食之患。飲食之患，過於聲色。聲色可絕之逾年，飲食不可廢於一日，爲益既廣，爲患亦深。且滋味百品，或氣勢相伐，觸其禁忌，更成沉毒。緩者積年而成病，急者災患而卒至也。

凡夏至後迄秋分，勿食肥膩餅腥之屬。此與酒漿果瓜相仿。或當時不覺即病，入秋節變生多諸暴下，皆由涉夏取冷太過，飲食不節故也。而或者以病至之日便爲得病之初，不知其所由來之漸矣。欲知自慎者，當去之於微也。

夫養性者，當少思、少念、少慾、少事、少語、少笑、少愁、少樂、少喜、少怒、少好、少惡，行此十二少者，養生之都契也。多思則神殆，多念則志散，多慾則損智，多事則形

勞，多語則氣爭，多笑則傷臟，多愁則心懾，多樂則意溢，多喜則忘錯昏亂，多怒則百脈不定，多好則專迷不理，多惡則憔悴無歡。此十二多不除，喪生之本也。惟無多無少，幾乎道也。故處士少疾，遊子多患，〔事務〕繁簡之殊也。

是故田夫壽，膏粱夭，嗜欲多少之驗也。故俗人競利，道士罕營。

夫常人不可無欲，又復不可無事，但約私心，約狂念，靖躬損思，則漸漸自息耳。

封君達云：體欲常勞，食慾常少；勞勿過極，少勿過虛。恒去肥濃，節鹹酸，減思慮，捐喜怒，除馳逐，慎房室，春夏施瀉，秋冬閉藏。又魚膾生肉，諸腥冷之物，此多損人，速宜斷之，彌大善也。心常念善，不欲謀欺詐惡事，此大辱神損壽也。

彭祖曰：重衣厚褥，體不堪苦，以致風寒之疾；甘味脯臘，醉飽饜飲，以致痎結之病；美色妖麗，〔媚妾盈房，〕以致虛損之禍；淫聲哀音，怡心悅耳，以致荒耽之惑；馳騁游觀，弋獵原野，以致發狂之迷；謀得戰勝，取亂兼弱，以致驕逸之敗。斯蓋聖人戒其失理；可不思。以自勖也？

夫養性之道，勿久行、久坐、久聽、久視，不強食，不強飲，亦不可憂思愁哀。饑乃食，渴乃飲。食止，行數百步，大益人。夜勿食，若食即行約五里，無病損。日夕有所營爲，不住爲佳，不可至疲極，不得大安無所爲也。故曰：流水不腐，戶樞不蠹。以其勞動不息也。

想爾曰：想爾蓋仙人名。勿與人爭曲直，當減人筭壽。若身不寧，〔當〕反舌塞喉，嗽津，咽唾無數，須臾即癒。道人〔有〕疾，閉目内視。使心生火，以火燒身，燒身令盡，存之，使精神如彷彿，疾即癒。若有痛處，皆存其火燒之，秘

驗。

禁　忌

仙經禁忌：凡甲寅〔庚甲〕日，是屍鬼競亂、精神躁穢之日，不得與夫妻同席言語、面會、必當清淨，沐浴不寢，警備也。〔其日可宜遣欲。〕

凡服藥物，不欲食蒜、石榴、豬肝、犬肉、〔豬肉，房中都絕爲上。〕

凡服藥，勿向北方，大忌。

凡亥子日，不可唾〔亡精失氣，〕減損年壽。

凡入山之日，未至百步，先卻百步，足反登山，山精不敢犯人。〔眾邪伏走，百毒藏匿。〕

〔凡服食忌血味，使三屍不去。〕

凡求仙，必不用見屍。

又忌三月一日一月之中不得與女人同處。

仙道忌十敗：一勿姦淫，二勿爲陰賊兇惡，三勿酒醉，四勿穢慢不淨，五勿食父母本命肉，六勿食己本命肉，七勿食一切肉，八勿食生五辛，九勿殺一切昆蟲眾生，十勿向北大小便，仰視三光。〔勿北向解脫衣裳，勿北向罵詈犯破毀，勿犯日月星辰。〕

仙道戒日：

勿以八節日行威刑，勿以晦朔日怒，勿以六甲日食鱗甲之物；

勿以丙申日食雞肉，勿以丙午日食雉肉，勿以乙卯日大醉；

勿以二月九日食魚，勿以三月三日食五臟肉、百草心；

勿以四月八日殺伐樹木，勿以五月五日見血，勿以六月六日起土；勿以七月七日思念嚴事，勿以八月四日市附足之物；

勿以九月九日起床席，勿以十月五日罰責人；

勿以十一月十一日沐浴，勿以十二月晦日內三日不齋燒香念叩；勿以八節日雜處，勿以冬甲子夜眠臥。

右已上忌法，天人大戒。三官告察，以是日乃為重罪矣。或令三魂相嫉，七魄流競；或胎神所憎‧三宮受惡之時也。是以噩夢交其丹心，狡魅乘其未闕，精液解犯，神眞恍惚，流變多禁，眞識忌術。若能奉修，則為仙材，不奉修失禁，則為傷敗。

學仙雜忌：天官大神忌食生血，忌燒三畜毛，習燒蒜皮及諸燻菜，皆伐亂胎元，臭傷嬰神。慎之！

凡學道之士，勿傳衣及履屐巾褐，大凶。勿弔喪臨屍經穢汙。若有崇奉六天、及事山川魔神者，勿居其室，勿饗其饌。〔勿著其衣，勿冠其中。蓋避其屍穢之下氣，遠其邪風之往來。〕

〔凡學道之士，勿抱嬰兒，仙家大忌。八節日勿雜處，以專精求妙，忌履穢汙，常需薰香，數沐浴，違之者凋敗，慎之者飛升〕。

夫陰丹內御房中之術，黃道赤氣交接之益七九朝精吐納之要，六一迴丹雄雌之法，雖或仙名，而上清不以比德；雖均至化，而太上不以為高。此穢仙濁眞，固不得視乎玉闔者矣。

夫嶮巇履冰，多見倒車之敗，縱有全者，臭亂之地仙耳，未弘至道，豈睹玄闔？勿親經孕婦，時醑華池，酣嵒自樂，全眞獨臥。古之養生，尤須適意，不知秘術，詎可怡乎？勿抱嬰兒，仙家大忌。

藥王孫思邈道醫養生

夫建志內學，養神求仙者，常沐浴，以致靈氣。如學道者，每事須令密。泄一言一事，輒減一算。一算，三日也。

夫明拜別作淨衣，不可他雜，出入靜戶，並以水漱口，燒香時出戶勿反顧。

凡咽液者，常閉目內視。學道者，常當別處一室，勿與人雜居，著淨衣燒香。

凡書符當北向，勿雜用筆硯。必先燒香。

凡耳中忽聞叫喚啼呼及〔漱水〕雷聲、鼓鳴，若鼻中聞臭氣血腥者，並凶兆也。即燒香、沐浴齋戒〔三日〕，守三元帝君，求乞救護。行陰德，為人所不能為，行人所不能行，矜孤潛窮，扶危拯傾，即眾惡自滅，則自安矣。

凡買藥物勿與人爭貴賤，可從長者佳人買之，勿令多口嫉妒人見之。

夫喜怒損志，哀樂害性，榮華惑德，陰陽竭精，皆學道之人大忌，仙法之所疾也。〔理護衣被，使有常人，常燒香使冷然不雜也〕。

夫習真者，都無情慾之惑，男女之想也。若丹白存於胸中，則真感不應，靈女上尊不降。縱有得者，不過在於主者耳。陰氣所接，永不可以修至道。吾常恨此，賴改之速耳。所以真道不可對求，要言不可似偶聽。慎之哉！

導　引

常以兩手摩拭面上，令人有光澤，斑皺不生。行之五年，色如少女。摩之令二七而止，臥起，平氣正坐，先叉手掩項，目向南視，上使項與手爭，為之三四。使人精和，血脈流通，風氣不入，行之不病。

又屈動身體，四極反張側掣，宣搖百關，為之各三。

又臥起，先以手內著厚帛，拭項中四面及耳後周匝，熱，溫溫如也。順髮摩頂良久，摩兩手以治面目，久久令人目自明，邪氣不干。都畢，咽液三十過，導內腋咽之。

又欲數按耳左右，令無數，令耳不聾，鼻不塞。

常以生氣時咽液二七過，閉目內視，訖，按體所痛處。每坐常閉目內視，存見五臟六腑，久久自得分明了了。

常以手中指接目近鼻兩眥，兩眥，目睛明也。閉氣爲之，氣通乃止。週而復始行之，周視萬里。

常以手按兩眉後小穴中，此處目之通氣者也。三九過。又以手心及指摩兩目及顴上，又以手旋耳各三十過，皆無數時節也。畢，以手逆乘額上三九過，從眉中始，乃上行入髮際中，〔口傍咽液無數也。〕常行之，（令人眼目清明，一年可夜讀。亦可人中密爲之），勿語其狀，久而上仙。修之時，皆勿犯華蓋。華蓋眉也。

行　氣

凡欲求仙，大法有三：保精，引氣，服餌。凡此三事，亦階淺至深，不遇至人，不涉勤苦，亦不可卒知之也。然保精之術，列敘百數；行氣亦有數千條；服餌之方，略有千種，皆以勤勞不絕爲務。故行氣可以治百病，可以去瘟疫，可以禁蛇獸，可以止瘡血，可以居水中，可以辟饑渴，可以延年命。其大要者，胎息而已。胎息者，不復以口鼻噓吸，如在胞胎之中，則道成矣。

夫善用氣者，噓水，水爲逆流；噓火，火爲滅炎；噓虎豹，虎豹爲之伏匿；噓瘡血，瘡血則止。聞有毒蟲所中，雖不見其人，便遙爲噓咒我手，男左女右，彼雖百里之外，皆癒矣。又中毒卒病，但吞三九。九當作九之氣，亦登時善也。但

人性多躁，少能安靜，所以修道難成。

凡行氣之道，其法當在密室閉戶，安床暖席，枕高二寸半。正身偃臥，瞑目閉氣，自止於胸膈，以鴻毛著鼻上，毛不動，經三百息，耳無所聞，目無所見，心無所思，當以漸除之耳。若食生冷、五辛、魚肉及喜怒憂恚而引氣者，非止無益，更增氣病，上氣放逆也。不能閉之，即稍學之。初起三息、五息、七息、九息而一舒氣，更嚥之。能十二息不舒氣，是小通也。百二十息不舒氣，是大通也。〔百二十息不舒氣，可以除病，隨病所在念之，頭痛念頭，足痛念足，欲令其癒，和氣攻之，從時至時，便自消矣〕此治身之大要也。

凡行氣常以夜半之後生氣時閉氣，以心中數數，令耳不聞，恐有誤亂，以手下籌，能至於千，即去仙不遠矣。

凡吐氣，令人多出少入，恒以鼻入口吐。若天大霧、惡風、猛寒，勿行氣，但閉之，為要妙也。

彭祖曰：至道不煩，但不思念一切，則心常不勞。又復導引、行氣、胎息，真爾可得千歲。更服金丹大藥，可以畢天不朽。

清齋休糧，存日月在口中，晝存日，夜存月，令大如環，日赤色，有紫光九芒，月黃色，有白光十芒，存咽服光芒之液，常密行之無數。若修存之時，恒令日月還面明堂中，日在左，月在右，令二景與目瞳合，氣相通也。所以倚運生精，理利魂神，六丁奉侍，天兵衛護，此真道也。

凡夜行及眠臥心有恐者，存日月還入明堂中，須臾百邪自滅，山居恒爾。

凡月五日夜半，存日象在心中，日從口入，使照一身之內，與日共光相合會，當覺心腹霞光映照。畢，咽液九遍。到十五日、二十五日，亦如是。自得百關通暢，面有玉光。

又男服日象，女服月象，一日勿廢，使人聰明朗徹，五臟生華。

守　一

夫守一之道，眉中卻行一寸爲明堂，二寸爲洞房，三寸爲上丹田。中丹田者，心也。下丹田者，臍下一寸二分是也。一一有服色姓名，出《黃庭經》中。男子長九分，女子長六分。

昔黃帝到峨眉山，見皇人於玉堂中。帝請問眞一之道，皇人曰：長生飛仙，則唯金丹；守形卻老，則獨眞一。故仙重焉。凡諸思存，乃有千數，以自衛率多，繁雜勞人，若知守一之道，則一切不需也。

仙師曰：凡服金丹大藥，雖未去世，百邪不敢近人。若服草木小藥，餌八石，適可除病延年，不足以禳外禍，或爲百鬼所枉，或爲太山橫召，或爲山神所輕，或爲精魅所侵。惟有眞一，可以一切不畏也。守一法，具在《皇人守一經中》。

五、太清存神煉氣五時七候訣

夫身爲神氣，爲窟宅。神氣若存，身康力健；神氣若散，身乃死焉。若欲存身，先安神氣；即氣爲神母，神爲氣子。神氣若俱，長生不死。若欲安神，須煉元氣。氣在身內，神安氣海。氣海充盈，心安神定。若神氣不散，身心凝靜。靜至定俱，身存年永。常住道元，自然成聖。氣通神境，神通性慧。命注身存，合於眞性。日月齊齡，道成究竟。依銘煉氣，欲學此術，先須絕粒，安心氣海，存神丹田，攝心靜慮，氣海若俱，自然飽矣。專心修者，百日小成。三年大成，初入五時，後通七候。神靈變化，出沒自存。峭壁千里，去住無礙。氣若不散，即氣海充盈，神靜丹田，身心永固，自然迴顏駐色，變

體成仙，隱顯自由，通靈百變，名曰度世，號曰眞人，天地齊年，日月同壽。此法不服氣，不咽津，不辛苦，要吃但吃，須休即休，自在自由無礙。五時七候，入胎定觀耳。

五時：

第一時，心動多靜少，思緣萬境，取捨無常，念慮度量，猶如野馬，常人心也。

第二時，心靜少動多，攝動入心而心多散佚，難可制伏，攝之勤策，進道之始。

第三時，心動靜相半，心靜似攝，未能常靜，靜散相半，用心勤策，漸見調熟。

第四時，心靜多動少，攝心漸熟，動即攝之，專注一境，失而遽得。

第五時，心一向純淨，有事觸亦不動，由攝心熟，堅固準定矣。從此以後，處顯而入七候，任運自得，非關作矣。

七候：

第一候，宿疾並銷，身輕心暢，停心在內，神靜氣安，四大適然，六情沉寂，心安玄境，抱一守中，喜悅日新，名爲得道。

第二候，超過常限，色返童顏，形悅心安，通靈徹視，移居別郡，揀地而安，鄰里之人，勿令舊識。

第三候，延年千載，名曰仙人，遊諸名山，飛行自在，青童侍衛，玉女歌揚，騰蹻煙霞，彩雲捧足。

第四候，煉身成氣，氣繞身光，名曰眞人，存亡自在，光明自照，晝夜常明，遊諸洞宮，諸仙侍立。

第五候，煉氣爲神，名曰神人，變通自在，作用無窮，力

動乾坤，移山竭海。

第六候，煉神合色，名曰至人，神既通靈，色形不定，對機施化，應物現形。

第七候，高超物外，迴出常倫，大道玉皇，共居靈境，賢聖集會，弘演至眞。造化通靈，物盡不達。

修行至此，方到道源，萬行休停，名曰究竟。今時之人，學道日淺，曾無一候，何得通靈？但守愚情，保持穢質，四時遷運，形委色衰，體謝歸空，稱爲得道，謬矣。此胎息定觀，乃是留神駐形，眞元祖師相傳至此。最初眞人傳此術，術在口訣，凡書於文，有德志人，方遇委此法，細詳，留意必獲無疑，賢智之人逢斯聖文矣。

六、保生銘

人若勞於形，百病不能成。飲酒忌大醉，諸疾自不生。
食了行百步，數將手摩肚。睡不苦高枕，唾涕不遠顧。
寅丑日剪甲，理髮須百度。飽則立小便，饑乃坐漩溺。
行坐莫當風，居處無小隙。向北大小便，一生昏冪冪。
日月固然忌，水火仍畏避。每夜洗腳臥，飽食終無益。
忍辱爲上乘，讒言斷親戚。思慮最傷神，喜怒傷和息。
每去鼻中毛，常習不唾地。平明欲起時，下床先左腳。
一日免災咎，去邪兼辟惡。但能七星步，令人長壽樂。
酸味傷於筋，辛味損正氣。苦則損於心，甘則傷其志。
鹹多促人壽，不得偏耽嗜。春夏任宣通，秋冬固陽事。
獨臥是守眞，愼靜最爲貴。財帛生有分，知足將爲利。
強知是大患，少欲終無累。神氣自然存，學道須終始。
書於壁戶間，將用傳君子。

七、孫眞人攝養論

　　正月，腎氣受病，肺臟氣微。宜減鹹酸、增辛味，助腎補肺，安養胃氣。勿冒冰凍，勿極溫暖。早起夜臥，以緩形神。勿食生蔥，損人津血，勿食生蓼，必定症痼，面起游風。勿食蟄藏之物，減折人壽。勿食虎、豹、狸肉，令人神魂不安。此月四日宜拔白髮；七日宜靜念思眞，齋戒增福；八日宜沐浴，其日忌遠行。

　　二月，腎氣微，肝當正旺。宜減酸增辛，助腎補肝。宜靜膈，去痰水，小泄皮膚微汗，以散玄冬蘊伏之氣。勿食黃花菜、陳醋、葅，發痼疾。勿食大小蒜，令人氣壅，關膈不通。勿食葵及雞子，滯人血氣沍精。勿食兔及狐貉肉，令人神魂不安。此月八日宜拔白髮；九日忌食一切魚，仙家大畏；十四日不宜遠行。仲春氣正宜節酒，保全眞性。

　　三月，腎氣已息，心氣漸臨，木氣正旺。宜減甘增辛，補精益氣。慎避西風，散體緩形，便性安泰。勿專殺伐，以順天道。勿食黃花菜、陳醋、葅，發症痼，起瘟疫。勿食生葵，令人氣脹，化爲水疾。勿食諸脾，脾神當旺。勿食雞子，令人終身昏亂。此月三日忌食五臟及百草心，食之天地遺殃；六日宜沐浴；十二日宜拔白髮；二十七日忌遠行，宜齋戒，念靜思眞。

　　四月，肝臟已病，心臟漸壯。宜增酸減苦，補腎助肝。調胃氣。勿暴露星宿，避西北二方風。勿食大蒜，傷神魂、損膽氣。勿食生薤，令人多涕唾，發痰水。勿食雞、雉肉，令人生癰疽，逆元氣。勿食鱔魚，害人。此月四日宜沐浴、拔白髮；七日宜安心靜慮齋戒，必有福慶，其日忌遠行。

　　五月，肝臟氣休，心正旺。宜減酸增苦，益肝補腎。固密

精氣，臥起俱早。每發洩，勿露體星宿下，慎避北風。勿處溫地，以招邪氣。勿食葫韭，以為症瘤，傷神損氣。勿食馬肉及獐鹿肉，令人神氣不安。此月五日宜齋戒清靜，此日忌見一切生血，勿食一切菜；十六日切忌嗜欲，犯之夭壽傷神，其日忌遠行；二十七日宜沐浴、拔白髮。

六月，肝氣微，脾臟獨旺。宜減苦增鹹，節約肥濃，補肝助腎，益筋骨。慎東風，犯之令人手足癱瘓。勿用冷水浸手足，勿食葵，必成，水癖。勿食茱萸，令人氣壅。此月六日宜齋戒沐浴，吉其日，又宜起土興工；十四日宜拔白髮，其日忌遠行；二十七日宜沐浴，念靜思真，施陰騭事，吉。

七月，肝心少氣，肺臟獨旺。宜安寧情性，增鹹減辛，助氣補筋，以養脾胃。無冒極熱，勿恣涼冷，無發大汗，勿食茱萸，令人氣壅。勿食豬肉，損入神氣。此月勿思惡事，仙家大忌。五日宜沐浴；七日宜絕慮齋戒；九日謝前愆，求祈新慶；二十八日宜拔白髮；二十九日忌遠行。

八月，心臟氣微，肺金用事。宜減苦增辛，助筋補血，以養心肝。無犯邪風，令人骨肉生瘡，以為癘病。勿食小蒜，傷入神氣，魂魄不安。勿食豬肚，冬成嗽疾，經年不瘥。勿食雞雉肉，損人神氣。此月四日勿市鞋履附足之物，仙家大忌；十八日宜齋戒，思念吉事，天人與福之時；二十一日宜拔白髮，忌遠行，去而不返，又宜沐浴，吉。

九月，陽氣已衰，陰氣大盛。暴風數起，切忌賊邪之風。宜減苦增鹹，補肝益腎，助脾資胃。勿冒風霜，無恣醉飽。勿食蓴菜，有蟲不見。勿食薑蒜，損入神氣。勿食經霜生菜及瓜，令人心痛。勿食葵，化為水病。勿食犬肉，減算天壽。此月九日宜齋戒；十六日宜沐浴、拔白髮；二十七日忌遠行，呼為羅網之日。

十月，心肺氣弱，腎氣強盛。宜減辛苦，以養腎臟。無傷筋骨，勿泄皮膚。勿妄針灸，以其血澀，津液不行。勿食生椒，損人血脈。勿食生薤，以增痰水。勿食熊豬肉、蓴菜，衰人顏色。此月一日宜沐浴；四日五日勿責罰，仙家大忌；是月十日忌遠行；十三日宜拔白髮；十五日宜齋戒，靜念思真，必獲福慶，二十日切忌遠行。

十一月，腎臟正旺，心肺衰微。宜增苦味，絕鹹，補理肺胃。勿灸腹背，勿暴溫暖，慎避賊邪之風；犯之，令人面腫，腰脊強痛。勿食貉肉，傷人神魂。勿食螺蚌、蟹、鱉，損人元氣，長屍蟲。勿食經夏醋，發頭風，成水病。勿食生菜，令人心痛。此月三日宜齋戒靜念；十日宜拔白髮，其日忌遠行，不可出，宜念善天，與福去災；十六日宜沐浴，吉。

十二月，土當旺，水氣不行。宜減甘增苦，補心助肺，調理腎臟。勿冒霜露，勿泄津液及汗，勿食葵，化為水病。勿食薤，多發痼疾，勿食黿鱉。

八、唐太古妙應孫真人福壽論

聖人體其道而不為也，賢人知其禍而不欺也，達人斷其命而不求也，信人保其信而靜守晝也，仁者守其仁而廉謹也，士人謹其士而謙敬也，凡人昧其理而苟非為也，愚人執其愚而不石憚也，小人反其道而終日為也。福者，造善之積也；禍者，造不善之積也。鬼神蓋不能為人之禍，亦不能致人之福，但人積不善之多而煞其命也。富貴者以輕勢取為非分也，貧賤者以妄盜取為非分也。神而記之，人不知也。夫神記者，明有陰籍之因。

又按《黃庭內景》云：夫人有萬餘神，主身三屍九蟲，善惡童子錄之奏上，況有陰冥之籍也。愚癡之人不足，神有餘者

聖人也。亦不可二一咎而奪其人命也。亦有爵被人輕謗，及暴見貶黜，削其名籍，遭其橫病者，多理輔不法所致也。理輔不正不死者，其壽餘祿未盡也；正理輔而死者，算盡也。貧者多壽，富者多促。貧者多壽，以貧窮自困而常不足，不可罰壽；富者多促，而奢侈有餘，所以折其命也，乃天損有餘而補不足。亦有貧賤饑凍，曝露其屍不葬者，心不吉之人也。德不足是以貧焉，心不足是以死焉，天雖然不然，自取其斃也。不合居人間，承天地之覆載，戴日月之照臨，此非人者也，故有官爵之非分、車馬之非分、妻妾之非分、童僕之非也（以上謂之不仁者非分也。）有屋宇之非分、粟帛之非分、衣食之非分、貨易之非分。（以上謂之不儉之非分也。）則神而記之，三年五年十年二十五年不過此，過此神而追之，則死矣。

官爵之非分者，崎嶇而居之，賄賂而得之，德薄而執其位，躁求而竊其祿。求其躁取而必強，強而取之非分也，即有災焉病焉死焉。神而記之，人不知也。

車馬之非分，市馬各其價，而馬欲其良，水草而不時，鞭勒而過度，奔走而不節，不知驅馳之疲，不知遠近之乏，不護險阻之路。畜不能言，天哀力竭，此非分也。神已記之，人不知也。

妻妾之非分者，所愛既多，費用必廣，淫佚之道，必在驕奢。金翠之有餘，蘭膏之有棄；惡賤其文采，厭飲其珍饌。人為之難，余為之易‧人為之苦，余為之樂。此非分也。神已記之，人不知也。

童僕之非分者，以良為賤，以是為非，苦不憫之，樂不容之，寒暑不念其勤勞，老病不矜其困憊，鞭撻不問其屈伏，凌辱不問其親疏。此非分也。神已記之，人不知也。

屋宇之非分者，人不多而構其廣廈，價不厚而罰其工人，

以不義之財，葺其無端之舍，功必至必明；斤斧血力，木石勞神，神不知環堵之貧，蓬戶之陋。此非分也。神已記之，人不知也。

粟帛之非分者，其植也廣，其穫也勞，其農也負，其利也倍，蓄乎巨廩，動餘歲年，盜賊之霸廓，雀鼠之巢穴，及乎困農負債，利陷深冤。此非分也。神已知之，人不知也。

衣服食之非分者，紋彩有餘，餘而更制，箱篋之無限，貧寒之不施。不念裸露之凌寒，布素之不足，以致蠹魚鼠口，香黶腐爛。此非分也。神已記之，人不知也。

飲食之非分者，一食而須其水陸，一飲而取其弦歌，其食也寡，其費也多，世之糠蠣不充，此以膻膩有棄，縱其僕妾，委擲泥塗。此非分也。神已記之，人不知也。

貨易之利厚，不為非分，利外克人，此為非分。接得非常之利者祥也，小人不可以輕而受之。其所鬻者賤，所價者貴，彼之愚而我之賤，賤而得之者禍也，幸而得之者災也，分而得之者吉也，屈而得之者福也。

夫人之死，非因依也，非痾瘵也韭也，蓋以積不仁之多，造不善之廣，神而追之則矣。人若能補其過，悔其咎，布仁惠之恩，垂憫恤之念，德達幽冥，可以存矣。尚不能逃其往負之災，不然者，其禍日多，其壽百促。金之得盈，福之已竭，且無義之富，血屬共之，上之困焉，下之喪焉。如此者於我如浮雲，不足以為富也。人若奉陰德而不欺者，聖人知我，賢人護我，天乃授之，人以悅之，鬼神敬之。居其富而不失其富，居其貴而不失其貴，禍不及矣，壽不折矣，攻劫之患去矣，水火之災除矣，必可保生全天壽矣。

第四章

孫思邈道醫養生論著譯注

一、《千金要方》選錄譯注

《備急千金要方》三十卷，是孫思邈的代表著作。本書全面總結了孫氏豐富的臨床經驗，收載了唐以前醫藥文獻的珍貴資料，列方論 5300 餘首，對救急、食療、養生、氣功、按摩等尤有精闢的論述。

下面特就該書有關養生的篇章進行節選、注釋和語譯。（選文所依據的版本係江戶醫學影北宋本，人民衛生出版社影印，1955 年 5 月第 1 版，1987 年第 1 版第 7 次印刷。）

（一）養性序節選

說　明

本文節選自《備急千金要方》卷二十七。該卷總題為「養性」，共收養性序、道林養性、居處法、按摩法、調氣法、服食法、黃帝雜忌、房中補益等 8 篇，本書選錄或節選了其中的 4 篇。「養性序」是全卷的總論，原文很長，此處只節選了其中的一部分。

所謂養性，原意為涵養本性，指的是思想、意識、品德、性格等方面的修養。如《孟子・盡心上》：「存其心，養其性，所以事天也。」《淮南子・俶真》：「靜漠恬淡，

所以養性也。」後世逐漸發展成為「養生」的同義詞，可以互換使用，如陶弘景的《養性延命錄》，又寫作《養生延命錄》。養生即攝養身心，以期保健延年，實質上既包括了思想意識和品格方面的修養，又包括了增強體質的內容。

孫氏有關「養性」的論述，無疑包括了心理和生理兩個方面的因素，既主張增強體質，又特別強調思想、意識、道德、情操及性格等方面的修養。

原　文

扁鵲云：黃帝說，晝夜漏水下百刻①，凡一刻一百三十五息②，十刻一千三百五十息，百刻一萬三千五百息。人之居世，數息之間，信哉！嗚呼，昔人歎逝，何可不為善以自補邪？吾常思一日一夜有十二時③，十日十夜百二十時，百日百夜一千二百時，千日千夜一萬二千時，萬日萬夜一十二萬時，此為三十年。若長壽者九十年，只得三十六萬時。百年之內，斯須之間④，數時之活，朝菌、蟪蛄不足為喻焉⑤。可不自攝養而馳騁六情⑥，孜孜汲汲，追名逐利，千詐萬巧，以求虛譽，沒齒而無厭⑦。故養性者知其如此，於名利若存若亡，於非名非利亦若存若亡，所以沒身不殆也⑧。余慨時俗之多僻⑨，皆放逸以殞亡⑩，聊因暇日，粗述養性篇，用獎人倫之道，好事君子與我同志焉。

注　釋

①漏水下百刻：漏水即漏壺，用以盛水滴漏計時，為古代計時器。因壺有部件，上刻符號表時間，一晝夜共分為100刻。按：此處數句原出《難經・一難》，因《難經》傳說為戰國名醫秦越人即扁鵲所作，故孫氏引文首稱「扁鵲

云」。

②息：指一呼一吸。

③十二時：古代把一晝夜分為子、丑、寅、卯、辰、巳、午、未、申、酉、戌、亥 12 個時辰，一個時辰等於今天的 2 個小時。

④斯須：義同須臾，指短暫的時間。

⑤朝菌、蟪蛄：朝菌，指朝生暮死的菌類植物。蟪蛄，蟬的一種，黃綠色，翅有黑白條紋，雄蟲腹部有發音器，夏末自早至暮鳴聲不息，其壽命不到一年。

⑥六情：即六慾，泛指各種慾望。

⑦沒齒：猶言沒世、終身、一輩子（直至牙脫落的衰老時期）。《論語‧憲問》：「沒齒無怨言」。

⑧沒身：終身，畢生。

⑨僻：乖僻、邪僻，指違反常規。

⑩放逸：任意放縱和貪圖安逸享樂。

⑪用獎人倫之道：用來勉勵人們遵守人倫道德。

語　譯

戰國名醫扁鵲指出：黃帝說過，一晝夜漏壺滴水一百個刻度，每一刻時間，人們呼吸一百三十五次，十刻為一千三百五十次，百刻為一萬三千五百次。人的一生，就好像幾次呼吸那樣短暫，這是確實的啊！哎呀，前人感歎光陰如逝水，又何不多幹好事以彌補損失呢！我經常想到，一個晝夜分為十二個時辰，十天十夜為一百二十個時辰，百天百夜為一千二百個時辰，萬天萬夜則為十二萬個時辰，這就是三十年。如果是長壽人，活到九十歲，也只有三十六萬個時辰。一百年的時間，就像很短暫的一會兒，等於只活了幾個時

辰，就連朝生暮死的菌類植物和壽命不到一年的鳴蟬，也不足以拿來做比喻。哪裏可以不注意攝生保養，而竟肆意放縱七情六慾呢？孜孜汲汲，到處追逐名利，使盡千般欺詐，萬般技巧，求得虛假的名譽，直到脫落牙齒的垂暮之年仍不厭倦甘休。所以善於養生保健的人，對於名利視之為可有可無，對於不是名利的東西，也視之為可有可無，所以直到壽終之日亦不會產生禍害。

我感歎社會上一些人怪僻而不遵循事物發展的規律，都因任意放縱情欲而招致傷生喪命之災。特利用一切閒暇的時間，撰寫出「養性篇」，以此作為勉勵人們修身養性的人倫道德規範，希望愛好養生的人們和我一同來實現它。

原　文

夫養性者，欲所習以成性，性自為善，不習無不利也。性既自善，內外百病皆悉不生，禍亂災害亦無由作，此養性之大經也①。善養性者，則治未病之病，是其義也。故善養性者，不但餌藥餐霞②，其在兼於百行③，百行周備，雖絕藥餌，足以遐年；德行不克，縱服玉液金丹④，未能延壽。故夫子曰⑤：善攝生者，陸行不遇虎兕⑥。此則道德之祐也⑦，豈假服餌而祈遐年哉！聖人所以藥餌者，以救過行之人也。故愚者抱病歷年而不修一行，纏痾沒齒⑧，終無悔心。此其所以岐和長逝⑨，彭跗永歸⑩，良有以也。

嵇康曰⑪，養生有五難：名利不去為一難，喜怒不除為二難，聲色不去為三難，滋味不絕為四難，神慮精散為五難。五者必存，雖心希難老，口誦至言，咀嚼英華，呼吸太陽⑫，不能不迴其操⑬，不夭其年也。五者無於胸中，則信順日躋⑭，道德日全，不祈善而有福，不求壽而自延，此養

生之大旨也。然或有服膺仁義⑮，無甚泰之慮者⑯，抑亦其亞歟！

注　釋

①大經：大道，基本原則。

②餐霞：指早起迎著朝霞呼吸新鮮空氣。

③兼於百行：意即兼顧一切言行，使一言一語、一舉一動都能合乎道德規範。

④玉液金丹：玉液即玉泉，指舌下津液。金丹，即用礦物煉成的丹藥。

⑤夫子：在此指老子李聃，楚國人，春秋時期著名的思想家，相傳現存的《道德經》（即《老子》）一書為他所著。

⑥陸行不遇虎兕（ㄙˋ）：此語出於《老子》第50章。該書寫道：「蓋聞善攝生者，陸行不遇虎兕，入軍不被甲兵。」兕，犀牛之屬，一說指雌性犀牛。這句話是說，道德高尚的人走路就不會碰到兇猛的野獸。

⑦道德之祜：即道德帶來的幸福。祜，福也。又祜或當作祐，即保祐之意。

⑧痾：同疴，病也。

⑨岐和：即岐伯與醫和。岐伯為黃帝之大臣，精醫。醫和為春秋時秦國名醫。

⑩彭跗：彭祖與俞跗。彭祖，傳說為顓頊帝玄孫陸終氏第二子，姓錢名鏗，堯封之於彭城。彭祖在商為守藏史，在周為柱下史，年800歲（見劉向《列仙傳》和葛洪《神仙傳》等書的記載）。俞跗，傳說為黃帝時的名醫。

⑪嵇康：魏晉時文學家和思想家，字叔夜，生於西元

224～263 年。因做過魏的中散大夫，世稱嵇中散。現有《嵇中散集》十卷傳世，其中收載「養生論」一篇，但該篇中並無養生有五難之說。養生有五難」之說見於《太平御覽·卷七二》。

⑫太陽：旺盛的陽氣，這裏就是指新鮮空氣。

⑬迴其操：迴，迴轉，彎曲，在此作違背講。操，操守，志向。指改變養生的志向，或者違背養生的原則。

⑭信順日躋（ㄐㄧ）：指養生的信念日益堅定。躋，登也，升也。

⑮服膺仁義：衷心信服仁義。服膺，牢記在心中之意。《禮記·中庸》：「得一善，則拳拳服膺而弗失之矣。」

⑯無甚泰之慮：甚，超過，過度；泰，侈也，縱也。言不做過頭事，無任意放縱情欲之憂慮。

語　譯

所謂養性，就是要逐漸養成習性，習性自然為善，用不著有什麼約束而無往不利。習性既然很好，內外百病都不會產生，禍亂災害也無由招致，這就是養性的根本原理。善於養性的人，當在未病之先進行預防，不但服餌藥物，呼吸新鮮空氣，還要兼顧一切言行舉動，言行舉動沒有差錯，即使從不服藥，也足以抗老延年。道德品行不好，縱然服食玉液和金丹，也不可能延長壽命。所以老子說：善於養生的人，在陸路上行走不會遇到老虎、犀牛之類的兇猛野獸。這就是道德帶來的福蔭。

難道只能靠服藥來延年嗎？聖人之所以創製藥物，是用來挽救那些因違背養生原則而發生了失誤的人們。由於有些愚蠢者抱病多年而不肯修養德行，一輩子重病纏身，卻始終

無悔恨之心。這就是為什麼岐伯、醫和久逝不見，彭祖、俞跗長終不返的癥結之所在，確實是很有原因的。

晉代嵇康說過，養生有五大難處：名利思想不能去掉是第一難，喜怒不除是第二難，貪圖聲色之欲為第三難，嗜食膏粱厚味是第四難，過分思慮是第五難。五難俱存於身，即使心中希望抗衰防老，口中念誦著養生的至理名言，咀嚼著靈丹妙藥，呼吸著新鮮空氣，也不可能真正遵循養生規律，避免發生短命夭折的危險。

五難均能除去，那麼養生的信念日益堅定，道德日益完善，不求善而自然有福，不求高壽而自然長命，這就是養生的要旨和訣竅。然則有些非常信服仁義道德的人，沒有驕奢縱慾之憂的，也可以算得上是其中次一等的了。

原　文

黃帝問於岐伯曰①：余聞上古之人，春秋皆度百歲，而動作不衰。今時之人，年至半百而動作皆衰者，時代異邪？將人失之也？岐伯曰：上古之人，其知道者，法則陰陽，和於術數②，飲食有常節，起居有常度，不妄作勞，故能形與神俱，而盡終其天年，度百歲乃去。今時之人則不然，以酒為漿，以妄為常，醉以入房，以欲竭其精，以耗散其真。不知持滿，不時御神③，務快其心，逆於生樂，起居無節，故半百而衰也。夫上古聖人之教也，下皆為之，虛邪賊風，避之有時，恬惔虛無④，真氣從之，精神內守，病安從來。是以其志閑而少欲，其心安而不懼，其形勞而不倦，氣從以順，各從其欲，皆得所願。故甘其食，美其服⑤，樂其俗，高下不相慕，故其民日樸⑥。是以嗜欲不能勞其目，淫邪不能惑其心，愚智賢不肖⑦，不懼於物，合於道數⑧。故皆能

度百歲而動作不衰者，其德全不危也。是以人之壽夭在於撙節⑨，若消息得所⑩，則長生不死，恣其情欲，則命同朝露也。

　　岐伯曰：人年四十而陰氣自半也⑪，起居衰矣；年五十體重，耳目不聰明也；年六十陰痿⑫，氣力大衰，九竅不利，下虛上實，涕泣俱出。故曰知之則強，不知則老，同出名異⑬。智者察同，愚者察異，愚者不足，智者有餘。有餘則耳目聰明，身體輕強，年老復壯，壯者益理⑭。是以聖人為無為之事，樂恬淡之味，能縱欲快志，得虛無之守。故壽命無窮，與天地終，此聖人之治身也。

　　注 釋

　　①黃帝問於岐伯曰：此段引文出自《黃帝內經素問・上古天真論》，文字與今本《素問》略有出入。

　　②術數：此處指調養精氣的法則，也就是養生的方法和規律。

　　③不時御神：時時動用腦力，言時刻損耗精神。

　　④恬惔：也作恬淡，清靜淡泊，即清心寡慾之意。

　　⑤美其服：今本《素問》作「美其食，任其服。」「美其服」，就是自認為衣服是美的，即使質地再粗糙也自以為美。此語原出於《老子・八十章》：「甘其食，美其服，安其居，樂其俗。」

　　⑥其民曰樸：今本《素問》作「其民故曰樸」。

　　⑦不肖：本意為子不似父，後來引申為不孝、不賢、不才之意。

　　⑧道數：規律。

　　⑨撙節：抑制，節制。

⑩消息：本意為一消一長，互為更替，這裏是指日常生活的調理。

⑪人年四十而陰氣自半也：自此句以下，引自《素問・陰陽應象大論》，文字亦有所不同。陰氣，在此指衰暮之氣。

⑫陰痿：即陽痿，指陰莖不能勃起。

⑬同出名異：今本《素問》作「同出而名異耳。」意思是說，同是天地間的人，可是有的長壽，有的短命，說法也就各不相同了。

⑭壯者益理：即壯者益治。因避唐高宗李治的名諱而將「治」改為「理」。

語　譯

黃帝向岐伯問道：我聽說上古時代的人，年壽都可以達到一百歲，而行動舉止不見衰老。現今的人，年紀剛滿五十即動作不靈活而顯得很衰老，這是由於時代的變異呢，還是因為人們失於調養呢？

岐伯回答說：上古時代的人，那些懂得自然規律的，能夠效法天地陰陽，處處合乎養生原則，飲食有一定的節制，起居有一定的規律，不胡亂勞作，所以形體與精神俱健，因而能夠坐享天年，度過百歲之後才死去。現今的人就不是這樣，他們把酒當作水漿來飲用，以妄亂當作正常，醉酒以後過性生活，以縱慾來竭盡精液，而耗散真氣。不知道保持盈滿，時時勞神費力，只圖眼前的歡悅和痛快，而違背養生的樂趣，起居沒有適宜的制度，所以活到五十歲就衰老了。上古聖人的教導，下邊的人都照著去做，對於乘虛侵犯人體的邪氣和賊風，都能不失時機地避開。恬靜而清心寡慾，真氣

藥王孫思邈道醫養生

自然隨著身體，精神集中地防守於內，疾病又從哪裏來呢？因此情志悠閒而少嗜欲，內心安寧而不恐懼，其形體雖然參加勞動而不疲倦，正氣順從，各隨其所欲，都能實現自己的願望。即使吃的是粗淡飲食也覺得很甘美，穿的是布衣短褐亦感到很華麗，以為自己的生活習俗最快樂，再高的地位也不羨慕，所以說那時的老百姓非常淳樸。因此嗜欲美色不能吸引他們的目光，淫邪之樂也不會惑亂他們的心智，不論愚蠢、聰明、賢能或不賢的人，都不必懼怕外物，都很合乎自然規律。之所以能度過百歲而行動舉止不見衰老，就在於修身養性很全面，故不會出現危險。因此人的壽命長短在於節制，若生活調理得當，就可以長生不老，若任意放縱情慾，生命將同早晨的露水一樣短暫。

岐伯說：人們年滿四十將會出現一半的衰暮之氣，起居飲食就走下坡路了；年滿五十則身體遲重，耳目就不聰明了；年滿六十則陽痿，氣力大為衰退，九竅不滑利，下體虛而上體實，眼淚鼻涕都流出來了。所以說懂得養生之道則身體強健，不懂得就衰老，同是天地間的人而情況各異。聰明的人知道怎樣去適應自然規律，而愚蠢的人偏偏違背它，愚者生氣不足，而智者生氣有餘。生氣有餘則耳聰目明，身體輕便強健，年老可以恢復健壯，壯年則身體越來越好。因此聖人絕不幹違背自然規律的事，樂於安靜恬淡地生活，能夠縱情快意，得力於虛無淡泊的固守。所以壽命無窮盡，與天地共終始，這就是聖人治身的原則和方法。

原　文

仲長統曰①：王侯之宮，美女兼千②，卿士之家，侍姬數百。晝則以醇酒淋其骨髓，夜則以房室輸其血氣，耳聽淫

聲，目樂邪色，醮內不出，遊外不返。王公得之於上，豪傑馳之於下。及至生產不時，字育太早③，或童孺而擅氣④，或疾病而搆精⑤，精氣薄惡，血脈不充。既出胞臟，養護無法，又蒸之以綿纊⑥，爍之以五味，胎傷孩病而脆。未及堅剛，復縱情慾，重重相生，病病相孕。國無良醫，醫無審術，奸佐其間，過謬常有。會有一疾⑦，莫能自免。當今少百歲之人，豈非所習不純正也。

注　釋

①仲長統：東漢時期著名的唯物主義思想家，字公理，山東高平（今山東鄒平西南）人，生於西元 179～220 年。著有《昌言》一書，已佚。

②兼千：數千。兼，倍也，此處表多數。

③字育：生育。

④擅氣：擅自耗散元氣。

⑤搆精：即媾精，指兩性交媾而泄精。

⑥纊（ㄎㄨㄤˋ）：絮也。

⑦會：遇上。

語　譯

東漢仲長統說：王侯的宮廷裏，美女好幾千人，卿大夫及士人家裏，侍奉的姬妾也有數百人。白天暢飲美酒使之浸入骨髓，夜晚肆意行房而耗散精血。耳邊聽著淫穢的歌曲，眼睛只樂於觀看妖豔的女色，在屋裏則整天宴飲不出，在外面遊玩則樂而忘返。王公們在上邊取樂，豪傑之士在下面縱情。還有生育不適時，有的過於早婚早育，或者童年時期便擅自耗散元氣，或者在生病之時交媾瀉精，精氣微薄而品質

低劣，血脈又不充滿。這樣先天不足的胎兒既已出生，後天養護亦不得法，如厚厚地裹上棉絮，使熱氣薰蒸，又飽餐五味美食而腐灼腸胃，胞胎被傷則孩子多病而脆弱。孩兒尚未發育成熟，復又放縱房慾，致使羸弱嬰兒一代接一代地出生，疾病不斷萌發流傳，形成嚴重的惡性循環。國家沒有良醫，醫生沒有過得硬的技藝，還有人乘機欺騙敲詐，醫療差錯層出不窮。碰到一個很平常的病，竟然不能免除災禍。現今之所以缺少百歲以上的長壽老人，難道不是因為習性太壞的緣故嗎？

原　文

抱朴子曰①：或問所謂傷之者，豈色欲之間乎？答曰：亦何獨斯哉！然長生之要，其在房中。上士知之，可以延年除病，其次不以自伐。若年當少壯，而知還陰丹以補腦②，採七（玉）益（液）於長俗（谷）者③，不服藥物，不失一二百歲也，但不得仙耳，不得其術者，古人方之於凌盃以盛湯④，羽苞之蓄火⑤。又且才所不逮而強思之傷也，力所不勝而強舉之傷也，深憂重恚傷也⑥，悲哀憔悴傷也，喜樂過度傷也，汲汲所欲傷也，戚戚所患傷也⑦，久談言笑傷也，寢息失時傷也，挽弓引弩⑧傷也。沉醉嘔吐傷也，飽食即臥傷也，跳足喘乏傷也，歡呼哭泣傷也，陰陽不交傷也。積傷至盡，盡則早亡，盡則非道也。

是以養性之士，唾不至遠，行不疾步，耳不極聽，目不極視，坐不久處，立不至疲，臥不至懻⑨。先寒而衣，先熱而解。不欲極饑而食，食不可過飽；不欲極渴而飲，飲不欲過多。飲食過多，則結積聚；渴飲過多，則成痰癖⑩。不欲甚勞，不欲甚佚（逸），不欲流汗，不欲多唾，不欲奔走車

馬，不欲極目遠望，不欲多啖生冷，不欲飲酒當風，不欲數數沐浴，不欲廣志遠願，不得規造異巧⑪。冬不欲極溫，夏不欲窮涼。不欲露臥星月，不欲眠中用扇。大寒、大熱、大風、大霧，皆不欲冒之。五味不欲偏多，故酸多則傷脾，苦多則傷肺，辛多則傷肝，鹹多則傷心，甘多則傷腎。此五味剋五臟五行⑫，自然之理也。

　　凡言傷者，亦不即覺也，謂久即損壽耳。是以善攝生者，臥起有四時之早晚，興居有至和之常制。調利筋骨，有偃仰之方⑬；袪疾閑邪⑭，有吐納之術；流行榮衛，有補寫（瀉）之法；節宣勞逸，有與奪之要。忍怒以全陰，抑喜以養陽，然後先服草木以救虧缺，後服金丹以定無窮，養性之理，盡於此矣。夫欲快意任懷，自謂達識知命，不泥異端⑮，極情肆力，不勞持久者⑯，聞此言也，雖風之過耳，電之經目，不足喻也。雖身枯於留連之中⑰，氣絕於綺紈之際⑱，而甘心焉，亦安可以告之養性之事哉！匪惟不納，乃謂妖訛也，而望彼信之，所謂以明鑒給矇瞽⑲。以絲竹娛聾夫者也。

注　釋

　　①抱朴子：即晉代道家兼醫學家葛洪，字稚川，自號抱朴子，生於西元 283～363 年。著作有《抱朴子》內外篇及《肘後救卒方》等。本段引文出於《抱朴子內篇·極言》，文字略有改動。

　　②還陰丹以補腦：陰丹在此指精液。古人認為交媾而不瀉精則可上補腦，對此今人有不同看法，既有肯定的，也有否定的，有待進一步研究。

　　③採七益於長俗：此句今本《抱朴子》作「採玉液於長

谷」，當以今本《抱朴子》為是。玉液，在此指女子陰液。長谷，當指陰道。

④古人方之於凌盃以盛湯：方，比喻，比方。凌盃即冰杯，盃乃杯之異體字。湯，熱水或開水。此處以冰杯盛開水來比喻處事之不妥當，因為冰杯很快會被開水融化掉。

⑤羽苞之蓄火：苞，草也。此句形容養生之不得法，就好比用羽毛和草葉來保存火種。

⑥恚（ㄏㄨㄟˋ）：憤怒，憤恨。

⑦戚戚：同。「慼慼」，憂愁、憂懼之意。《論語・述而》：「小人長戚戚。」

⑧弩：用機關放射的弓。

⑨臥不至懻（ㄐㄧˋ）：指睡眠不能太多，不能強臥。懻，強也，很也。

⑩痰癖：所謂癖，是指潛匿於兩脇之間的積塊，平時尋摸不見，痛時摸之有物。前人分為食癖、飲癖、寒癖、痰癖、血癖等多種。此處指飲水過多，寒痰結聚，形成癖積。

⑪不得規造異巧：不得創製新奇巧異的器械之類。按，此處反映了葛洪的歷史局限性，為了勸人少用腦力，竟然不許從事發明創造，這種提法是不足為取的。

⑫此五味剋五臟五行：剋，同「克」，抑制之意。根據中醫理論，以木、火、土、金、水五行，依次與肝、心、脾、肺、腎五臟及酸、苦、甘、辛、鹹五味相配，並形成相生相剋的關係。凡互相依存叫相生，如木生火、火生土、土生金，金生水、水生木；互相制約就叫相剋，如木剋土、土剋水、水剋火、火剋金、金剋木。

⑬偃仰之方：偃，仰也，臥也。此句係指俯仰屈伸的運動方法。

⑭祛疾閑邪：閑，防也。即除去疾苦，預防病邪。

⑮不泥異端：不拘泥於異端邪說，即不為異端邪說所迷惑。

⑯不勞持久者：指那些自以為不必花費勞力就能獲得長壽的人。

⑰雖身枯於留連之中：流連，即流連忘返，指迷戀於情慾或嗜慾之中。意謂長期迷戀於情慾或嗜慾之中而使身體枯萎損傷。

⑱氣絕於綺紈之際：綺紈本為漂亮的絲織品，此處指代女色。意即喪命於房幃女色之中。

⑲以明鑒給聾瞽：拿明亮的銅鏡去給瞎子使用，比喻白費苦心。

語 譯

晉代葛洪說：有人問，所謂身體損傷的原因，難道不是因為色慾嗎？

回答說：又哪裏只是這一點呢！然而長生的要害，在於怎樣處理房室生活，第一等明白的人懂得它，可以延長壽命，除去疾病；次一等的，也不致造成自我損傷。如果正當年少力壯時，便知道收回陰丹即精液以補益大腦，採集玉液於長谷即陰道之中，就是不服藥物，也可活上一二百歲，但不可能成仙罷了。不懂得房中術的人，古人常以冰杯盛開水來作比方，又好比用羽毛和草葉來保存火種。還有才智與能力不及而勉強思慮所招致的損傷，力氣不能勝任而強行舉重的損傷，有深沉的憂慮和憤恨之傷，悲哀不已而弄得容顏憔悴之傷，喜樂過度導致陽氣的損傷，孜孜積極追求名利之傷，愁苦憂患之傷，久談言笑不已之傷，缺少睡眠和休息之

傷，過分用力挽弓弩之傷，大量飲酒而沉醉嘔吐之傷，飲食後立即睡臥之傷，跳躍奔跑過度而氣喘疲乏之傷，男女失於交合而造成的鬱悶之傷等等。損傷積累到了極點就會早早夭亡，所以讓損傷積累到極點是不符合養生原則的。

因此講究養生的人，唾痰不要用力吐向遠方，行走時速度不要太快，兩耳不要過分使用聽力，兩眼不要過分使用視力，坐不要過久，站不要弄得很疲勞，睡眠也不能太多。尚未感到很冷就加衣服，尚未感到很熱即脫衣服。不要等到極其饑餓才進飲食，吃飯不宜太飽；不要等到極其口渴才喝水，每次飲水不宜過多。過於飽食會形成積食不化，過多飲水會產生痰癖之類的疾病。不要過於勞累，也不要過於閒逸，不要大汗淋漓，不要多吐痰液，不要奔車走馬，不要兩目極力遠望，不要多吃生菜冷食，不要飲酒之後坐臥當風，不要時時刻刻去洗頭洗澡，不要追求過高的目標和抱奢望，不要創製奇異的器械（按：此說不可取）。

冬天不要一味貪圖溫暖，夏天不要極力尋求涼爽，夜晚不要露臥在星月之下，不要在睡眠時搧風，大寒、大熱、大風、大霧等，都不可以冒犯。

酸、苦、甘、辛、鹹五味，不可過於偏食某一味，因酸味吃得太多會損傷脾胃，苦味吃得太多則傷肺，辛味吃得太多便傷肝，鹹味吃得太多則傷心，甘味吃得太多則傷腎。這就是五味對五臟的制約，它符合五行相生相剋的道理。

凡屬講到損傷，也不是馬上就能感覺到的，長期積累下去便會損傷壽命。因此善於養生的人，睡臥起床的早晚，都要根據春、夏、秋、冬四時的特點來安排，起居有合理的常規和制度。調理與通導筋骨，有俯仰屈伸的鍛鍊方法；根治和預防疾病，有呼吸吐納之術式；流通榮衛氣血，有補瀉的

方法；節制和調適勞逸，有取捨與奪的要領。忍耐著憤怒以保全陰氣，抑制過度的喜悅以保養陽氣，然後先服食植物藥以補益虧損，後服食礦物藥來長期固守元氣。所謂養生的道理，就全在其中了。

有人想要隨意逞快，自認為通達養生的道理，不拘泥於異端邪說，於是極情縱慾於房室之中，認為這樣就能夠不花費勞力而獲得長壽。他們聽到此類有關養生保健的論述，很不以為然，即使用疾風過耳、閃電經目作比喻，也難以形容其藐視和輕忽的態度。雖然身體因長期迷戀情慾或嗜慾而處於枯萎衰弱之中，生氣斷送於房幃女色之間，而竟甘心敗滅，又怎能聽取有關養生之道的勸誡呢？

他們不但不聽，反而把正確的理論當作異端邪說。誰想希望他們相信養生之道，就好像拿明鏡給瞎子照影，演奏美好的音樂給聾子聽一樣。

原　文

魏武與皇甫隆令曰①：聞卿年出百歲，而體力不衰，耳目聰明，顏色和悅，此盛事也。所服食施行道引②，可得聞乎？若有可傳，想可密示封內③。隆上疏對曰④：臣聞天地之性，惟人為貴，人之所貴，莫貴於生，唐荒無始⑤，劫運無窮。人生其間，忽如電過，每一思此，罔然心熱。生不再來，逝不可追，何不抑情養性以自保惜？今四海垂定，太平之際，又當須展布才德，當由萬年，萬年無窮，當由修道。道甚易知，但莫能行。臣常聞道人蒯京已年一百七十八⑥。而甚丁壯，言人當朝朝服玉泉，琢齒，使人丁壯有顏色，去三蟲而堅齒。玉泉者，口中唾也。朝旦未起，早嗽津令滿口，乃吞之，琢齒二七遍⑦，如此者，乃名曰練精。

注　釋

①魏武與皇甫隆令：魏武，即曹操，死後被諡為魏武帝。皇甫隆令，生平不詳，依本文所述，是東漢時期一位善於養生的高壽者。

②道引：即導引。

③封內：封函（信封）之內。

④上疏：向皇帝進呈的奏章（書面報告）之類。

⑤唐荒無始：即荒唐無度。猶言行為放蕩而毫無約束和節制。

⑥常聞：同嘗聞，即曾經聽說之意。

⑦二七遍：十四次。

語　譯

曹操對皇甫隆令說：聽說您年紀超過百歲，而體力並不衰減，耳聰目明，顏色和悅潤澤，這是一件大好事。您平時怎樣服食藥物和操練氣功導引，可以說出來聽聽嗎？若有什麼訣竅要傳授，可以寫出來密封在函匣內。

皇甫隆令回答道：我聽說天地之間的情理，惟有人最寶貴，人所寶貴的，莫過於生命，如果放蕩無羈，必然遭受無窮無盡的厄運。人生天地之間，就好像閃電突然經過，每次想到這裏，悵然心跳加快而熱血沸騰，人的生命不可能有兩次，逝去的東西不可能追回來，為什麼十抑制情慾來保養生命？值得珍惜的是現今天天下安定，在太平的年代裏，更應施展才華，傳播美德，可以流傳萬年，萬年之後也沒有盡頭，當深入研究養生之道。養生的道理很明白，只是沒有人能堅持實行。我曾聽說道人蒯京已活到一百七十八歲，而身體仍然強壯，他說人們每天早晨應當服食玉泉，反覆叩齒，

可以使人體魄健壯而顏色美好，能除掉寄生蟲，並使牙齒堅固。所謂玉泉，就是口中津液。清早起床之時，反覆鼓漱令津液滿口，然後吞服下去，再叩齒十四遍，這樣做就叫做練精。

原　文

嵇康云：穰歲多病①，饑年少疾，信哉不虛。所以關中土地②，俗好儉嗇，廚膳肴羞③。不過葅葅膺醬而已④，其人少病而壽。江南嶺表⑤，其處饒足，海陸鮭肴⑥，無所不備，土俗多疾而人早夭。北方仕子，遊宦至彼，遇其豐贍，以為福祐所臻⑦。是以尊卑長幼，恣口食噉⑧，夜長醉飽，四體熱悶，赤露眠臥，宿食不消，未逾朞月⑨，大小皆病。或患霍亂腳氣脹滿⑩，或寒熱瘧痢惡核丁腫⑪，或癰疽痔漏，或偏風猥退⑫，不知醫療，以至於死。凡如是者，比肩皆是⑬，惟雲不習水土，都不知病之所由。靜言思之，可謂太息者也⑭。學者先須識此，以自誡慎。

注　釋

①穰（ㄧㄤˊ）歲：指豐收的年歲。穰，五穀蕃熟。

②關中：指函谷關以西的陝西大部及甘肅的部分地區。

③肴羞：即餚饈。煮熟的魚肉叫，美味的食品叫饈。

④葅（ㄗㄨ）醬：葅，同葅，葅菜。葅醬，即鹹菜和醬類。

⑤嶺表：嶺外，即嶺南，也就是五嶺以南，指今廣東一帶。

⑥鮭肴：鮭即鮭魚：背部藍灰色，有黑斑，腹部白色，是一種美味的魚。此處泛指美味的魚肉。

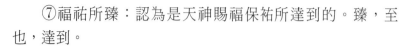

⑦福祐所臻：認為是天神賜福保祐所達到的。臻，至也，達到。

⑧噉（ㄉㄢˋ）：同啖，吃。

⑨朞（ㄐㄧ）月：朞，一周年。朞月，猶言年月。

⑩霍亂：古代把上吐下瀉同時並作的病都包括在霍亂的範圍內。認為這是一種胃腸揮霍繚亂的現象，故名。因此，它既包括著烈性傳染病的「霍亂」，也包括一般夏秋間常見的急性胃腸炎。分為二類：

一是因其能將腸胃中病理性內容物吐瀉而出的，叫做「濕霍亂」；

一是腹脹絞痛，煩躁悶亂，想吐吐不出，欲瀉又瀉不下的，叫做「乾霍亂」，或稱「絞腸痧」。腳氣：又稱腳弱，其症先起於腿腳，如麻木、酸痛、軟弱無力，甚或攣急、腫脹、萎枯等。

⑪惡核丁腫：指疔瘡之中有硬核而久治不癒者。

⑫偏風猥（ㄨㄟˇ）退：偏風，又稱偏癱，指一側肢體偏癱而不能隨意運動。猥，盛也，積也。退，衰減。猥退，猶言盛衰或增減，此處是指衰減。

⑬比（ㄅㄧˋ）肩：肩挨著肩，這裏作到處講。

⑭太息：歎息。

語　譯

嵇康說：豐年多疾病，歉收之年反而少疾病，這話合乎實際，並非虛言。因此關中一帶地方，民俗多很儉樸節省，廚房烹調的菜餚，只有鹹菜和醬類，那裏的老百姓很少患病而健康長壽。江南及嶺南一帶，那裏的物產十分豐富，魚肉及山珍海味，樣樣都很齊備，民間疾病很多而人們早早夭

亡。北方的士大夫，遠行到那裏去做官，見到食物豐盛，便認為是天神賜福保祐才有機會到達這樣美好的境界，所以不論老幼尊卑，都放開肚皮飽餐各種美味。夜晚醉酒飽食，四肢發熱而煩悶，裸露肢體睡眠，腹中宿食不能消化，不待過上多少歲月，全家大小都患疾病。有的患霍亂、腳氣或腹內脹滿，有的患寒熱瘧疾、痢疾或疔瘡腫瘍，有的患癩疽痔漏，有的患半身偏癱而不減退。由於不懂得怎樣醫治，往往造成死亡。一般都認為是水土不合，而不知道疾病的根源。冷靜地想起來，實在值得歎息。學醫的人首先應當懂得這些，以便吸取教訓，謹慎飲食，護惜生命。

原　文

抱朴子曰：一人之身，一國之象也。胸腹之位，猶宮室也：四支之列①，猶郊境也；骨節之分，猶百官也。神猶君也，血猶臣也，氣猶民也，知治身則能治國也。夫愛其民，所以安其國，惜其氣，所以全其身。民散則國亡，氣竭則身死，死者不可生也，亡者不可存也。是以至人消未起之患②，治未病之疾，醫之於無事之前，不追於既逝之後。夫人難養而易危也，氣難清而易濁也。故能審威德，所以保社稷③，割嗜欲，所以固血氣，然後真一存焉④，三一守焉⑤，百病卻焉，延年益壽。

注　釋

①四支：即四肢。

②至人：精通養生之道的人。

③社稷：指封建王朝的政權。

④真一：即真氣，也叫正氣，是先天之氣（即生來受於

先天的元氣）和後天之氣（得之於呼吸和飲食）兩者的結合，是能充養全身的。

⑤三一：基督教有三位一體的教義。景教是基督教的一個派別。唐代貞觀九年，景教經典傳入中國，太宗詔准建寺傳教。唐（大秦景教流行中國碑頌序》曾經寫道：「總玄樞而造化，妙眾聖以元尊者，其唯我三一妙身，無元真主阿羅訶歟！」孫氏在此用「三一」指代身體。

語　譯

晉代葛洪說：一個人的身體就好比一個國家，胸腹部位好比宮室，四肢分開好比東南西北四個郊區，骨節的分佈就好比百官各居其位。精神好比是君主，血脈好比是臣下，元氣好比是老百姓。知道怎樣調理身體，就懂得怎樣治理國家。愛護老百姓，藉以安定國家，護惜元氣，用來保全身體。人民失散則國家滅亡，元氣竭盡則生命死亡，已死不能復生，已經滅亡就不可能再存在。所以精通養生之道的人，主張消除尚未發生的隱患，治療尚未產生的疾病，醫治於尚未發生事故之前，不在坐失良機之後再去追悔和補救。

人的身體是難以調養而容易發生危險的，人的正氣難以清順而容易濁亂。故而能明審威德，便可保衛國家，割除嗜慾，就能固護氣血，然後真氣得以保存，身體得到保養，百病能夠消除，年壽能夠得到延長啊！

按　語

孫氏在本篇中引用了《黃帝內經》、《難經》等經典著作，以及嵇康、葛洪諸家有關養生的論述，並綜合地加以闡發，為以後各篇具體論述養生保健奠定了理論基礎。

（二）道林養性

說　明

本文選自《備急千金要方》卷二十七。所謂道林養性，含有養生守道之意，因孫氏篤性道家學說，便以道林中人物自居，而道家是十分重視養生的。

本篇內容涉及到起居飲食，勞動和運動，視聽言行，思想意識，喜怒情志和道德修養等各個方面。這裏選錄了該篇全文，其中大部分論述有積極意義，甚為可取，但也有少數提法過於片面，不足為法。

原　文

真人曰①：雖常服餌，而不知養性之術，亦難以長生也。養性之道，常欲小勞，但莫大疲及強所不能堪耳。且流水不腐，戶樞不蠹②，以其運動故也。養性之道，莫久行、久立、久坐、久臥、久視、久聽，蓋以久視傷血，久臥傷氣，久立傷骨，久坐傷肉，久行傷筋也。仍莫強食，莫強酒，莫強舉重，莫憂思，莫大怒，莫悲愁，莫大懼，莫跳踉③，莫多言，莫大笑。勿汲汲於所欲，勿悁悁懷憤恨④，皆損壽命。若能不犯者：則得長生也。故善攝生者，常少思、少念、少慾、少事、少語、少笑、少愁、少樂、少喜、少怒、少好、少惡，行此十二者，養性之都契也⑤。多思則神殆，多念則志散，多欲則志昏，多事則形勞，多語則氣乏，多笑則臟傷，多愁則心懾⑥，多樂則意溢，多喜則忘錯昏亂，多怒則百脈不定，多好則專迷不理，多惡則憔悴無歡。此十二多不除，則榮衛失度⑦，血氣妄行，喪生之本也。惟無多無少者，幾於道矣⑧。

藥王孫思邈道醫養生

注　釋

①真人：指古代精通養生之道的人。

②戶樞不蠹（ㄉㄨˋ）：門的樞軸經常轉動，可以防止生蠹蟲。蠹，蛀蝕器物的蟲子。

③跳踉（ㄌㄧㄤˋ）：跳躍。

④悁悁：憤恨惱怒之貌。

⑤都契：猶言總綱，總的要領，總的約束。

⑥心懾（ㄕㄜˋ）：恐懼，害怕。

⑦榮衛：又作營衛，即營氣和衛氣。營氣流行於脈中，有營養全身的作用；衛氣循行於脈外，有抗拒外邪，保衛身體的作用。榮衛氣血是中醫學上的常用名詞。

⑧幾：近乎，接近。

語　譯

古代精通養生之道的真人說過：即使經常服食藥餌，而不懂得養生之術，也是很難長生的。養生的原則，必須經常參加一定的勞動和運動，但不要弄得精疲力竭，也不要勉強去做那些力所不及的勞動或運動。況且流水不會腐臭，門軸不會生蠹蟲，就是因為經常運動的緣故。養生的方法，不要過於久行、久立、久坐、久臥、久視、久聽，總因為久視傷血，久臥傷氣，久立傷骨，久坐傷肉，久行傷筋之故。又不要勉強進飲食，不可大量喝酒，不能強行舉重，不要憂思，不可大怒，不要悲哀愁苦，不要大恐懼，不要狂奔亂跳，不要多說話，不要大笑不休，不要急急忙忙去追逐嗜慾，不要氣衝衝地懷著憤怒和痛恨的情緒，都將損傷壽命。若能不違反上述養生原則，就能獲得長生。

所以善於養生的人，要經常注意做到少思慮，少意念，

少嗜欲，少事務，少說話，少狂笑，少憂愁，少極樂，少狂喜，少愛好，少憎惡，能夠做到這十二少的，就是把握了養生的總綱和要領。思慮過多則精神疲倦，多意念則注意力分散，多嗜慾則神志昏亂，多事務則形體疲勞，多說話則陽氣虧損，多狂笑則內臟易傷，多憂愁則內心怯懼，多極樂則意氣外溢，多狂喜則使人健忘而神志錯亂，多大怒則百脈暴注不定，多愛好則專門迷戀而不理智，多憎惡則內心憔悴而鬱鬱寡歡。這裏所說的十二多如不去掉，榮氣和衛氣就會運行失度，血氣勢必妄亂流行，這是喪生殞命的根本原因。只有在上述各個方面不多不少、正好適度的人，才接近於真正的養生之道。

按 語

孫思邈在此指出，人們必須參加一定的勞動或運動，言談思慮和喜怒哀樂也要適度，這是很有道理的。他提出「十二多」和「十二少」的問題，都是反對走極端之意。視聽言行是人們的日常活動，喜怒哀樂是人之常情。在正常情況下，並不損害健康，只是不能過度，過則為災。一般來說，笑；喜、樂使人精神輕鬆愉快，是有益於健康的，但也不能達到狂笑不休和狂喜狂樂的程度，過度興奮會使人體功能失去平衡，甚或招致多種嚴重的疾病，不可不注意。

原 文

是知勿外緣者①，真人初學道之法也。若能如此者，可居瘟疫之中無憂疑矣。既屏外緣，會須守五神②，從四正③，言最不得浮思妄念，心想欲事，惡邪大起。故孔子曰：思無邪也④。常當習黃帝內視法⑤。存想思念，令見五臟如

懸罄⑥，五色了了分明勿輟也⑦。仍可每旦初起面向午⑧，展兩手於膝上，心眼觀氣，上入頂，下達湧泉⑨，旦旦如此，名曰迎氣。常以鼻引氣，口吐氣，小微吐之；不得開口，復欲得氣出少，入氣多。每欲食，送氣入腹，每欲食氣為主人也⑩。凡心有所愛，不用深愛，心有所憎，不用深憎，並皆損性傷神。亦不用深贊⑪，亦不用深毀，常須運心於物平等⑫，如覺偏頗，尋改正之⑬。居貧勿謂常貧，居富莫謂常富，居貧富之中，常須守道，勿以貧富易志改性。識達道理：似不能言，有大功德，勿自矜伐⑭。美藥勿離手，善言勿離口，亂想勿經心。常以深心至誠，恭謹於物，慎勿詐善以悅於人⑮。終身為善，為人所嫌，勿得起恨。事君盡禮，人以為諂⑯，常以道自平其心。道之所在，其德不孤⑰。勿言行善不得善報，以自怨仇。居處勿令心有不足，若有不足則自抑之，勿令得起。人知止足，天遺其祿⑱。所至之處，勿得多求，多求則心自疲而志苦。若夫人之所以多病，當由不能養性。平康之日，謂言常然，縱情恣慾，心所欲得，則便為之，不拘禁忌，欺罔幽明⑲，無所不作，自主適性，不知過後一一皆為病本。及兩手摸空⑳，白汗流出㉑，口唱皇天㉒，無所逮及，皆以生平粗心，不能自察，一至於此。但能少時內省身心，則自知見行之中，皆長諸痼，將知四百四病㉓，身手自造，本非由天。及一朝病發，和緩不救㉔。方更誹謗醫藥無效，神仙無靈。故有智之人，愛惜性命者，當自思念，深生恥愧，誡勒身心㉕，常修善事也。

注　釋

①勿外緣者：做一個不接受外部誘因的人，即不為外因所影響，更不為外物所迷惑。

②守五神：即守護五臟之神，中醫認為心藏神，肝藏魂，肺藏魄，脾藏意，腎藏志。

③從四正：指視聽言行都要遵循正確的原則，如《論語・顏淵》所說：「非禮勿視，非禮勿聽，非禮勿言，非禮勿動。」

④思無邪：語出《論語・為政》：「子曰：詩三百篇，一言以蔽之，曰：思無邪。」原意是說《詩經》的內容純正，此處是說思想意識純正。

⑤黃帝內視法：氣功術語，古代養生方法之一，也稱反視內照。有內省自察之意，即緊閉雙目，內視身體的某一部位。義在意守以引起機體的相應變化。

⑥懸罄：本來形容空無所有，此處有透明清晰之意。

⑦勿輟：不止，不間斷。

⑧面向午：指面向南方。

⑨湧泉：人體穴位名，在足心陷中，屬足少陰腎經。

⑩每欲食氣為主人也：意即要經常呼吸新鮮空氣來主宰人體機有能活動。

⑪深贊：過度的讚美。

⑫常須運心於物平等：意即對各種事物一律同等對待，無偏愛偏廢之心。

⑬尋：不久。

⑭勿自矜伐：不要誇功自耀，不要把功勞據為己有。

⑮詐善以悅於人：偽裝善良來騙取別人的歡心。

⑯諂：諂媚，巴結，逢迎。

⑰其德不孤：有道德者不會孤立，亦即得道多助之意。

⑱天遺其祿：上天賜給爵祿，意即自然可以獲得幸福。

⑲欺罔幽明：行欺騙蒙蔽於幽暗之處，意即背地裏幹壞

事。幽明，在此為偏義詞，重點在幽暗的意思上。

⑳兩手摸空：指患者神志不清，兩手伸向空中亂摸亂抓，係病情危重之狀。

㉑白汗流出：白汗即脫汗，也叫絕汗，指病情危重，陽氣欲脫，汗出淋漓不止之狀。

㉒口唱皇天：指生命垂危之時發出的呼天喚地的絕望之聲。

㉓四百四病：即四百零四種病，這是受印度醫學和佛學影響的一種說法。古印度醫學也和希臘醫學一樣，認為人體是由地、水、風、火四元素構成的，每一元素均可產生一百零一種病，所以說人體有四百零四種病；佛家認為，地、水、風、水為四大，以為此四者很廣大，能產生一切事物和道理，自然也包括人體和疾病。《四十二章經》云：「佛言。當念身中四大，各自有名，都無我者。」

㉔和緩不救：和緩，即春秋時秦國名醫醫和與醫緩，醫緩的事蹟見於《左傳・成公十年》；醫和的事蹟見《左傳・昭西元年》。這句話是說，即使是名醫醫和與醫緩也無法救治。

㉕誡勒：警告約束之意。

語　譯

由此可知，不為外物所誘惑，這是真人開始學習養生之道的根本方法。假若能夠這樣，即使與瘟疫病人生活在一起，也不必擔心會被傳染。既然能夠摒除外因，就當守住五臟所藏的五神（即神、魂、魄、意、志），視、聽、言、行四者都要遵循正確的原則。也就是說，人們不得胡思亂想，一心惦記著嗜好和情慾，那樣邪惡的念頭就會突然產生。所

以孔子在《論語・為政》中說過：「思無邪」。

應當經常學習黃帝內視法，集中精力內省自察，想像自己五臟六腑的清晰狀態，似乎青、赤、黃、白、黑等五色時時都看得很分明。仍然可以每天清早起床打坐，面向南方，展開兩手放在膝蓋上，心想眼觀，吸氣上入頭頂，下行達到足心的湧泉穴，朝朝如此，這就叫迎氣。常常以鼻孔吸氣，口呼出氣，細微地將氣吐出，口不要張得很開，要使吐出的氣較少，而吸入的氣較多。每次進食，先吸氣送入腹內，使吸進的新鮮空氣能夠主宰人體。

凡屬心中有所愛慕，不要愛慕過深，心中有所憎恨，也不用憎恨過深，這都會損傷性命和精神。不要過分地去讚揚，也不要過分地去詆毀，對各種事物都要抱著一種取之泰然的態度，如果有偏愛偏廢的情緒出現，就應當隨時加以糾正。生活在貧困之中，不要以為貧困長期無法擺脫；生活在富裕環境裏，也不要以為富裕能永遠保持下去。不論生活在貧困或富裕環境中，都應當經常保持高尚的道德情操，不能因貧困或富裕而改變自己的志向和操守。

即使心中通曉萬事萬物的道理，口中卻好比一無所知似的不向人誇說；有大功德，也絕不自誇自耀。優質的藥物不離手，美善的語言不離口，胡思亂想從不留於心中。經常以虔誠的態度，恭敬謹慎地對待事物，絕不用偽善的態度來騙取別人的歡心。

一輩子做好事，卻被別人嫌棄，也不要埋怨和痛恨。事奉國君很合禮儀，人們誤以為諂媚，亦不要感到委屈，當以高尚的道德情操來使自己的思想情緒穩定。只要有道德，他就不會孤立。不要說做好事不得好報，因而自己產生埋怨仇恨情緒。在平常生活中不要內心老是感到不足，假若感到不

滿足便自己進行抑制，不要使這種不滿情緒萌發起來。人們倘知自足和自我控制，上天就會賜給他爵祿。

凡所到之處，不要有過多的求索，求索過多則身體疲勞而心中苦悶。至於人們之所以多病，主要是因為不善於養生。平日身體健康，便說一切都很正常，於是放縱情慾。心中想要得到什麼，便任意去謀取，從不顧及到有什麼禁忌。在幽暗隱蔽之處盡幹欺騙他人的壞事，什麼都敢幹，認為這樣就是順應自己的本性，殊不知等到事情過後，一一都會成為致病因素。待及兩手伸向空中亂抓亂摸，虛脫的大汗淋漓不止，口中呼天喚地，那就一切都來不及了。這都是由於平時粗心大意，不能嚴格要求自己，竟然弄到這步田地。

如果在青少年時期就能自我反省，便可發現在自己的所作所為中，有不少是招災致病的，將會懂得，人體有四百零四種疾病，大多是自己造成的，並非什麼天意所決定。一旦等到疾病發作，即使像醫和、醫緩那樣的古代名醫也無法救治。到那時再去誹謗醫藥無效，說神仙沒有靈驗，實在太晚了。所以具有聰明才智的人，珍惜和愛護生命的人，應當反覆進行思考，深深感到慚愧，時時警戒和約束自己，經常注意修身養性和多做好事就是了。

原　文

至於居處，不得綺靡華麗，令人貪得無厭，乃患害之源，但令雅素淨潔，無風雨暑濕為佳。衣服器械，勿用珍玉金寶，增長過失，使人煩惱根深。廚膳勿使脯肉豐盈①，常令儉約為佳。然後行作鵝王步②。語作含鐘聲，眠作獅子臥③。每日自詠歌云：「美食須熟嚼，生食不粗吞，問我居止處，大宅總林村。胎息守五臟④，氣至骨成仙。」又歌曰：

「日食三個毒⑤，不嚼而自消，錦繡為五臟，身著糞掃袍⑥。」修心既平，又須慎言語，凡言語讀誦，常想聲在氣海中⑦。每日初入後⑧，勿言語讀誦，寧待平旦也。旦起欲專言善事，不欲先計較錢財。又食上不得語，語而食者，常患胸背痛。亦不用寢臥多言笑，寢不得語言者，言五臟如鐘磬，不懸則不可發聲。行不得語，若欲語，須住乃語，行語則令人失氣。冬至日可語不可言，自言曰言，答人曰語。言有人來問，不可不答，自不可發言也。仍不可觸冷大語為佳。

注　釋

①脯（ㄈㄨˇ）肉：乾肉或熟肉，此處泛指肉類食品。

②鵝王步：鵝王，佛三十二相之一。因佛的手指與足趾中間，有縵網一層，似鵝之足掌，故名。這句話是說，學著佛爺似的邁著穩健的步伐。

③獅子：即獅子。

④胎息：氣功術語。原為道士修練方法之一。意即不用口鼻呼吸，好像胎兒在胎胞中的呼吸一樣。近代又稱胎息為丹田呼吸法或臍呼吸法，是運氣於臍腹丹田部位的一種深呼吸。

⑤日食三個毒：即每天三次服藥，或者每日三餐吃進帶毒的食品。毒，在此指藥物或帶毒的食物。

⑥身著糞掃袍：言身著長袍去掃地拾糞，指的是一種隱士生活。

⑦氣海：人體部位名，有上下之分。膻中為上氣海，是宗氣所聚之處。《靈樞·海論》。「膻中者，為氣之海。」丹田為下氣海。

⑧每日初入後：指每天太陽剛剛落山之後。

語　譯

談到平常居處生活，穿著不要過於錦繡華麗，否則使人貪圖奢侈靡費的欲望不止，乃是產生禍害的根源，只要整潔素雅，能免除風雨寒暑燥濕之患就算很好的了。衣服和各種器械，不要用金玉或珍珠寶貝來修飾，這樣只能助長侈靡之風等過失，使人加深煩惱。廚房烹飪，肉食不要太豐盛，當經常保持節儉為好。行路要像佛爺似的邁著穩健的步伐，說話要像鐘磬珊洋內含而又響亮，寢臥要像睡獅那樣自在。

每天自己哼著快樂的小調說：「美好的食物必須細嚼慢嚥，生食涼拌也不要囫圇粗吞，問我居住在什麼地方，總不外乎山林深處那美麗的村莊。用胎息的方法以固護五臟的真氣，真氣旺盛可以換骨成仙，又歌唱說：「每天服藥三次，不用咀嚼可以消化，五臟像錦繡一般，身穿長袍拾糞和清掃。」修身養性使心理平衡，又必須謹慎言談話語，凡開口說話或朗誦，經常要想到聲音出自於氣海之中。

每天日落之後不要多說話和朗誦，寧可等待第二天清晨再說。每天早起要專門談論美好的事物，不要先計較錢財的多寡得失。吃飯的時候不要談話，一邊說話一邊進食，容易患胸背疼痛之類的病。寢臥時也不要多言笑，因為五臟像鐘磬一般，不懸掛敲打是不會發出響聲的。走路時亦不要說話，如要說話就得停下來再說，因邊走邊談容易耗散真氣。

冬至那天只可以語而不可以言，自言自語叫言，與人互相答對叫語。也就是說，如果有人來問事，不可以不作回答，而自己不應主動多說話。與人言談，不要迎著冷風張口高聲談笑才好。

按　語

　　孫氏在此強調飲食、睡眠、走路時不要多說話，這對維護口腔衛生，防止咳嗆及防止因談話興奮而失眠等，確有好處，值得養生者重視，但也不能絕對化。

原　文

　　言語既慎，仍節飲食。是以善養性者，先饑而食，先渴而飲。食欲數而少，不欲頓而多，則難消也。常欲如飽中饑，饑中飽耳。蓋飽則傷肺，饑則傷氣，鹹則傷筋，酢則傷骨，故每學淡食。食當熟嚼，使米脂入腹，勿使酒脂入腸。人之當食，須去煩惱。如食五味，必不得暴瞋①，多令人神驚，夜夢飛揚。每食不用重肉，喜生百病。常須少食肉，多食飯，及少殖菜，並勿食生菜、生米、小豆、陳臭物。勿飲濁酒②。食麵，使塞氣孔。勿食生肉，傷胃。一切肉惟須煮爛，停冷食之。食畢當漱口數過，令人牙齒不敗、口香。熱食訖，以冷酢漿漱口者③。令人口氣常臭，作匶齒病錯誤！④又諸熱食鹹物後，不得飲冷酢漿水，喜失聲成屍咽⑤錯誤！凡熱食汗出，勿當風，發痙頭痛，令人目澀多睡。每食訖，以手摩面及腹，令津液通流。食畢當行步躊躇⑥，計使中數里來。行畢使人以粉摩腹上數百遍，則食易消，大益人，令人能飲食，無百病，然後有所修為快也。飲食即臥，乃生百病，不消成積聚。飽食仰臥成氣痞⑦，作頭風⑧。觸寒來者，寒未解，食熱食，成刺風⑨。人不得夜食，又云夜勿過醉飽。食勿精思為勞苦事，有損餘，虛損人。常須日在巳時食訖⑩，則不需飲酒，終身無乾嘔。勿食父母本命所屬肉⑪，令人命不長。勿食自己本命所屬肉，令人魂魄飛揚。勿食一切腦，大損人。茅屋漏水墮諸脯肉上，食之成瘕結。

凡暴（曝）肉作脯不肯乾者害人。祭神肉無故自動：食之害人。飲食上蜂行住，食之必有毒，害人。腹內有宿病，勿食陵鯉魚肉⑫。害人。濕食及酒漿，臨上看之不見人物影者，勿食之，成卒注⑬。若已食腹脹者，急以藥下之。每十日一食葵⑭，葵滑所以通五臟擁氣⑮。又是菜之主，不用合心食之。又飲酒不欲使多，多則速吐之為佳，勿令至醉，即終身百病不除。久飲酒者，腐爛腸胃，漬髓蒸筋，傷神損壽。

注　釋

①暴瞋（彳ㄣ）：勃然大怒。

②濁酒：帶醪糟的酒。

③酢漿：指酸醋之類。

④匿（ㄋㄧˋ）齒病：當是指齲齒，俗稱蟲牙。匿，《王篇》；蟲食病也。

⑤屍咽：言其象死屍一般地不會說話，即啞巴。

⑥躊躇：在此作從容自如講。

⑦氣痞：指胸腹間氣機阻塞不舒的一種自覺症狀。多因脾臟腫大而使腹部發生硬塊。

⑧頭風：指頭痛日久不癒，時發時止，甚至一觸即發的病症。

⑨刺風：指風寒表邪未解，因進熱食而發生全身刺痛，故曰刺風。

⑩巳時食訖：指午餐在巳時以前吃完。巳時，上午九時到十一時，此處當指上午十一點以前。

⑪勿食父母本命所屬肉：古代以十二種動物配十二支，叫做十二屬，或者叫十二生肖。這句話是說，不能吃父母生肖所屬動物的肉，如父母為卯年所生則不能吃兔肉，亥年所

生則不能吃豬肉，否則損傷壽命。按，孫氏此說毫無科學依據，殊不足取。下句「勿食自己本命所屬肉」同樣不可信。

⑫陵鯉：同鯪鯉，即穿山甲。

⑬卒注：即暴注，指突然劇烈地腹瀉。

⑭葵：即冬葵，南方稱為冬莧菜，性寒，能滑腸通便。

⑮擁氣：猶言壅氣，即壅塞鬱閉之氣。

語　譯

　　言語既要慎重，又要注意節制飲食。因此善於養生的人，不待饑餓就當先進飲食，不待口渴便先飲水。吃飯的餐數宜多而每餐的進食量宜少，不要一次吃得很多，那樣難以消化。當使人經常感到好似飽中帶饑，又似饑中帶飽。因為飽食則傷肺，饑餓則傷元氣，鹹食則傷筋，過於酸食則傷骨，所以常學淡食。吃飯當細嚼，讓飲食的精華進入胃中，不要讓酒精進入胃腸。

　　人們臨到進食的時候，必須除掉一切煩惱。凡吃五味飲食，應當禁止勃然大怒，暴怒使入神志驚恐，到夜晚就會夢見高飛深墜。每次吃飯不宜進食肥膩的肉類，容易產生各種疾病。平常必須少吃肉，多吃飯，少吃醃製的酸菜鹹菜，並且不要吃生菜、生米、小豆，以及陳腐臭穢之物。不要邊飲醪糟酒邊吃麵食，容易堵塞氣管。不要吃生肉，容易傷胃。一切肉類只有蒸煮熟爛，擱置一邊稍稍涼了之後再吃。

　　每次就餐後應當漱口多次，可使牙齒堅固不傷而口中清香。吃完熱食之後，如果馬上用冷醋之類漱口，反而會產生口臭，並且容易產生齲齒。凡屬吃完各種熱食之後，均不宜立即用冷醋或冷水漱口，多使人聲音嘶啞而成屍咽病。凡吃熱的飲食出汗，切勿當風而坐，易發痙攣性的頭痛，使人兩

眼乾澀而嗜睡。每次吃飯完畢，當用雙手按摩頭面及腹部，使津液順暢地流通。

飯後當從容自如地散步，估摸著大約走了好幾里路才返回。散步結束當用爽身粉揉擦腹部數百次，則食物容易消化，大有益於人，並能增進食欲，不會產生百病，然後再加其他修練方法更好。

剛剛飽食後即躺倒睡臥，就會產生百病，由於食物不能消化而形成積聚。飽食後即仰臥則易產生氣機阻塞的痞症，或者導致昏眩疼痛不已的頭風病。有患風寒表症的人，寒邪尚未解除，馬上就吃熱東西，容易形成疼痛難忍的刺風病。

人們不應當在夜晚吃東西，又說夜晚進食尤其不可醉飽。吃飽時不要用心精思或探索疑難問題，即使體實之人也會受損傷，體虛之人則損傷更為嚴重。平常白天吃午飯，最好提早到巳時之前吃完，則進食時不要酒，這樣終生不會得乾嘔病，不要吃父母生肖所屬的動物肉，使人壽命不長。不要吃本人生肖所屬的動物肉，使人魂飛魄散而不安定，不要吃一切動物的腦子，大損於人，茅屋漏水滴到乾鹹肉上，吃了易生症瘕結聚。凡屬肉類經曝曬而不肯乾的，吃了害人。祭神用過的肉塊無故自動，吃了也害人。食物上有蜂蠅之類叮爬過，吃了必然害人。腹內原來有病未痊癒，不要吃穿山甲肉，吃了害人。濕的食物及酒漿之類，人們面臨其上觀看，如不能照見人影的就不要吃，吃了會發生暴狂泄瀉。

若吃完飯許久還感到腹脹，當馬上用瀉下藥攻治。每十天吃一次冬葵，冬葵性潤滑而能通利五臟壅滯之氣，又是一道為主的蔬菜，不用連著菜心一起吃。

又飲酒不要太多，酒喝多了當迅速吐掉為好，不要弄得酩酊大醉，大醉則終身百病無法消除。長期飲酒的人，腸胃

易遭腐爛，筋髓被漬蒸，必然損傷壽命。

按　語

孫氏在此提出飲食不宜過飽，要少吃肉類，節制飲酒，少吃鹹鹽，多食淡味，不要吃蜂蠅叮爬過的食物；吃飯要細嚼慢嚥，進食時不要惱怒和思考問題，飯後要堅持漱口和摩腹散步等等，對養生保健確有十分重要的意義。但文中所說「勿食父母本命所屬肉」和「勿食自己本命所屬肉」等，則是毫無科學依據的，殊不足信。

原　文

醉不可以當風向陽，令人發強①，又不可當風臥②。不可令人扇之，皆即得病也。醉不可露臥及臥黍穰中③，發癩瘡。醉不可強食，或發癰疽，或發喑，或生瘡。醉飽不可以走車馬及跳躑，醉不可以接房④。醉飽交接，小者面黑乾咳嗽⑤，大者傷絕臟脈損命⑥。凡人饑欲坐小便，若飽則立小便，慎之無病。又忍尿不便，膝冷成痹⑦，忍大便不出，成氣痔⑧。小便勿努⑨。令兩足及膝冷。大便不用呼氣及強努，令人腰痛目澀，宜任之佳。凡遇山水塢中出泉者⑩，不可久居，常食作癭病⑪。又深陰地冷水不可飲，必作痎瘧⑫。

注　釋

①令人發強：即使人頭項強直。因感受風寒之邪，而使頭項甚至背部發生肌肉與筋脈牽引不舒的症狀。

②不可當風臥：當風露臥則容易產生中風偏癱之類的疾病，故醉酒及熱汗之時切不可當風露臥。

藥王孫思邈道醫養生

③黍穰：本為黍的禾莖，此處當泛指莊稼稈。

④接房：即行房，指兩性交接。

⑤面黑乾：面部發黑。

⑥傷絕臟脈：指臟腑受到嚴重損傷，因而出現五臟真氣敗露的脈象，這是精氣衰竭的一種危重脈象。

⑦痹：閉阻不通之意，泛指邪氣閉阻經絡而引起的病症，但通常多指風、寒、濕三種邪氣侵犯肌表經絡和骨節，發生關節或肌肉疼痛、腫大和重著一類的疾患。此處當是指由尿濕引起的痹症。

⑧氣痔：此處指因久忍大便，致使濁氣瘀血流注於肛門而發生的痔瘡。

⑨努：用力、盡力。

⑩塢：四面高而中間凹下的地方叫塢，此處當是指山間的積水池之類。

⑪癭病：即甲狀腺腫大，俗呼大脖子病。此病多因缺碘所致，故與生活地區的飲水密切相關。

⑫痎（ㄐㄧㄝ）瘧；二日一發的瘧疾，多指熱性瘧疾。

語　譯

醉酒之後不可當風而坐，使人發生頭項強直，又不能當風寢臥，也不宜叫人用力煽風，均將產生疾病。醉後不可露體寢臥，亦不能躺在莊稼稈上，容易長癲瘡。醉後不可勉強進食，或則使人長癰疽，或者發生喑啞，或者使人生瘡癬。酒醉飯飽之後絕不可驅車走馬或狂奔亂跳，也不可以行房室交媾之事。醉飽之後交合，輕則引起面部漆黑而又咳嗽，重則導致損傷臟脈的危症。

大凡人們（特別是老人）饑餓時當坐著小便，飽食後可

以立著小便，謹慎這一點可以防止生病。又強忍著小便不解，會使膝關節感到寒冷而成痹症，如強忍大便不解，則使氣血鬱滯而生痔瘡。小便時不要用勁，否則使膝部發冷。大便時不要迅猛地呼氣和強用勁，將令人腰痛和眼目乾澀，當以聽其自然為好。

大凡山間塢池中泉水流出的地方，不可以長期居住，喝了這種水容易得大脖子病。又深地陰溝之水不能飲用，喝了容易產生瘧疾。

原　文

飲食以（已）調，時慎脫著①。凡人旦起著衣，反者便著之吉。衣光者當戶三振之曰②「殃去」，吉。濕衣及汗衣皆不可久著，令人發瘡及風瘙③。大汗能易衣佳，不易者急洗之，不爾令人小便不利。凡大汗勿偏脫衣，喜得偏風半身不遂④。春天不可薄衣，令人傷寒霍亂，食不消頭痛。脫著既時，須調寢處。凡人臥，春夏向東，秋冬向西，頭勿北臥，及牆北亦勿安床。凡欲眠，勿歌詠，不祥起。上床坐，先脫左足。臥勿當舍脊下，臥訖勿留燈燭，令魂魄及六神不安⑤，多愁怨。人頭邊勿安火爐，日久引火氣，頭重目赤，睛及鼻乾。夜臥當耳勿有孔，吹人即耳聾。夏不用露面臥，令人面皮厚，喜成癬，或作面風⑥。冬夜勿覆其頭，得長壽。凡人眠，勿以腳懸踏高處，久成腎水及損房足冷⑦。人每見十步直牆勿順牆臥，風利吹人發癲及體重。人汗勿跂懸腳⑧，久成血痹⑨，兩足重，腰疼。又不得晝眠，令人失氣。臥勿大語，損人氣力。暮臥常習閉口，口開即失氣，且邪惡從口入，久而成消渴及失血色⑩。屈膝側臥，益人氣力，勝正偃臥。按孔子不屍臥⑪，故曰睡不厭踘⑫，覺不厭

舒。凡人舒睡則有鬼痛魔邪。凡眠，先臥心，後臥眼。人臥一夜當作五度⑬，反覆常逐更轉。凡人夜魘⑭，勿燃燈喚之，定死無疑，暗喚之吉，亦不得近而急喚。夜夢惡，不需說，且以水面東噀之⑮，咒曰：「噩夢著草木，好夢成寶玉」，即無咎矣⑯。又夢之善惡並勿說為吉。

注　釋

①脫著：即脫衣和穿衣。

②衣光者當戶三振之：光，亮處。戶，門。意即將衣服拿到亮處對著大門振抖三次，實際上起了揮去塵土的作用。

③風瘙：瘙病，由於游風在皮膚而引起搔癢或起疹子。此處指大汗之後不加清洗，皮膚因之發炎而搔癢。

④偏風：又稱偏癱，指身體一側麻木或癱瘓，不能隨意運動。

⑤六神：泛指人的精神。古代認為人的五官及心臟都有神明主宰，稱為六神。

⑥面風：面部搔癢不止的病。

⑦腎水：中醫病名，其症狀為腰痛，排尿困難，腹大而臍腫，下陰常有水濕滲出，足冷而形體消瘦。

⑧跂懸腳：跂，同企，指腳跟不著地，專以五趾站立或行走。此處指踮起腳跟或懸著一條腿久久站立。

⑨血痹：是屬身體局部麻痹、疼痛一類的內傷病症。其主要症狀為身體麻木和游走性的痹痛。此病多由氣血內虛，或因勞倦汗出，或者當風睡臥，邪氣乘虛侵入，使血氣閉阻不通所致。

⑩消渴：指渴而飲多，食多而反消瘦，尿多和出現尿糖一類疾病，類似於糖尿病。

⑪屍臥：指正面仰臥。因屍體躺於棺材中皆為正面仰臥，故稱仰臥為屍臥。

⑫踧（ㄘㄨˋ）：通「蹙」，收縮。此處指寢臥時身體曲縮。

⑬人臥一夜當作五度：指將一夜睡眠分為五個階段，表示睡眠由淺入深和由深轉淺的變換過程。或者指用五種睡眠姿互相轉換，如正面仰臥，左、右側身臥及伸腿或卷臥等。

⑭魘（ㄧㄢˇ）：夢中驚駭，指噩夢。

⑮噀（ㄒㄩㄣˋ）：噴水。

⑯無咎：無災禍，此處指無疾病。

語　譯

飲食既已得到調理，當隨時注意增減衣服。大凡人們早起穿衣，把衣服翻過來穿很吉祥。將衣服拿到光亮處對著大門振抖三次，並說；「災殃當去」，吉。濕衣和汗衣均不能久穿，否則使人易生瘡癬或全身癢痛。大汗後最好急換衣服，即使不換衣也要立即進行清洗，不然的話將使人小便不利。凡屬出了大汗則不能只脫去半邊衣服納涼，易使人得偏風病而造成半身不遂。

春天衣服不可太單薄，那樣將使人患傷風感冒甚或導致上吐下瀉的霍亂病，飲食不能消化而且頭部疼痛。穿著既已做到合乎時宜，又必須講究睡眠和居處。大凡人們寢臥，春夏兩季頭朝東，秋冬兩季頭朝西，頭不要朝北臥，以及牆的北面不要安放床鋪。將欲睡眠時，不要唱歌，怕引起不祥。要想上床坐，當先脫左足的鞋襪。不要躺臥於屋脊之下，入睡不要留燈燭火光，會使人神志不安，容易產生憂愁怨恨情緒。睡眠時頭邊不能安火爐，日久了招引火毒之氣，使人頭

重目赤，眼睛和鼻子發生乾燥。夜晚就寢耳邊不能有孔隙，讓風吹入耳內久之患耳聾。

夏天不能露著頭面外臥，使人面部皮膚變厚，喜歡長癬病，或者形成瘙癢不止的面風症。冬天不要用被子蒙住頭睡眠，這樣才能長壽。人們在睡臥時，不要把腳翹懸起來踏到高處，時間久了易患腎水病、房勞損傷及足冷等症。人們每遇到十步長的直牆，便不要順著牆基躺臥，讓風勁利地吹著將使人發癲病及身體沉重。人出大汗時不要踮起腳跟或懸腿站立，久而久之產生血弊病，兩足沉重，腰腿疼痛。又不要白晝寢臥，使人耗散精氣。睡眠時不要大聲說話，損傷人的氣力。晚上就寢後當經常閉著嘴巴，若張口呼吸則易損耗真氣，況且病邪從中進入，久之便形成消渴即糖尿病一類病症，或者使人失去血色。屈膝側身躺臥，能增益人的氣力，勝過正面仰臥。

據說孔子是不正面仰臥的，所以說睡眠的姿勢不怕彎身曲體，醒來時不怕肢體舒張伸展。大約人們舒展手足正面仰臥則容易招致魔鬼和疾痛病邪。

凡屬睡眠，當先睡心，後睡眼，做到高度安靜，悄悄入睡。人們一宿應變換睡臥姿勢五次，傴側屈伸反覆更替。若夜晚得了驚駭不已的魘夢，不要燃燈高聲呼喚。夜晚做了噩夢，白天不要對人說，早晨起來以水面向東方噴吐，且念咒詞說：「噩夢留到草木上，好夢變成金玉寶貝」，就不會有災殃了。又做夢的好壞善惡都不說，吉祥。

按　語

本段主要論述了穿著和睡眠，認為衣服要適時增減，並要及時進行洗換，這是很符合衛生原則的。在睡眠方面，提

出了頭邊不安火爐，冬夜不要用被子覆蓋頭部睡覺，寢臥時當先睡心，後睡眼，春夏頭朝東睡，秋冬頭朝西睡等，這些都是在養生保健方面富有積極意義的。古人早已提出了「寒頭暖足」的保健原則，寢臥頭部溫度略低一些可以使人提早入睡，若溫度過高則使人昏眩心煩而容易失眠，故頭邊不宜安火爐。冬夜不宜用被窩蒙頭睡臥，那樣直接影響人的呼吸，對身體十分有害。睡眠時必須保持高度安靜，去掉一切浮想和急躁情緒，然後閉上眼睛，靜悄悄地入睡，這就叫先睡心，後睡眼，是很符合睡眠規律的。

人體本身是一個生物磁場，必須與地球這個大磁場相適應，而睡臥的方向恰恰反映了這個問題，如不注意就會影響睡眠的品質。孫氏提出春夏頭朝東睡，反對頭朝北睡，確有十分重要的意義。

據報導，印度生物學教授蘇布拉瓦曾經指出，人在睡覺時最好使頭朝東。這是因為在地球上經常產生瞬間的磁場擾亂，會明顯地改變人腦電流的正常行為，如果頭朝北睡，那麼影響將會嚴重，甚至影響到人體內部的生化流動物質。他還指出，地球磁場的輕微搏動會抑制腦部電流活動，使人頭昏目眩，情緒激動，而當人們頭東腳西睡覺時，則頭腦會有冷靜的感覺（參看《科學晚報》）1988 年 12 月 10 日第二版）。由此可知，早在一千三百多年以前，孫氏就能提出上述論斷，實在很不簡單。但同時必須指出，文中也夾雜了一些咒語和禁忌，實屬迷信之說，反映了孫氏的局限性。

原　文

無犯日月之忌，無失歲時之和。須知一日之忌，暮無飽食；一月之忌，晦無大醉；一歲之忌，暮無遠行；終身之

忌，暮無然燈行房，暮常護氣也。凡氣冬至起於湧泉①，十一月至膝，十二月至股，正月至腰，名三陽成②。二月至膊，三月至項，四月至頂，純陽用事③。陰亦放此④。故四月、十月不得入房，避陰陽純用事之月也⑤。每冬至日於北壁下厚鋪草而臥，云受元氣。每八月一日已後，即微火暖足，勿令下冷無生意⑥。常欲使氣在下，勿欲泄於上。春凍未泮⑦，衣欲下厚上薄，養陽收陰，繼世長生，養陰收陽，禍則滅門。故云冬時天地氣閉，血氣伏藏，人不可作勞出汗，發洩陽氣，有損於人也。又云冬日凍腦，春秋腦足俱凍，此聖人之常法也。春欲晏臥早起，夏及秋欲侵夜乃臥早起⑧，冬欲早臥而晏起，皆益人。雖云早起，莫在雞鳴前，雖言晏起，莫在日出後。凡冬月忽有大熱之時，夏月忽有大涼之時，皆勿受之。人有患天行時氣者⑨，皆由犯此也。即須調氣定息，使寒熱乾和，即免患也。每當臘日勿歌舞⑩，犯者必凶。常於正月寅日燒白髮吉⑪。凡寅日剪手甲，午日剪足甲，又燒白髮吉。

注　釋

①凡氣冬至起於湧泉：指人體陽氣自冬至日起，從足心的湧泉穴開始運行。

②三陽成：由三個陽氣所組成，有三陽開泰之意。陰曆十一月為一陽之氣，十二月為二陽之氣，正月為三陽之氣。

③純陽用事：言陰曆四月處在夏至以前，此時一陰尚未產生，故日純陽用事。

④放：同「仿」，仿照。

⑤純陰陽用事之月：陰曆四月為純陽用事之月，十月為純陰用事之月。

⑥勿令下冷無生意：不要使下肢感到寒冷而無生發之陽氣。意即要經常保持下肢的溫暖，對於老年人來說，更是一條重要的保健原則。

⑦泮：解也，散也，此處指冰的溶解。

⑧侵夜：入夜，即剛剛日落而進入黑夜。

⑨天行時氣：每年都有一些季節性的多發病，稱為時病或時令病，時中有不少是帶有傳染性的，如時病大為流行則稱為天行或天行時氣，又被稱為天行時疫。

⑩臘日：陰曆十二月初八日。

⑪正月寅日燒白髮吉：正月為寅月，古人認為寅月寅日辦理吉利，故云燒白髮吉，但此說亦不可信。

語　譯

不要觸犯日月的禁忌，不要違背一年四季寒冷變化的規律。必須懂得，一天之內的禁忌，夜晚不要飽食；一個月的禁忌，晦日即每月的最後一天不要醉酒；一歲的禁忌，年終時不要出遠門；終身的禁忌，夜晚不要燃著燈燭行房事。夜晚尤其要護衛好陽氣。大凡陽氣運行的規律，冬至之日起於足心的湧泉穴，十一月運行到膝部，十二月至大腿，正月到腰部，這就叫做三陽成。二月運行至臂膊，三月至頸項部位，四月到達頭頂，這就屬於純陽用事之月了。陰氣亦仿照這個規律運行。所以四月和十月不要過房室生活，避免純陽或純陰用事。每到冬至之日，應在北面牆壁下厚鋪乾草而臥，聽說這樣能使元氣受到培補。每到八月初一之後，應當用微火烤暖兩足，不要使下肢感到寒冷而無生氣。應當經常使下肢保持陽氣，亦不讓陽氣在上身發洩。

春天冰凍未解之時，下身應厚穿衣裳，上身可略微薄一

點，以此保養陽氣，收斂陰氣，這樣可以使人高壽長生，如果反過來保養陰氣和收斂陽氣，就有病災降臨乃罕喪戶滅門，所以說冬季天地之陽氣閉塞，人的氣血亦潛伏深藏，人們不可過分勞動體力而弄得大汗淋漓，陽氣耗散發洩，是有損於人體健康的。又說冬天讓頭部寒涼，春、秋兩季頭部和足部均可寒涼一點，這就是聖人常用的養生保健法則。

春天要晚臥早起，夏、秋兩季天剛入夜就睡，做到早睡早起，冬天則要早臥而晏起，都是有益於人的。雖然說早起，也不要在雞鳴即黎明之前；雖然說晏起，亦不要在日出之後。凡冬季忽然遇高溫天氣，夏季忽然碰到寒涼之時，都要避免冒犯。有人患傳染性的天行時疫，都是由於冒犯此種反常的邪氣而引起的，應立即調理好氣息，使寒熱之氣均和，就可免除疾患。

每逢臘日即十二月初八不要唱歌跳舞，觸犯這一條必定主凶災。每年正月寅日那天焚燒白頭髮主吉祥。凡屬寅日剪手指甲，午日剪足趾甲，又焚燒白頭髮，均主吉祥。

按　語

孫氏在此指出，人們應當順從四時陰陽變化的規律來養生，不論起居飲食，勞動或運動，乃至房室生活，都不能違背這一點。其中所提「暮無飽食」，對防止急性胰腺炎等疾病的發生有重要意義。

孫氏又明確提出：「凍腦」和「暖足」的養生原則，認為頭部經常保持寒涼，足部經常保持溫暖，冬季尤其要注意下肢的保溫，這樣可以有效地預防風寒感冒等各種疾病。但孫氏過分強調吉凶禁忌，如說什麼臘日歌舞則犯凶，寅曰焚燒白髮主吉等，均屬無稽之談，反映了一種迷信觀點。

（三）居處法節選

說　明

本文節選自《備急千金要方》卷二十七。所謂居處法，就是講的日常起居生活中的養生方法，包括在家居住及旅遊在外所應當採取的保健措施。

原　文

凡人居止之室，必須周密，勿令有細隙，致有風氣得入。小覺有風，勿強忍之，久坐必須急急避之，久居不覺，使人中風①，古來忽得偏風，四肢不隨，或如角弓反張②，或失音不語者，皆由忽此耳。身既中風，諸病總集，邪氣得便，遭此致卒者，十中有九。是以大須周密，無得輕之，慎焉慎焉。

注　釋

①中風：指腦血管意外等疾患，又稱「卒中」。病因很多，諸如陰精虧損，暴怒傷肝，使肝陽偏亢，肝風內動。或嗜食肥甘厚味，痰熱內壅而化風；或本內虛而驟然感受外來的風邪等。古籍中按其症狀分為類中風和真中風兩類。類中風的症狀為：卒倒、昏迷、半身不遂，或口眼歪斜，言語障礙等。除包括腦出血、腦栓塞、腦血栓形成等病外，也包括了腦實質及腦神經的一些病症。真中風除了有類中風的症狀之外，初起有發熱惡寒等症狀，或者僅僅暫時喪失知覺，醒後並無半身不遂及口眼歪斜等症。此處是說由於外感風寒之邪而引起腦血管意外等疾患。

②角弓反張：病人的頭項強直，腰背反折，向後彎曲如

角弓狀。這是風病或熱極動風的一種症狀。

語　譯

大凡人們居住的房間，必須塗塞得很嚴密，不能留下細小的空隙，致使風從縫隙吹入。稍微感到有風，不要勉強忍受，久坐必須急速避風，如久受風邪侵襲而不知曉，就會產生中風病。

從古以來人們之所以忽然得偏風病，使四肢麻木而不能隨意運動，或者頭項向後強直而形成角弓反張，或者失音聲啞而不能說話，都是由於忽視風邪所造成的。

人體既然中風，百種疾病便集於一身，邪氣乘機作惡，遭受此種病邪致死的，占了十分之九。因此居室一定要周密，切不可輕忽這一點，要再三慎重。

按　語

孫氏在此指出，居室必須周密，不能留下許多縫隙，否則易受邪風侵襲。「風為百病之長」，不僅冬天要預防邪風侵襲，就是夏天也不能貪風納涼。

據報刊報導，有人因貪風納涼而弄得半身不遂，還有人竟至因開著電風扇睡覺而被吹死了。由於人體向風的一面血管收縮，而背風的一面則血管相對擴張，使血液循環失去平衡，容易形成血栓，因而導致中風偏癱等症，甚至還有引起突然死亡的危險。尤其是老年人，更應注意這一點。

原　文

凡家居，常戒約內外長幼，有不快即須早道，勿使隱忍以為無苦。過時不知，便為重病，遂成不救。小有不好，即

按摩按捺①，令百節通利，泄其邪氣。凡人無問有事無事，常須日別蹋脊背四肢一度②頭項苦令熟。蹋，即風氣時行不能著人。此大要妙，不可具論。

注　釋

①按捺：揉搓按捺，是一種推拿手法。

②常須日別蹋脊背四肢一度：蹋，同「踏」係用足輕踏患部的一種推拿手法。全句意即每天分別用腳輕踏脊背及四肢等部位各一個回合。應當指出，孫氏所說的踏法，即推拿學上所說的踩法。其法用單足或雙足踏在患者的治療部位上，並作適當的彈跳（彈跳時足尖不離開踩踏部位）。施術時，術者要借助於設置諸如欄杆、吊環等器物，以承受醫生的體重和控制踩踏的力量。由於本法壓力大，刺激強，臨床中須慎用。今天多用於腰部（如腰椎間盤突出症）疾患，其他部位很少應用。

語　譯

大凡在家裏居住和生活，要經常告誡全家男女老少，只要身體稍稍感到不舒適就當早早地說出來，不要諱疾忌醫，勉強忍耐，以為這樣不會有多大痛苦，過了很久的時間還不知道，便將釀成重病，甚至釀成無法救治的危症。稍有不適，就當進行按摩揉搓，使全身關節通暢，清除致病的邪氣。人們不論有病無病，應當堅持每天分別用足輕輕踩踏脊背及四肢各一個會合，如果頭部及頸項感到不舒服就多踩踏幾次，風寒及時疫之邪就不會侵入人體。這是養生的一大奧妙。難以具體詳盡地說出來。

藥王孫思邈道醫養生

按　語

本段強調有病早治，無病早防，並且主張經常用按摩推拿等來防治疾病，這是很可取的。

原　文

凡人家居及遠行，隨身常有熟艾一升①，備急丸、辟鬼丸、生肌藥、甘濕藥②、丁腫藥③。水銀、大黃、芒硝、甘草、乾薑、桂心、蜀椒④。不能更畜餘藥，此等常不可闕少，及一兩卷百一備急藥方⑤。

注　釋

①熟艾：即經過加工搗絨的艾葉。本品辛溫，有散寒止痛之功效。

②甘濕藥：甘，緩也。所謂甘濕藥，即治療或緩解濕病的藥物。

③丁腫藥：即治療療瘡腫毒的藥物。

④水銀：能殺蟲止癢，攻毒療瘡。大黃：瀉火解毒，攻下積滯。芒硝：攻積軟堅，瀉火解毒。甘草：補中益氣，清熱解毒。乾薑：回陽救逆，溫中散寒。桂心；溫中散寒，通陽化氣。蜀椒：即四川主產的花椒，能溫中散寒，驅蛔止痛。

⑤百一備急藥方：晉代葛洪撰《肘後救卒方》，經梁代陶弘景增為《肘後百一方》，均為急症手冊。

語　譯

人們不論住家還是外出旅行，都要隨身攜帶熟艾一升，還有備急的丸藥，辟邪疫的丸藥，除腐生肌的藥物，治療濕病的藥物，攻治療瘡腫毒的藥物，以及水銀、大黃、芒硝、

甘草、乾薑、桂心、蜀椒等藥物。倘若不能再蓄積其他藥物，至少上邊講的幾種是必不可缺的。

又必須攜帶幾卷治療急症的醫書，還要將防治毒蛇咬傷，以及蜂蠍螫傷的藥物隨時攜帶在身邊。

原　文

凡人自覺十日已（以）上康健，即須灸三數穴以泄風氣。每日必須調氣補寫①，按摩道引為佳②。勿以康健便為常然，常須安不忘危，預防諸病也。

注　釋

①補寫：同「補瀉」。
②道引：同「導引」。

語　譯

人們如果十天以上都感到健康，就必須選擇三四個穴位用艾火進行灸療，以便除去風寒邪氣。每天必須調氣進行補瀉，堅持按摩導引為好。不要以為健康是理所當然的，常須居安思危，以便預防疾病。

按　語

本段提出以艾灸和按摩導引作為防病的手段，是簡便易行的。

（四）房中補益節選

說　明

本篇節選自《備急千金要方》卷二十七。該篇對男女兩

性房室生活作了全面的論述，認為性生活是人們所必需的，但必須掌握房中術，以便正確處理房事。

適度的房室生活有益於人體健康，過則為災。要根據不同的年齡特徵和體質條件來安排房事，還要注意各種房中避忌，防止本來可以避免的某些房勞損傷。

大部分內容比較切合實際，是很可取的；但文中所宣揚的採陰之說等，卻反映了封建士大夫淫佚取樂的腐朽思想，是應當予以揚棄的。凡此類內容，本書大多作了刪節。

原　文

論曰：人年四十已下①，多有放恣②，四十已上，即頓覺氣力一時衰退。衰退既至，眾病蜂起，久而不治，遂至不救。所以彭祖曰③：以人療人，真得其真。故年至四十，須識房中之術。夫房中術者，其道甚近，而人莫能行，其法……閉固而已，此房中之術畢矣。兼之藥餌，四時勿絕，則氣力百倍，而智慧日新。然此方之作也，非欲務於淫佚，苟求快意，務存節慾以廣養生也。非苟欲強身力，幸女色以縱情，意在補益以遣疾也，此房中之微旨也。是以人年四十以下即服房中之藥者，皆所以速禍，慎之慎之。故年未滿四十者，不足與論房中之事，貪心未止，兼餌補藥，倍力行房，不過半年，精髓枯竭，惟向死近。少年極須慎之。

注　釋

①四十已下：即四十以下。已，同「以」。下面各句用法相同。

②放恣：放肆，任意。此處指放縱情慾。

③彭祖：傳說為顓頊帝玄孫陸終氏的第二子，姓錢名

鏗，堯封之於彭城，因其道可祖（尊），故謂之彭祖。錢鏗
在商為守藏史，在周為柱下史，年八百歲，見劉向《列仙
傳》和葛洪《神仙傳》的記載。《莊子。逍遙遊》亦說：
「而彭祖乃今以久特聞。」

語　譯

可以論斷說，人們在四十歲以下，大多放縱情慾，到了
四十歲以上，就會突然感到氣力大為衰減。體力既然衰減，
各種疾病勢必蜂擁而至，長久不加治療，就將釀成不可救治
的危症。所以彭祖說，拿人來治療人，真正可以補益真氣。
因此人們到了四十歲，就必須懂得房中術。所謂房中術，它
的道理淺顯易明，而一般人很難實行，其具體做法是閉精固
守不泄罷了，這房中術的要領就全在其中了。加上服食補養
藥，一年四季連續不斷，那麼氣力就會成倍地增長，而聰明
才智也將時有新的提高。

然而這房中術的創製，並非為了追求淫佚，苟且地貪圖
快樂，務必存心於節制情慾以求得養生延年。也不是僥倖地
求得增強體力，以便多貪圖女色來放縱情慾，其目的是為了
補益身體而除去疾病，這就是房中術的微妙宗旨。所以人們
凡在四十歲以下即服食補益性機能一類藥物的，都只能迅速
招來禍害，要謹慎啊，要謹慎啊。

因此凡年齡未滿四十歲的，就很難同他們討論房室之
事，由於貪圖色慾之心不止，同時還服食補養藥，加倍肆力
行房，不待經歷半年的時間，勢必髓枯精竭，只能一步步地
接近於死亡。青春年少之人更須高度警慎啊！

按　語

本段提出，四十歲以下的人血氣方剛，最易放縱房事，過了四十歲以後才頓感體力衰退，即使服藥也無濟於事。因而反覆勸誡人們節制情慾，謹慎房事，尤其反對服食春藥來倍力行房。倘若執迷不悟，就只能造成「精髓枯竭，惟向死近」的惡果。但文中也宣揚了「一夜御十女」等淫佚取樂的思想，這些不論對養生保健還是對於社會公德來說，都是非常有害的，應當堅決予以揚棄。

原　文

人年四十已上，常服煉乳散不絕①，可以不老，又餌雲母②，足以癒疾延年。人年四十已上，勿服瀉藥，常餌補藥大佳。昔黃帝御女一千二百而登仙③，而俗人以一女伐命，知與不知，豈不遠矣。其知道者，御女苦不多耳。凡婦人不必須有顏色妍麗，但得少年未經生乳④，多肌肉，益也。若足財力，選取細髮，目睛黑白分明，體柔骨軟，肌膚細滑，言語聲音和調，四肢骨節皆欲足肉，而骨不大。其陰及掖皆不欲有毛⑤，有毛當軟細，不可極於相者⑥。但蓬頭蠅面⑦，槌項結喉⑧，雄聲大口，高鼻麥齒⑨，目睛渾濁，口頷有毛，骨節高大，髮黃少肉，隱毛多而且強⑩，又生逆毛，與之交會，皆賊命損壽也。凡御女之道，不欲令氣未感動，陽氣微弱即以交合，必須先徐徐嬉戲，使神和意感良久，乃可令得陰氣。陰氣推之，須臾自強，所謂弱而內迎，堅急出之。進退欲令疏遲，情動而止。不可高自投擲，顛倒五臟，傷絕精脈，生致百病。但數交而縝密者，諸病皆癒，年壽日益，去仙不遠矣，不必九一三五之數也⑪。能百接而不施瀉者，長生矣。……

注　釋

①煉乳散：即煉鐘乳石散。此方由煉鐘乳石粉、黨參、石斛、乾薑等藥物組成，可以治虛羸。

②雲母：中藥礦物藥，可治虛喘、驚悸、眩暈等症。

③黃帝御女一千二百而登仙：此說亦見於《抱朴子內篇》及《玉房指要》等書，實屬道家採陰之謬說，是非常有害的。

④生乳：生育、生產。

⑤其掖及陰不欲有毛：掖，同「腋」。腋下及陰部生毛，是健康人的正常生理現象，不生毛倒是反常的，孫氏此說殊為荒謬，毫不足取。

⑥不可極於相者：意即陰毛不要太粗太黑，應當儘量絨細一些，不要讓人全都能看清楚。

⑦蓬頭蠅面：即披頭散髮，臉部青蒼有如蒼蠅之色。

⑧槌項結喉：頸項如棒槌而喉部有結節。

⑨麥齒：形容牙齒像麥粒似的兩頭尖細。

⑩隱毛：隱蔽之處所生的毛，即陰毛。

⑪不必九一三五之數：《玉房秘訣》有行九九之數的記載，即每交媾一個回合抽送九次叫做一九，九九則為八十一次。此處是說不必用一九、三九、五九乃至九九等數字來計算。

語　譯

人們年齡在四十歲以上，要經常不斷地服食補虛羸的煉鐘乳石散，可以延緩衰老，又服食雲母，足可以治癒疾病，延長壽命。人們年齡在四十歲以上，一般不要服食瀉藥，應經常服食補藥，大有益處。

以往黃帝與一千二百個女子交合而登仙，而普通人卻因與一個女子交合而喪命，懂不懂房中術，難道不是相差很遠嗎？那懂得房中養生之道的人，卻只愁所與交合的女子還不夠多呢！

凡挑選婦女，不必顏色多麼妖豔美麗，只要年輕而不曾生育過子女，肌肉豐滿，自然有益。如果家資殷富，可以選擇頭髮長得很細，眼睛黑白分明，體態柔軟，肌膚細膩潤滑，言語聲音清亮調和，四肢骨節肌肉較多，而骨骼又不很粗大的。被擇女子陰部和腋下不要有粗黑的毛，如果有毛也必須又細又軟，不可讓人一眼就全都能看清楚。

但凡女人披頭散髮而臉色青蒼，頸項像棒槌而喉部有結節，口很大而聲音很粗，鼻子很高而牙齒有如兩頭尖的麥粒，眼睛混濁而黑白不分明，口頷邊有鬍鬚似的黑毛，骨高而節大，頭髮枯黃而瘦削少肉，陰毛多而且強勁，又生長倒毛的，倘若與這樣的女子交合，都將傷害身體而減損年壽。

大凡與女子交合，均有一定的方法，在陰陽二氣尚未感動，陽氣還很微弱的時候，切不要急於交合，首先必須徐徐地玩逗嬉戲，使雙方感情調和而性慾萌動良久，才會產生陰氣。在陰氣的推動下，陰莖自然很快地勃起來，這就是所謂弱而內迎，待到堅硬之時方可迅速出擊。抽送進退的動作要稀疏遲緩，做到兩情感動而止。

陰莖不可高自投擲，更不可像顛倒五臟似的狂暴抽送交合，那樣勢必傷精絕脈，招致百病。但能做到多次交合而又慎於閉固精液的，諸病皆可治癒，年壽與日俱增，離開仙道就不遠了。不必行一九、三九、五九之數，能百次交合而不瀉精，就可以長生了。

按　語

本段指出，人們在四十歲以後可適當地服食補養藥，並且必須掌握房中術。房事之前，「必須先徐徐嬉戲，使神和意感良久」，乃可交合。還有交合動作要舒緩稀疏柔和，反對高自投擲和顛倒五臟等，這些無疑是有益於房中養生的。

但文中關於女子的選擇，多有無稽之談；尤其是其中的採陰之說，諸如「黃帝御女一千二百而登仙」之類，更屬荒謬絕倫。如依此而行，不僅傷風敗俗，敗壞社會道德，而且損傷身體，導致性病流行，非但無益於年壽，還會使人夭折短命。對於此類封建糟粕，必須嚴肅地予以分析批判，堅決予以揚棄。

原　文

凡人習交合之時，常以鼻多內氣①，口微吐氣，自然益矣。交會畢蒸熱，是得氣也；以菖蒲末三分，白粱粉傅摩令燥②，即使強盛，又濕瘡不生也。凡欲施瀉者，當閉口、張目、閉氣，握固兩手，左右上下，縮鼻取氣。又縮下部及吸腹③，小偃脊膂④，急以左手中指抑屏翳穴⑤，長吐氣，並啄齒千遍，則精上補腦，使人長生。若精妄出，則損神也。《仙經》曰⑥：令人長生不老，先與女戲，飲玉漿。玉漿，口中津也。使男女感動，以左手握持，思存丹田⑦，中有赤氣，內黃外白，變為日月，徘徊丹田中，俱入泥垣⑧。兩半合成一因，閉氣深內勿出入，但上下徐徐咽氣。情動欲出，急退之。此非上士有智者不能行也。其丹田在臍下三寸，泥垣者，在頭中對兩目直入內。思作日月，想合徑三寸許，兩半放形而一，擬謂日月相者也⑨。雖出入仍思念所作者勿廢，佳也。又曰男女俱仙之道，深內勿動，精思臍中赤色大

如雞子形，乃徐徐出入，情動乃退……

注 釋

①內氣：即納氣，指吸氣。

②白粱粉傅摩：白粱乃粟的一種，粟又分青粱、黃粱、白粱三種，此處指種仁為白色的小米。白粱有清熱止渴之功，此處用白粱粉清熱燥濕，起爽身粉的作用。傅摩，同敷摩。

③吸腹：收腹，縮腹。

④小偃脊臂：脊梁骨曰臂，即脊背作微微後仰的姿勢。

⑤屏翳穴：經穴別名，即會陰穴，位於外生殖器後方與肛門前方的正中部位。

⑥仙經：古代道家著作之一，其中有不少論述房中養生的內容。

⑦丹田：道家稱人身臍下三寸處為丹田。又《抱朴子內篇·地真》分丹田為三，在臍下者為下丹田，在心下者為中丹田，在兩眉間者為上丹田。此處係指臍腹部位的下丹田。

⑧泥垣：即泥丸，道家以人體為小天地，各部分皆賦以神名，腦部稱為精根，字泥丸。後來因而稱人頭為泥丸宮。

⑨撒（ㄒㄧˋ）：同歙，本為吸氣，在此有吸引之意。

語 譯

大凡人們在交合的時候，當以鼻孔多吸收新鮮空氣，口中微微吐出廢氣，自然很有益處。交合完畢，全身蒸蒸發熱，這就叫得氣，用菖蒲末三分和適量的白粱粉敷摩陰部使之乾燥，既可使精氣強盛，又可避免生褥瘡。

凡是將要瀉精的時候，當緊閉雙唇，張開眼睛，閉住

氣，兩手緊握，左右交錯上下，緊縮鼻根吸氣。又緊縮下部和收腹，脊背稍向後仰，急用兩手按住會陰部位的屏翳穴，長長地吐氣，並且叩齒千來遍，則精液上補大腦，可以使人長生。若精液隨意亂泄，就會損傷人的元氣和精神。

《仙經》說過，要想使人長生不老，當先與女子嬉戲，吞飲玉漿。所謂玉漿，就是口中舌下津液。要使男女互相感動，用左手緊握拳狀，心中意想丹田，想像其中有一股赤氣，裏面黃而外部白，忽而變為日月，徘徊流連於丹田之中，然後全部進入頭部的泥丸宮。兩半合而為一體，屏住氣深納玉莖而不抽送出入，只是一上一下緩慢地吸著氣，兩情互相感動而想要瀉精，就當急速退出。這一點除非上等有智之士，是很難做得到的。

那丹田就在臍下三寸處，泥丸宮則在頭部正中兩眉之間直入內。心中好像思念著太陽和月亮，想到兩陰交合之處直徑不過三寸左右，兩半相合而形成一體，這就叫做日月互相吸引。即使是抽送出入，也仍然想著日月互相吸引而不中止，這就更好。又說，男女雙方都應想到成仙的方法，深深地交合而不抖動和瀉精，想像臍腹之中有一股赤氣，像雞蛋那麼大，再緩緩地抽送出入，待到彼此兩情感動便告退……

按　語

本段強調房室生活必須與氣功導引相結合。行房之前要講究呼吸吐納，並要吞服口中津液，夫妻雙方務必盡情嬉戲，使彼此情和意感；瀉精時要握固兩手，閉口、張目、閉氣，用左手急按住會陰部位，做到心中意守丹田；交合完畢要用清熱燥濕的菖蒲末和白粱粉敷摩陰部等等，確實有益健康，都是很可取的。

原　文

御女之法，能一月再泄，一歲二十四泄，皆得二百歲，有顏色，無疾病，若加以藥，則可長生也。人年二十者，四日一泄，三十者八日一泄，四十者十日一泄，五十者二十日一泄，六十者閉精勿泄，若體力強壯者，一月一泄。凡人氣力自有強盛過人者，亦不可抑忍，久而不泄，致生癰疽。若年過六十，而有數旬不得交合，意中平平者，自可閉固也。昔正觀初①，有一野老②，年七十餘，詣余云：數日來陽氣詣盛③，思與家嫗晝寢④，春事皆成⑤，不知垂老有此，為善惡耶⑥？夫膏火之將竭也⑦，必先暗而後明，明止則滅。今足下年邁桑榆⑧，久當閉精息欲。茲忽春情猛發，豈非反常耶？竊謂足下憂之⑨，子其勉歟！後四旬發病而死，此其不慎之效也⑩。如斯之輩非一，且疏一人⑪，以勖將來耳⑫。所以善攝生者，凡覺陽事輒盛，必謹而抑之，不可縱心竭意以自賊也。若一度制得，則一度火滅，一度增油，若不能制，縱情施瀉，即是膏火將滅，更去其油，可不深自防！所患人少年時不知道，知道亦不能信行之，至老乃知道，便以（已）晚矣。病難養也，晚而自保，猶得延年益壽，若年少壯而能行道者，得仙速矣。或曰年未六十，當閉精守一為可爾否？曰：不然。男不可無女，女不可無男。無女則意動，意動則神勞，神勞則損壽。若念真正無可思者，則大佳長生也，然而萬無一有。強抑鬱閉之，難持易失，使人漏精尿濁，以致鬼交之病⑬，損一而當百也。

注　釋

①正觀：即貞觀，唐太宗年號，共二十三年，起自西元627年，止於西元649年。

②野老：家住農村的老人。

③詣（ㄧˋ）余云：詣，往也，到也。余，代詞，我。

④嫗（ㄩˋ）：老婦之通稱，此處指野老之妻。

⑤春事：指兩性交媾之事。

⑥為善惡耶：猶言為善耶，為惡耶？即好不好之意。

⑦膏火：油燈。

⑧桑榆：本以夕陽西下而照射於桑樹或榆樹之顛來形容日暮，此處用來指代人的晚年。

⑨竊謂足下憂之：竊，私自，我的謙稱。謂，在此同「為」。即我為您擔憂之意。

⑩效：效應，後果。

⑪且疏一人：權且敘述一個人的事例。疏，分條敘述。

⑫勖（ㄒㄩˋ）：勉勵，鼓勵。

⑬鬼交：即夢交，指在睡眠時夢見與人交合。

語　譯

與女子交合的方法，能夠一個月交合瀉精兩次，一年瀉精二十四次，皆可活上二百歲，有美好的顏色，不會生疾病。倘能加服補養藥，就可以長生了。人們年齡在二十歲左右的，每四天交合瀉精一次，三十歲的每八天交合瀉精一次，四十歲的每十六天交合瀉精一次，五十歲的每二十天交合瀉精一次，六十歲的斷絕房事而閉精勿泄，假若體力特別強壯的話，也可以一個月交合瀉精一次。大凡人們之中有氣力充足強悍而勝過他人的，也不可強忍情慾而不交合瀉精，長久不施泄瀉，將會導致癰疽之類的疾患。如果年齡已過了六十歲，經歷十多天不過性生活也感到很平常的，自然可以斷絕房事而閉精勿泄。

以往唐代貞觀初年，有一位村野老人，年紀七十多歲，曾來拜訪我說：這一向陽氣非常旺盛，甚至白天也想與老婦寢臥，房室交媾之事都能完成，不知在垂暮之年出現此種現象，究竟是好事還是壞事？

我回答說：這事大不吉祥。您難道未見過油燈嗎？那油燈將要竭盡的時候，火光必先幽暗，而後忽然大亮，亮完之後立即熄滅。現在您已處於垂老的衰暮之年，早就該注意斷絕情慾而閉精勿泄。而今忽然春情猛發，難道不覺得是很反常嗎？我個人非常為您擔憂，您可要多加珍重啊！

後來過了四十多天，老人終於發病而死。這就是由於不謹慎房事所造成的惡果。像這樣的事例，絕不一個兩個，權且敘述一個人的事例，以作為對後人的勉勵和告誡。所以善於攝生保養的人，大凡碰到情欲非常旺盛的時候，必須謹慎地加以抑制，不可任意放縱來自我摧殘身體。若能一度抑制情慾，就好像那燈火一邊開始暗滅，一邊又不斷加油；如果不能抑制，縱情泄瀉，就好比是燈火將要燃盡，反而減去燈油，只能熄滅得更快。

難道可以不注意自我預防嗎？所憂慮的是人們在青春年少時期不懂得這些道理，即使從理論上懂得也不能誠心誠意地照著去做，到了垂暮的衰老之年才真正懂得這些道理，然而已經太晚了。疾病是很難養的，晚年能注意保重身體，還可收到延年益壽的效果，倘若青少年時期就能推行房中養生之道，本來很快就可以成仙了。

有人問年紀未滿六十，當閉固精液勿泄，這樣是否可行？回答說不行，因男子在生活中不可缺少女子，女子在生活中也不可缺少男子。男子若無妻室而又思念情慾，則思念情慾必然勞損精神，精神長期勞累就會損傷壽命。如果在意

識中能真正做到不思念情慾，自然很好，可以長生，然而這樣的人在一萬人中也很難找到一個。

　　勉強抑制而使精血鬱閉，元氣難以保持而容易損失，使人精液漏泄，小便混濁，甚至引起夢交遺精等疾病，這樣對身體的損害反而比正常交媾瀉精要嚴重一百倍。

按　語

　　本段提出要根據不同的年齡和體質條件來安排兩性生活，這是很有道理的。談到每月交合的次數，也不能機械地作出規定，體質條件好的，房事次數可以多一些，體質條件差的，房事次數應當儘量減少，患有疾病的應禁止行房，大病初癒亦應禁忌房事。

　　至於老年人，也不能籠統地反對過性生活，體衰多病的自然要禁絕房事，而身體素質好的，禁慾反而有害，因此老年人應根據自己的體質條件適度地安排房室生活。但老年人的房事不宜過多，如覺得性慾特別旺盛，便應及時加以抑制，當以唐代貞觀年間那位貪慾喪命的野老為戒。

原　文

　　黃帝雜禁忌法曰：人有所怒，血氣未定，因以交合，令人發癰疽。又不可忍小便交合，使人淋，莖中痛，面失血色。及遠行疲乏來入房，為五虛勞損，少子。且婦人月事未絕而與交合，令人成病，得白駁也①。水銀不可近陰，令人消縮。鹿、豬二脂不可近陰，令陽痿不起②。

注　釋

　　①白駁：即白駮，白色的斑痕。

②陽瘻：即陽萎，指陰莖不能勃起。

語　譯

黃帝雜禁忌法說：人們在憤怒不已的情況下，血氣驚亂未定，因而進行交媾，使人容易生癰疽。又不可以強忍著小便去交合，使人得淋病，陰莖疼痛，臉上失去紅潤的血色。至於遠行疲乏就過房室生活，將使人五臟虛損而身體勞傷，並且缺少子嗣。

假若婦女月經未去盡便交合，使人容易得病，產生白色的斑痕。水銀之類不可靠近陰部，使人前陰衰損萎縮，鹿、豬二脂不可塗沫陰部，使人陽瘻不起。

按　語

本段提出，在盛怒不已或強忍小便及遠行疲勞的情況下，均不宜交合，否則不僅使人容易生病，而且對子嗣不利，嚴重影響優生優育。

孫氏又指出，在女子月經未去盡之前絕對不能行房，如果此時行房，勢必釀成許多婦科病，對婦女的健康十分不利。這些論述都是值得高度加以注意和重視的。

（五）食治序論節選

說　明

本文節選自《備急千金要方》卷二十六「食治」。該卷共收序論、果實、菜蔬、穀米、鳥獸等五篇，而以本篇總論全卷要旨。本篇主張有病先用食物治療，不效再用藥物施治。認為飲食既能養人，又能傷人，因此提倡節制飲食，不可過於飽食，又飲食宜清淡，不可過於肥膩。原文很長，這

裏只節選了其中的若干段落。

原　文

仲景曰①：人體平和，惟須好將養②，勿妄服藥。藥勢偏有所助③，令人臟氣不平，易受外患。夫含氣之類④，未有不資食以存生⑤，而不知食之有成敗⑥，百姓日用而不知，水火至近而難識。余慨其如此，聊因筆墨之暇，撰五味損益食治篇，以啟童稚⑦，庶勤而行之⑧，有如影響耳⑨。

河東衛汛記曰⑩：扁鵲云，人之所依者形也，亂於和氣者病也，理於煩毒者藥也，濟命扶危者醫也。安身之本，必資於食，救疾之速，必憑於藥。不知食宜者，不足以存生也；不明藥忌者，不能以除病也。斯之二事，有靈之所要也⑪，若忽而不學，誠可悲夫是故食能排邪而安臟腑，悅神爽志，以資血氣。若能用食平痾⑫，釋情遣疾者⑬，可謂良工，長年餌老之奇法，極養生之術也。

注　釋

①仲景：即東漢著名醫學家張仲景，著有《傷寒雜病論》一書，後世一分為二，即今之《傷寒論》和《金匱要略》。

②將養：將息調養。

③藥勢偏有所助：因藥有寒熱溫涼四性，或偏於寒，或偏於熱，長期服食某藥就會使人偏於寒涼，或者偏於溫熱。

④含氣之類：指有生命之物，這裏主要是指人。

⑤資食：借助於食物。

⑥成敗：猶言補益和損害。

⑦童稚：本指小兒，此處泛指不懂醫學的人。

⑧庶勤而行之：希望能勤懇地照著去做。

⑨有如影響：如影之隨形，如響之應聲。

⑩河東衛汛：河東，即黃河以東，在此指山西，秦漢時曾置河東郡，唐改為河東道。衛汛，東漢醫家張仲景的弟子。

⑪有靈：指有生命的人。

⑫痾（ㄚ）：疾病。

⑬釋情：解除苦惱和憂愁。

語　譯

漢代張仲景說，人體康泰平和之時，只需好好將息調理，不要亂投藥物。藥性寒熱溫涼各有偏勝，長期服用會引起人體臟氣陰陽失去平衡，反而容易使疾病從外部產生。凡屬有生命的東西，沒有不借助於飲食以求得生存的，卻不知飲食有補益和損害的二重性。老百姓天天吃飯菜而不懂得這一點，水火之物與人們的日常生活非常接近而難以識別。我很感慨這種狀態，聊且因暇揮動筆墨，撰寫這篇五味損益食治論，以便啟發不懂得飲食衛生的人，希望能勤懇地遵照執行，有如影之隨形，響之應聲。

東漢時河東地方有個叫衛汛的曾經記載道：戰國名醫扁鵲說過，人的生命所依賴的是形體，而擾亂人體平和之氣的是疾病，解除煩惱和病邪的是藥物，扶人危困與救人之命的是醫術。安身立命的根本，必定借助於飲食，要迅速救治疾病，必定憑藉藥物。不明白飲食的宜忌，就難以維護生命，不懂得藥物的宜忌，則難以袪除疾病。這兩件事，是人們所必須知道的，倘若輕忽而不學習，實在太可悲了啊！由於飲食能解除病邪而安定臟腑，使人神志愉悅清爽，可以滋補血氣，假若能用飲食治疾病，又能解除煩惱和排遣痛苦，就可

以稱得上是高明的醫生。這實在是長年養老的奇方妙法，也可以說是最理想的養生之術了。

原 文

夫為醫者當須先洞曉病源，知其所犯，以食治之，食療不癒，然後命藥。藥性剛烈，猶若御兵①，兵之猛暴，豈容妄發，發用乖宜②，損傷處眾，藥之投疾，殊濫亦然。高平王熙稱③：食不欲雜，雜則或有所犯；有所犯者，或有所傷；或當時雖無災苦，積久為人作患。又食噉鮭餚④，務令簡少，魚肉、果實，取益人者而食之。凡常飲食，每令節儉，若貪味多餐，臨盤大飽，食訖覺腹中彭亨短氣⑤，或致暴疾，仍為霍亂。又夏至以後，迄至秋分，必須慎肥膩、餅臛⑥。酥油之屬，此物與酒漿、瓜果理極相仿。夫在身所以多疾者，皆由春、夏取冷太過，飲食不節故也。又魚膾諸腥冷之物，多損於人，斷之益善。乳、酪、酥等常食之，令人有筋力、膽幹⑦，肌體潤澤。卒多食之⑧，亦令臚脹⑨、泄利，漸漸自已。

注 釋

①御兵：用兵，駕馭軍隊。

②發用乖宜：即發兵用武失當。乖，違背。乖宜，不適宜，不合原則。

③高平王熙：高干，古地名，指今山東鄒縣西南，一說為今山東濟寧一帶。王熙，字叔和，魏晉時德期醫學家，著有《脈經》。

④鮭（ㄍㄨㄟ）餚：鮭魚是一種體大細鱗而肉味鮮美的魚，此處泛指美味的食品。

⑤彭亨：脹滿之意。

⑥臛（ㄏㄨˋ）：肉羹

⑦膽幹：有膽識和才幹，或膽大敢為之意。

⑧卒多食之：突然一下子吃得很多。卒，同「猝」突然。

⑨臚（ㄌㄨˊ）脹：腹脹。腹前曰臚。

語　譯

　　醫生首先必須察明白疾病的根源，確知患了什麼病，先拿食物來治療，食療不能痊癒，然後再叫使用藥物。藥性非常剛烈，就好像用兵作戰一樣，士兵勇猛強暴，哪能容許輕意發兵，發兵用武違背原則，造成的損害和死傷就會很多；用藥治病不得法，造成的災殃也是這樣。

　　魏晉時山東高平地方的王叔和說過：飲食不要太雜亂，過於雜亂則有所觸犯；有所觸犯的人，說不定會造成損傷，或者當時並不感到痛苦，時間久了便由積損而轉成疾患。又如吃美味的飲食，一定要做到節儉簡少，魚肉和果實之類，只挑選有益於人體健康的幾種進食。總之平常的飲食，都要節儉簡省，如果貪圖肥甘美味而多次進餐，面對滿盤佳餚儘量飽食，吃完後肚腹脹滿而呼吸喘促，很可能招致急症暴疾，乃至產生霍亂病。

　　又如夏至以後，直到秋分時節，必須謹慎地對待肥膩食品，湯餅肉羹及酥油之類，這些東西與酒漿瓜果之類有礙、切忌同時食用。人身之所以多患疾病，都是由於春夏兩季取冷納涼太過，以及飲食不加節制的緣故。

　　此外像魚片及各種性味冷腥之物，大多對人體有損害，不吃更有好處。乳、酪、酥等經常吃一點，能使人增長筋

力、膽識和才幹，使肌膚體貌潤澤。如果突然一下子吃得太多，必定使腹部脹滿，導致泄瀉下利，然而不經治療也會慢慢地自動痊癒的。

按語

孫氏在此提倡飲食要節儉簡省，不要多吃肥膩美味，每餐不要吃得太飽，這些對養生保健來說，確有重要意義。

至於說魚類腥物，「斷之益善」，則不儘然。其實孫氏本人也是吃魚的，並在「鳥獸」篇中充分肯定了魚的補養作用。今天的營養學研究表明，多吃魚類比多吃肉類對人體更有好處。

原文

黃帝曰①：「五味入於口也，各有所走，各有所病。酸走筋，多食酸，令人癃②，不知何以然？」少俞曰③：「酸入胃也，其氣澀以收也④。上走兩焦⑤，兩焦之氣澀，不能出入，不出即流於胃中，胃中和溫，即下注膀胱，膀胱走胞⑥，胞薄以耎⑦，得酸則縮卷，約而不通，水道不利，故癃也。陰者積筋所聚也⑧，故酸入於胃，走於筋也。」

「鹹走血，多食鹹令人渴，何也？」答曰：「鹹入胃也，其氣走中焦，注於諸脈。脈者血之所走也，與鹹相得即血凝，凝則胃中汁泣⑨，汁泣則胃中乾渴⑩，渴則咽路焦，焦故舌乾喜渴。血脈者，中焦之道也，故鹹入胃，走於血⑪。」

「辛走氣，多食辛令人慍心⑫，何也？」答曰：「辛入胃也，其氣走於上焦，上焦者，受使諸氣而營諸陽者也⑬。薑、韭之氣，重至榮衛⑭，榮衛不時受之，卻溜於心下，故

藥王孫思邈道醫養生

愠。愠，痛也。辛者與氣俱行，故辛入胃而走氣，與氣俱出，故氣盛也。」

「苦走骨，多食苦，令人變嘔，何也？」答曰；「苦入胃也，其氣燥而瀉泄，五穀之氣皆不勝苦。苦入下管，下管者，三焦之道，皆閉則不通，不通故氣變嘔也。齒者骨之所終也⑮，故苦入胃而走骨，入而復出，齒必齼疏⑯。」

「甘走肉，多食甘，令人悗心⑰，何也？」答曰：「甘入胃也，其氣弱劣，不能上進於上焦，而與骨俱留於胃中，其入則柔緩，柔緩則蚘動⑱，蚘動則令人悗心。其氣外通於肉，故甘走肉，則肉多粟起而胝⑲。」

注　釋

①自「黃帝曰」以下至「甘走肉，則肉多粟起而胝」，皆引自《靈樞・五味論》，但文字與今本《靈樞》有所不同。

②癃：癃閉，在此同淋病，指小便不通利。

③少俞：傳說為古代名醫，係《黃帝內經》中與黃帝共同討論醫學問題的六臣之一。

④澀以收：即不滑，往來不流利之意。收，收斂。此處是說酸味主澀滯和收斂。

⑤兩焦：古代把人體從上胸至下腹分為上、中、下三焦，上焦為心肺部位，中焦為脾胃部位，下焦為腎與膀胱部位。此處的兩焦指上焦與中焦。

⑥脬：同脬，即膀胱，此處當理解為膀胱三角或尿道。

⑦奧：同「軟」。

⑧陰者積筋之所聚：陰，指外陰，即外生殖器。外陰部位的血管和神經都很豐富，為眾筋所聚集之處，又稱宗筋之

所會。

⑨汁泣：汁液濃稠而不滑利。泣，在此同澀。

⑩汁泣則胃中乾渴；此句今本《靈樞・五味論》作「凝則胃中汁注之，注之則胃中竭」。《甲乙經》亦同。

⑪走於血：晉代皇甫謐說：「腎合三焦血脈，雖屬肝、心，而為中焦之道，故鹹入而走血也。」

⑫愠（ㄩㄣˋ）：惱怒，怨恨。此處作鬱閉疼痛講。受使諸氣而營諸陽：言上焦為心肺部位，肺主呼吸，將新鮮空氣與血液結合，注入心臟，通過氣血周流而滋補全身的陽氣。

⑬榮衛：指榮氣和衛氣，又寫作營衛，寓有營養和保衛之意。

⑭《靈樞・榮衛生會》：「穀氣入於臟腑，清者為榮，濁者為衛，榮在脈中，衛在脈外。」

⑮齒者骨之所終也：中醫文獻有「齒乃骨之餘」的說法，認為牙齒與骨骼同類，牙齒可以反映骨骼的生理和病理現象。

⑯齒必黧（ㄌㄧˊ）疏：指牙齒黑黃而又稀疏。

⑰噁心：《靈樞・五味淪》作「愧（悶）心。」

⑱蚘：《靈樞・五味論》作「蟲」。

⑲肉多粟起而胝：今本《靈樞・五味論》無此句。此句直解為肌肉上長著像粟米似的硬皮，疑原文有脫誤。

語　譯

黃帝說：「飲食五味進入口中，各自有一定的走向，並引起不同的疾病。酸味走筋，多吃酸東西，使人易患小便癃閉的淋病，不知為何會這樣？」少俞回答說：「酸味進入胃中；酸氣主澀滯和收斂。向上走入上焦和中焦，中上兩焦酸

氣澀滯，不能出膀胱，膀胱再流入尿道。尿道薄而軟，得到酸氣就會收斂蜷縮，細狹而不通暢，則水道不流利，所以生癃閉病。外陰是諸筋聚會之處，所以酸味入胃，就會走於陰部筋中。」

「鹹味走血，多食鹹味使人口渴，這是為什麼？」回答說：「鹹味入胃，其氣走中焦，流入諸脈。脈是血液所流經之處，與鹹味相合就會使血液凝聚，血液凝聚則使胃中汁液澀滯，汁液澀滯就會使胃中乾渴。渴則咽喉部位焦燥，焦故使舌乾喜渴。血脈流動必須以中焦為途徑，所以鹹味入胃，便走於血中。」

「辛味走入氣中，多吃辛辣之味使人心痛，又是為什麼？」回答說：「辛味入於胃中，辛氣走往上焦，上焦是營養全身之處。老薑與韭菜的辛氣，再度回到榮血衛氣之中，榮血衛氣不斷接受辛氣，卻又流入心臟，所以心悶心痛。所謂慍，就是痛的意思。辛味與血氣俱行，所以辛味入胃而走氣，又與氣一起流出，因而使人氣盛。」

「苦味走骨，多吃苦味的東西，使人容易發生嘔吐，這是何故？」回答說：「苦味入胃，其氣燥烈而上湧外泄，五穀的氣味不能勝過苦味。苦味流入下管，下管即三焦的通路，若都閉塞則不通暢，不通暢則氣鬱滯而發生嘔吐。牙齒是骨骼的外端，所以苦味入胃而走於骨中，苦味進而復出，牙齒必然變得黑黃而又稀疏。」

「甘味走於肉中，多吃甘甜之物，使人噁心，這是為什麼？」回答說：「甘味入於胃中，其氣味弱而且劣，不能進入上焦，而動，蛔蟲躁動則使人噁心。甘氣外通於肌肉，所以甘味走肉，則使肌肉上長出粟米疙瘩似的厚皮。」

按　語

　　孫氏在此引用《靈樞》的有關論述，說明飲食五味是人們所必不可少的，但不可過於偏食某種口味的東西，那樣很容易導致疾患。比如有的人過於偏嗜甜食，往往誘發齲齒或蛔蟲病，這是不可不注意的。關於五味所偏的弊病，在下文「五臟不可食忌法」中尤有精闢的論述。

原　文

　　黃帝問曰：「穀之五味所主可得聞乎①？」伯高對曰②：「夫食風者則有靈而輕舉③，食氣者則和靜而延壽④，食穀者則有智而神勞⑤，食草者則愚癡而多力⑥，食肉者則勇猛而多嗔⑦。是以肝木青色宜酸⑧，心火赤色宜苦，脾土黃色宜甘，肺金白色宜辛，腎水黑色宜鹹。內為五臟，外主五行，色配五方⑨。」

　　五臟所合法⑩：肝合筋，其榮爪⑪；心合脈，其榮色；脾合肉，其榮唇；肺合皮，其榮毛；腎合骨，其榮發。

　　五臟不可食忌法⑫：多食酸則皮槁而毛夭，多食苦則筋急而爪枯，多食甘則骨痛而髮落，多食辛則肉胝而唇褰⑬，多食鹹則脈泣而色變。

　　五臟所宜食法⑭：肝病宜食麻、犬肉、李、韭；心病宜食麥、羊肉、杏、薤；脾病宜食稗米、牛肉、棗、葵；肺病宜食黃黍、雞肉、桃、蔥；腎病宜食大豆黃卷⑮、豕肉、栗、藿⑯。

　　五味動病法⑰：酸走筋，筋病勿食酸；苦走骨，骨病勿食苦；甘走肉，肉病勿食甘；辛走氣，氣病勿食辛；鹹走血，血病勿食鹹。

　　五味所配法⑱：米飯甘，麻酸，大豆鹹，麥苦，黃黍

辛；棗甘，李酸，栗鹹，杏苦，桃辛；牛甘，犬酸，豕鹹，羊苦，雞辛；葵甘，韭酸，藿鹹，薤苦，蔥辛。

五臟病五味對治法⑲：肝苦急，急食甘以緩之；肝欲散，急食辛以散之；用酸瀉之，禁當風。心苦緩，急食酸以收之；心欲耎，急食鹹以耎之；用甘瀉之，禁溫食厚衣。脾苦濕，急食苦以燥之；脾欲緩，急食甘以緩之；用苦瀉之，禁溫食飽食，濕地濡衣。肺苦氣上逆息者，急食苦以泄之；肺欲收，急食酸以收之；用辛瀉之，禁無寒飲食、寒衣。腎苦燥，急食辛以潤之，開腠理，潤致津液，通氣也；腎欲堅，急食苦以結之，用鹹瀉之，無犯焠煥⑳，無熱衣溫食。

是以毒藥攻邪㉑，五穀為養㉒，五肉為益㉓，五果為助㉔，五菜為充㉕。精以食氣㉖，氣養精以容色；形以食味㉗，味養形以生力，此之謂也。

注　釋

①此句與《靈樞·五味》所提問語基本相同，但下文所敘回答則不同。為了便於對照參閱，現將《靈樞·五味》摘引幾句如下；「黃帝曰：穀之五味可得聞乎？伯高曰：請盡言之。五穀：秔（粳）米甘，麻酸，大豆鹹，麥苦，黃黍辛……」。

②伯高：傳說為古代名醫，亦為《黃帝內經》中與黃帝共同討論醫學問題的六臣之一。

③夫食風者則有靈而輕舉：此句以下數句，在今本《黃帝內經》（包括《靈樞》和《素問》）中均未談到，也許為孫氏所見古本《內經》分的原文。這句話的意思是說，一切飛禽都是食風氣的，因而能夠輕舉高飛。

④食氣則和靜而延壽：指善於練氣功導引的人能夠健康

長壽。

⑤食穀者則有智而神勞：指一般人都吃五穀雜糧，既有聰明才智，又很勞神費力。

⑥食草者：此處指牛馬和駱駝之類。

⑦食肉者多猛而嗔：指虎狼之類的食肉動物兇猛而殘暴。嗔，怒也，在此作殘暴講。

⑧是以肝木青色宜酸：在古代中醫文獻中，皆以五行與五臟、五色及五味等相配，如以五行中的木配五臟中的肝，五色中的青，五味中的酸，以火配五臟中的心，五色中的赤，五味中的苦；以土配五臟中的脾，五色中的黃，五味中的甘，以金配五臟中的肺，五色中的白，五味中的辛，以水配五臟中的腎，五色中的黑，五味中的鹹等。

⑨色配五方：實質上是以五色、五方與五行相配：即叢青色配東方木，赤色配南方火，白色配西方金黑色配北方水，黃色配中央土。

⑩五臟所合法：即以五臟與體表器官作相應的配合，如肝與指爪、心與膚色，脾與肌肉，肺與皮毛，腎與齒髮等，在反映生理病理特徵方面，都有互相對應的關係。

⑪榮：《爾雅‧釋草》；「草謂之榮」，即草開花叫榮。此處的榮作色澤、美色或外觀講。

⑫五臟不可食忌法：這些飲食禁忌也是根據《黃帝內經》的有關論述摭拾而成。

⑬唇褰（ㄑㄧㄢ）：嘴唇皺縮或嘴唇外翻之意。褰，縮迭。

⑭五臟所宜食法：亦取材於《內經》、《靈樞‧五味》：「五宜，所宜五色者。脾病者，宜食秔米飯、牛肉、棗、葵；心病者，宜食麥、羊肉、杏、薤；腎病者，宜食大

藥王孫思邈道醫養生

豆黃卷，狗肉、栗、藿，肝病者，宜食麻、犬肉、李、韭、肺病者，宜食黃黍、雞肉、桃、蔥。」又《素問·臟氣法時論》：「肝色青，宜食甘，粳米牛肉棗葵皆甘。心色赤，宜食酸，小豆犬肉李韭皆酸。肺色白，宜食苦，麥羊肉杏薤皆苦。脾色黃，宜食鹹，大豆豕肉栗藿皆鹹。腎色黑，宜食辛，黃黍雞肉桃蔥皆辛。」

⑮大豆黃卷：又名大豆卷，大豆蘖、卷蘖，係用大豆（黑大豆）發芽後曬乾而成，有清熱解表、利濕消腫和活血潤肌之功。

⑯藿：豆葉。

⑰五味動病法：此段論述的論點亦出自《內經》。如《素問·宣明五氣篇》云：「五味所禁：辛走氣，氣病無多食辛，鹹走血，血病無多食鹹，苦走骨，骨病無多食苦，甘走肉，肉病無多食甘，酸走筋，筋病無多食酸。」

⑱五味所配法：其主要論點同樣出自《內經》，孫氏在書中加注說，「《素問》云：粳米甘。」「《素問》云：小豆酸。」

⑲五臟病五味對治法：此處為對《內經》有關論點的概括，而孫氏有所發揮。

⑳無犯焠焫（ㄘㄨㄟˋ ㄒㄧ）：即不要觸犯火邪或暑熱之意。焠，燒灼。火矣盛貌。焫族，在此指火熱之邪。

㉑毒藥：即藥物。古人認為凡藥皆有毒。故曰毒藥。

㉒五穀：一般指稻穀、玉米、高粱、小麥、粟米。依《靈樞·五味》所述則為粳米、麻、大豆、麥、黃黍。

㉓五肉：即五畜，指牛、羊、豬、雞、犬。

㉔五果：依《靈樞·五味》所述為棗、李、栗、杏、桃。

㉕五菜：依《靈樞·五味》所述為葵（冬莧菜）、韭、

蘺、薤、蔥。按以上數句，在《素問‧臟氣法時論》可以找到出處，但文字略有不同。該篇寫道：「毒藥攻邪，五穀為養，五果為助，五畜為益，五菜為充。」

㉖精以食氣：意即精神要依靠消化營養物質來維繫。

㉗形以食味：形體要靠吃飲食五味。

語 譯

黃帝問道：「凡五穀雜糧，其五味所主功效可以說出來聽嗎？」伯高回答說；「那食風的便靈巧而能輕舉高飛，以避穀食氣為務的便恬惔虛靜而益壽延年，吃五穀雜糧的富有聰明才智而勞神費力，吃草的則愚蠢無知而富有力氣，吃肉的則勇猛而兇暴。因此肝臟配木，其色青，宜酸味；心臟配火，其色赤，宜苦味；脾臟配土，其色黃，宜甘味；肺臟配金，其色白，宜辛味；腎臟配水，其色黑，宜鹹味。在內為五臟，在外則主配五行，還有五色可與五方相配。

五臟與體表相對應的配合方法：肝合於筋，其色澤表現在指爪上；心合於脈，其外觀表現在顏色上；脾合於肉，其外觀表現在嘴唇上；肺合於皮，其色澤反映在膚毛上；腎合於骨，其色澤反映在頭髮上。五臟有不宜吃某些口味的禁忌法：多吃酸味則肌膚枯槁而毛髮不潤澤，多吃苦味則筋脈緊急而指爪子枯，多吃甜甘之味則骨骼疼痛而頭髮掉落，多吃辛辣之味則肌肉皮硬而嘴唇皺縮或外翻，多吃鹹味則血脈凝滯而顏色發生變化。

五臟所宜的口味也有一定的講究。肝病患者宜吃麻、狗肉、李子和韭菜；心臟病患者宜吃麥子、羊肉、杏子和薤子；脾病患者宜吃稗米、牛肉、棗子和葵即冬莧菜；肺病患者宜吃黃黍、雞肉、桃子和蔥；腎病患者宜吃大豆黃卷、豬

肉、栗子和豆葉。

五味所引起的疾病各有不同：酸味走筋，筋病不要多吃酸的；苦味走骨，骨病不要多吃苦的；甘味走肉，肉病不要多吃甘甜之食；辛味走氣，氣病不要多吃辛辣之物；鹹味走血，血病不要多吃鹹的。

五味所對應配合的食物：米飯屬甘味，麻屬酸味，大豆屬鹹味，麥屬苦味，黃黍屬辛味；大棗屬甘味，李子屬酸味，栗子屬鹹味，杏子屬苦味，桃子屬辛味；牛肉屬甘味，狗肉屬酸味，豬肉屬鹹味，羊肉屬苦味，雞肉屬辛味；葵屬甘味，韭菜屬酸味，豆葉屬鹹味，苣子屬苦味，蔥屬辛味。

五臟有病用五味去作對應治療的方法：肝病苦於暴急，連忙吃甘味食物來緩解它；肝病要發散，連忙吃辛味食物來發散它；用酸味瀉它，禁止當風坐臥。心病苦於弛緩，連忙吃酸味食物來收它；心病要柔軟，連忙吃鹹味食物來使它柔軟；用甘味瀉它，禁忌過於熱食及衣服過於厚暖。脾病苦於水濕，連忙吃苦味食品來使它乾燥；脾病要寬緩，連忙吃甘味食物來緩解它；用苦味瀉它，禁忌過於熱食和飽食，禁止穿濕衣服坐於濕地。肺病苦於氣息上逆而呼吸不暢的，急忙吃苦味食物來宣洩它；肺要收斂，急忙吃酸味食物來收斂它；用辛味來瀉它，禁止吃寒涼食物及穿不禦寒的衣服。腎病苦於乾燥，急忙吃辛味食物來潤澤它，開啟腠理，致其津液，以通其氣；腎要堅硬，急忙吃苦味食物來聚結它，用鹹味瀉它，不要觸犯火熱之邪，不要吃過熱的食物和穿過厚的衣服。

因此使用藥物攻治病邪，以稻、麥、粟等五穀為營養，以牛羊豬雞犬等五種肉類為補益，以栗棗杏等五果為資助，以葵韭薤等五菜來果腹充饑。人的精神靠吃營養物質來維

持，營養物質潤澤肌膚顏色以調養精神；形體要靠吃飲食五味來維繫，飲食五味調養形體而產生力氣，說的正是這個意思。

按　語

本段所說的食物與五味的關係，如牛甘、犬酸、豕鹹、羊苦之類，不能機械地理解為絕對的甘味、酸味、鹹味和苦味，實質上反映了古人根據此類食物對人體產生的效應所作的藥性分析，換句話說，應將五味理解為藥性分類的方法。

原　文

神臟有五①，五五二十五種②；形臟有四方③、四時、四季、四肢，共為五九四十五④，以此輔神，可長生久視也。

精順五氣以為靈也⑤，若食氣相惡，則傷精也；形受味以成也，若食味不調，則損形也。是以聖人先用食禁以存性⑥，後製藥以防命也⑦。故形不足者，溫之以氣；精不足者，補之以味；氣味溫補，以存形精。

岐伯云⑧：陽為氣，陰為味，味歸形⑨，形歸氣⑩，氣歸精⑪，精歸化⑫。精食氣，形食味，化生精。氣生形，味傷形，氣傷精，精為氣，氣傷於味。陰味出下竅⑬，陽氣出上竅⑭。味厚者為陰，味薄者為陰之陽；氣厚者為陽，氣薄者為陽之陰。味厚則泄，薄則通流；氣薄則發洩，厚則秘塞⑮。壯火之氣衰⑯，少火之氣⑰，壯火食氣⑱，氣食少火⑲，壯火散氣，少火生氣。味辛甘發散為陽，酸苦湧瀉為陰，陰勝則陽病，陽勝則陰病，人則平安。

春七十二日，省酸增甘⑳，以養脾氣；夏七十二日，省

苦增辛，以養肺氣；秋七十二日，省辛增酸，以養肝氣；冬七十日，省鹹增苦，以養心氣；季月各十八日㉑，省甘增鹹，以養腎氣。

注　釋

①神臟有五：中醫文獻認為，心藏神，肺藏魄，肝藏魂，脾藏意，腎藏志，故五臟又名五神臟，見《素問·三部九候論》。

②五五二十五種：言五臟與五行、五色、五聲、五神、五情志（喜怒驚憂恐）等相配，就成了二十五種。

③形臟：依《素問·三部九候論》王冰注：「所謂形臟者。皆如器外張，虛而不屈，含藏於物，故云形臟也。所謂形臟有四者，一頭角，二耳目，三口齒，四胸中也。」

④五九四十五：言四形臟與四方、四時、四季、四肢及九候（古代把人體分為上中下三部，各部又有三個診候部位，共得九候）相配，便得四十五之數。按：這是一種形而上學的說法，四時與四季異名同實，此處強分為二以湊數，殊不可取。

⑤精順五氣以為靈：意即精氣和順則五味之氣使人靈巧。

⑥食禁以存性：意即講究飲食禁忌以保全健康。

⑦防命：防止生命受損傷。

⑧岐伯云：依《素問·陰陽應象大論》應為「黃帝云」。按：自此以下直至。「陽勝則陰病」一句，皆引自《素問·陰陽應象論》，但個別字句有所不同。

⑨味歸形：言飲食五味是用來補益形體的，故曰味歸形。

⑩形歸氣：言形體要靠陽氣才能生長，故曰形歸氣。

⑪氣歸精：言陽氣要靠五味中的精華才能產生，故曰氣歸精。

⑫精歸化：言五味中的精華要由消化水穀才能產生，故曰精歸化。

⑬下竅：指前陰和肛門。

⑭上竅：指眼、耳、口、鼻。

⑮秘塞：《素問》作。發熱。

⑯壯火：王冰注云：「火之壯者，壯已必衰。」壯火乃氣味太厚所生的火，即盛火。

⑰少火之氣壯：王冰注云「火之少者，少已則壯。」少火即氣味溫和而產生的內火，其火氣平和。

⑱壯火食氣：言壯火要靠消耗大量陽氣才能產生，故曰壯火食氣，後文又說壯火散氣。

⑲氣食少火：言陽氣必須消耗少火才能滋生，故後文說少火生氣。

⑳省酸增甘：省，同損，減少之意。

㉑季月十八日：古代以五行與四季相配，即以木火金水與春夏秋冬相配，剩下一個「土」，無法相配，便在每季之末抽去十八天，共得七十二天，置於夏季之後，稱為季夏或長夏，並以此與土相配。

語　譯

神臟有心肝脾肺腎等五個，以五行等與之相配，共得二十五種，表露於外的形臟有四個，以五行與九候等與之相配，共得四十五種。用這些來作為人體精神的輔佐，可以使人長生久視。精氣和順則五味之氣使人靈巧，若飲食的氣味

互相厭惡就會損傷陰精。形體要靠飲食五味才能長成，如果飲食五味不協調，勢必損傷人的形體。因此聖人先用飲食禁忌來保持健康，然後制定藥物來預防生命損傷。所以形體不足的，用藥物溫之，陰精不足的，用五味補之，飲食五味和藥物都能起到補益作用，自可保全形體和陰精。

岐伯說：清陽上升而為氣，濁陰有質而為味。飲食五味用來滋補形體，形體要依靠陽氣，促進陽氣要靠飲食的精華來補充，飲食的精華要由氣化才能產生。吸收飲食的精華要消耗陽氣，形體要靠飲食五味，飲食消化才能產生精華。氣化能生長形體，五味太過則損傷形體，氣太盛則損傷陰精，陰精能化為氣，氣又傷於五味太過。陰味出於下身前陰及肛門等二竅，陽氣出於口鼻等上竅。味厚的屬陰，味薄的為陰中之陽；氣厚的屬陽，氣薄的為陽中之陰。味過於厚重就下泄，味薄的便流通；氣薄的容易發洩，氣厚的則閉塞。壯火太盛故容易變衰，而和順的少火能不斷壯大，壯火要消耗陽氣，陽氣又要靠消耗少火，所以壯火會耗散陽氣，而少火能產生陽氣。五味中辛甘二味主發散為陽，酸苦二味上湧下泄屬陰。陰勝則成陽病，陽勝則成陰病，只有陰陽互相調和，人體方可平安。

春季七十二天，宜減少酸味，增加甘味，以便滋養脾氣；夏季七十二天，宜少吃苦味，增加辛味，以便滋養肺氣；秋季七十二天，宜少吃辛味，增加酸味，以便補養肝氣；冬季七十二天，宜少吃鹹味，增加苦味，以便補養心氣；長夏七十二天，宜少吃甘味，增加鹹味，以便調養腎氣。

按　語

本段著重指出，飲食五味必須調配合適，「若食氣相

惡，則損精也」，「若食味不調，則損形也」。認為飲食五味調配合理，就同對症用藥一樣，自可起到強身健體和防病治病的作用，否則會成為致病的因素。文中強調要根據四季氣候變化的特點來選擇飲食五味，如說季夏七十二天，宜「省甘增鹹，以養腎氣」。這是很有道理的，因為盛夏時節大量出汗，人體損失的氯化鈉自然較多，所以需要補充鹽分。本段還用中醫理論較系統地闡述了人體消化功能等生理現象，也是很值得重視的。

（六）服餌節選

說　明

本文節選自《備急千金要方》卷一。該標籤題為「序論」，是全書的總論，共收論文九篇，「服餌」是其中的第八篇。本篇主要論述了服食藥物的方法，包括服藥的時間、藥物的分量、煮煉方法及冷熱程度等，均有講究。強調服藥以去病為度，絕不可濫服，否則無益有害。

原　文

若用毒藥治病，先起如黍粟，病去即止。不去倍之，不去十之，取去為度。病在胸膈已上者，先食而後服藥；病在心腹已下者，先服藥而後食。病在四肢血脈者，宜空腹而在旦；病在骨髓者，宜飽滿而在夜。

凡服利湯①，欲得侵早②。凡服湯欲得稍熱服之，即易消下，不吐。若冷則吐嘔不下，若太熱即破人咽喉，務在用意。湯必須澄清，若濁令人心悶不解。中間相去如步行十里久再服，若太促數③，前湯未消，後湯來沖，必當吐逆。仍問病者腹中藥消散，乃可進服。

注　釋

①利湯：通利大便的湯藥。

②侵早：即清早。

③促數（ㄘㄨˋ　ㄕㄨˋ）：又快又密。數，多次，密度大。如密網叫數罟。

語　譯

若用攻毒藥物治療疾病，開始用粟米似的小劑量，病癒就停止使用。不癒再倍，仍不癒就加大十倍的用量，總以疾病痊癒為標準。疾患在橫膈膜以上的，先吃飯再服藥，疾患在心腹部位以下的，先服藥然後吃飯。疾病在四肢或血脈之中的，宜在早上空腹服藥，疾病深入骨髓的，宜飽食之後在夜晚服藥。

凡屬服通利大便的湯藥應在清早。湯藥應當稍熱時服下去，這樣容易消化吸收，不會嘔吐。如果冷服就可能即時嘔吐而不入腸胃，倘若湯藥太熱又會燙傷咽喉，務必用心留意。湯必須清，混濁則使人內心悶悶不解。兩服藥之間大約相隔可以走十多裏路的一段時間，如服藥太快太密，前一服藥尚未消化，後一服藥又來衝擊，必然起逆嘔吐。仍須詢問病人，知患者大致感覺到腹中湯藥已經消散才可以再次進服。

按　語

本段所論服藥方法，至今仍可供服中藥者參考。至於服藥時間，因當時沒有鐘錶，故孫氏用走路的時間來形容，或者以病人的自我感覺為依據。今天完全可以用鐘錶準確計時。

原　文

凡服湯法，大約皆分為三服，取三升①，然後乘病人穀氣強進一服②，最須多。次一服漸少，後一服最須少。如此即甚安穩。所以病人於後氣力漸微③，故湯須漸少。凡服補湯，欲得服三升半，晝三夜一，中間間食④，則湯氣溉灌百脈，易得藥力。凡服湯不得太緩太急也，又須左右仰覆臥各一⑤。食頃即湯勢遍行腹中。又於室中行，皆可一百步許，一日勿出外即大益。凡服湯，三日常忌酒，緣湯忌酒故也。凡服治風湯，第一服厚覆取汗，若得汗即須薄覆，勿令大汗⑥。中間亦須間食，不爾令人無力，更益虛羸。

凡丸藥皆如梧桐子，補者十丸為始，從一服漸加，不過四十丸，過亦損人。云一日三度服，欲得引日多時不闕⑦，藥氣漸漬⑧，薰蒸五臟，積久為佳。不必頓服早盡為善，徒棄名藥，獲益甚少。

凡人四十以下，有病可服瀉藥，不甚須服補藥必若有所損，不在此限。四十以上則不可服瀉藥，可服補藥，五十已上，四時勿闕補藥，如此乃可延年，得養生之術耳。其方備在第二十七卷中⑨。《素問》曰：實即瀉之，虛即補之，不虛不實，以經調之。此其大略也。凡有臟腑積聚，無問少長，須瀉則瀉；凡有虛損，無問少長，須補即補，以意量度而用之⑩。

注　釋

①三升：猶言三杯。唐代的升比現代一升的容量小。

②穀氣強：指消化能力較強。

③所以：所以在此作「因為」或「由於」講。

④中間間（ㄐㄧㄢˋ）食；即中間停吃一頓飯。古代主張

服藥停食。

⑤左右仰覆臥各：指覆蓋被子仰臥左右翻覆，不斷變換臥姿，以便藥勢行散。

⑥勿令大汗：服發汗解表藥，均以取微汗為佳，如大汗淋漓反而有害。

⑦欲得引日多時不闕：引，延長之意。闕，缺少。即求得服藥不缺。

⑧漬（ㄗˋ）：浸潤之意。

⑨詢第二十七卷：指《備急千金要方》第二十七卷。

⑩以意量度而用：指根據分析和思考來決定用藥。

語　譯

大凡服湯藥的方法，一般分為三次來服用。總共取藥湯三升，然後乘病人消化力強時進一服。第一服的藥量最應多。第二服漸漸減少，最後一服的藥量尤宜少。這樣就很穩妥，由於病人往後消化藥的氣力漸漸減弱所以藥量也應當逐漸減少。凡屬服補養湯藥。總共要服三升半，白天服三次，夜晚服一次，中間還應當停吃一頓飯：這樣湯藥就會灌溉全身百脈，容易發揮藥力，大凡服湯藥不宜太緩慢，也不能太性急，又必須蓋著被子仰臥左右翻覆，一頓飯的時間藥勢便遍行於胃腸之中。

服藥後應在室中散步，每次一百步左右。服藥的這一天以不外出最為有益。凡服湯藥，三天之內通常必須戒酒，這是因為藥性與酒相忌的緣故。凡治風的湯藥，第一服藥之後就當當厚蓋被子寢臥取汗，中間也必須停餐，否則使人全身無力，更加令人體虛羸弱。

凡屬丸藥，都做成梧桐子大小一粒，補藥從服十丸開

始，自第一服起逐漸增加，但每次最多不超過四十丸，過多也會損傷人。大體上說一天三次服藥，要做到長期服用而常備不缺。久之藥氣漸漸地浸潤身體薰蒸五臟六腑，故以長期服藥效果最好，不必以多服快服為善。否則等於白白地拋棄名貴藥材，所得益甚為微小。

大凡人們在四十歲以下，有病可服瀉藥，一般不必服食補藥，如果確有虛損，那就不在此限。四十歲以上不可服瀉藥，必須服食補藥，五十歲以上，一年四季不可缺少補藥。這樣才能延年益壽，才算真正掌握了養生之術。其養生方藥均記載在《千金要方》第二十七卷中。《素問》說，凡病有實證當用瀉法有虛證則用補法，不虛也不實，則從臟腑經絡等方面進行調養。這是一般的原則。凡屬臟腑有積聚，不管年齡老少，該瀉即瀉，凡有虛損病證，不管老少，該補則補。應當仔細思考分析來決定用藥的方法。

按　語

孫氏根據一般生理規律，認為人們在四十歲以前可不用補藥，四十歲以後當常用補藥，慎用瀉藥。但這並不是絕對的，所以孫氏又指出，即使在四十歲以前，確有虛證的可用補藥，四十歲以後，確有實的，當用瀉藥。這是符合辨證論治原則的。

原　文

凡服瀉藥，不以利為度，慎勿過多，令人下利無度，大損人也。凡諸惡瘡，差後皆百日慎口①，不爾即瘡發也。凡服酒藥，欲得使酒氣相接，無得斷絕，絕則不得藥力。多少皆以知為度，不可令至醉及吐，則大損人也。

藥王孫思邈道醫養生

凡餌湯藥②，其粥食肉菜皆須大熟。熟即易消，與藥相宜；若生則難消，復損藥力。仍須少食菜及硬物，於藥為佳。亦少進鹽醋乃善。亦不得苦心用力及房室喜怒。是以治病用藥力，唯在食治將息得力，太半於藥有益③。所以病者務在將息節慎，節慎之至，可以長生，豈惟癒病而已。

注　釋

①差；同瘥，指病癒。
②餌：本為食物，在此作動詞用，當「吃」講。
③太半：即大半，多半。

語　譯

凡服瀉藥，只不過以通利大便為度，因而不可過多，否則使人泄利不止，將嚴重損傷人體。凡屬治療各種惡瘡，病癒之後一百天內要注意飲食禁忌，不然容易使舊瘡復發。凡服酒劑，當連續不斷地服用，若間斷就會影響藥力的發揮。多少不論，總以見效為準；不可使人酩酊大醉及嘔吐，那樣勢必大損人體。

凡服食湯藥，不論是粥飯肉食或蔬菜，均必須大熟。熟食易消化，與藥力相宜，若吃生冷則難以消化，又損害藥力。仍要注意少吃肉菜及堅硬之物，這樣對發揮藥效最好。又以少吃鹽醋為佳。不得冥思苦索和過分使用體力，更不得肆意於房室喜怒。因此治病要想發揮藥的功效，關鍵只在於注意飲食補養和將息調理，這樣大多對發揮藥力有益。所以病人對起居飲食務必要謹慎，將息調理得很好，就可以延年益壽，哪裏僅僅只是治癒疾病呢！

按　語

孫氏在此強調將藥療食補和將息調理緊密結合起來，確實合乎延年益壽的養生之道。

（七）藥　藏

說　明

本篇選自《備急千金藥方》卷一，作者認為，人們平時家居必須有意識地儲藏一些藥物，以備不時之需，這樣對欲養生保健來說，的確是十分必要的。

原　文

存不忘亡，安不忘危，大聖之至教。求民之瘼①，恤民之隱②，賢人之用心。所以神農鳩集百藥③，黃帝纂錄《針經》，皆備預之常道也。且人疴瘵多起倉卒④，不與人期，一朝嬰已⑤，豈遑知救⑥。想諸好事者可貯藥藏用，以備不虞⑦。所謂起心雖微，所救惟廣。見諸世祿之家⑧。有善養馬者，尚貯馬藥數十斤，不見養身者有畜人藥一錙銖⑨，以此類之，極可愧矣。貴畜而賤身，誠可羞矣。「傷人乎？不問馬」⑩，此言安用哉？至於人或有公私使命，行邁邊隅⑪，地既不毛⑫，藥物焉出？忽逢瘴癘⑬，素不資貯，無以救療。遂拱手待斃，以致夭歿者，斯為自致，豈是枉橫！何者？既不能深心以自衛，一朝至此，何歎息之晚哉！故置藥藏法，以防危殆云耳。

注　釋

①求民之瘼（ㄇㄛˋ）：求，當作救，瘼，病也。既救治人民的疾病。

②恤民之隱：恤，憐憫，同情。隱，痛也。即憐惜老百姓的痛苦。

③鳩集：同糾集，即糾合之意。

④痾瘵（ㄓㄞˋ）多起倉卒：即疾病大多發生得很突然。瘵，癆病。

⑤一朝嬰已：一旦碰上了疾病。嬰，觸也，遇也。

⑥豈逞知救：哪能知道救治。逞，將本領和能力表現出來曰逞。

⑦不虞：猶言不測，即難以估計和遇見的事，常指災禍之事，此處指疾病。

⑧世祿之家：世代做官的人家。世祿，有爵祿世襲權。

⑨畜人藥一錙銖：畜，同「蓄」，蓄積，錙銖，古代微小的重量單位，六銖等於一錙，四錙等於一兩。

⑩傷人乎，不問馬：此語出於《論語‧鄉黨》。意思是說，孔子看到馬廄被焚，只問是否燒傷了人，不問是否燒傷了馬，表明孔子是重人輕畜的。

⑪行邁邊隅：既遠行到邊疆地區。

⑫不毛：指草木不生的荒涼地帶。

⑬瘴癘：常指熱帶山林流行的惡性瘧疾，包括江南一帶流行的惡性瘧病。

語　譯

存身之日不忘滅亡之災，安全的時候不忘記危險的時刻，這是古代大聖人的教導。救治人民的疾病，憐惜百姓的痛苦，這是賢人們的用心。所以神農氏搜集上百種藥物，黃帝撰編《針經》（既《靈樞》），這都是為了尋求防治疾病的途徑。況且侵害人體的疾病大多突然發生，不會事先與人

約定期限，一旦碰上了病災，又哪能知道救治？想到諸位有心人可以儲藏藥物備用，一便應付難一估記到的病災。談到用意雖很微小，而所發揮的救治作用卻很巨大而又廣泛。

看到那些世代做官的人家。有善於飼養馬的，尚且經常貯存馬藥好幾十斤，卻不見養生的人儲藏一分半錢藥物。以此進行類比，使人感到極為慚愧。一味注重畜牲而輕視身體，確實很可羞恥。「傷人乎，不問馬，」孔子這句話是什麼呢？值得認真思考。

至於人們有公私任務旅行在外，遠行到邊疆地區，那裏既然是草木不生的不毛之地。有哪裏能出產藥物呢？忽然碰上惡性瘧疾，素來不貯備半點藥物，便無法用來救治瘧疾，只能束手無策地等待死亡，以此招致夭折喪命的，實在是自作自受，難倒還算是橫遭枉死！為什麼？

既然不深刻地思考怎樣保健，一旦弄到這步田地，到了此時才發出悲歎，不是太晚了嗎？所以專門寫了這編藥藏法，不過為了預防危險的病災罷了。

按　語

本段指出，人們不僅家居要儲藏藥物，而且外出旅遊也必須帶上藥物，尤其是到邊遠地區去，更不可不攜帶。有備無患，只有如此才能應付倉卒發生的各重疾病。這一點，至今仍然值得重視。

原　文

凡藥皆不欲數數曬暴①，多見風日，氣力即薄歇②，宜熟知之。諸藥未即用者，候天大晴時，於烈日中暴之，令大乾，以新瓦器貯之，泥頭密封，須用開取，即急封之，勿令

中風濕之氣，雖經年亦如新也。其丸散以瓷器貯，密封之，勿令洩氣，則三十年不壞。諸杏人及子等藥③，瓦器貯之。則鼠不能得之也。凡貯藥法，皆須去地三四尺，則土濕之氣。不中也。

注　釋

①曬暴：同曬曝，即在陽光中大曬。

②薄歇：指藥力微薄，甚或喪失藥效。歇。停歇。此處指喪失藥效。

③杏人：即杏仁。

語　譯

凡藥物都不要多次反覆曬曝，多次被風吹日曬，其氣力就變得微薄失效，應當深深地懂得這一點。各類藥物如不是即時就用的，等到天氣大晴時，在烈日中進行曝曬，不要讓它們下風濕之氣，即使經歷年把幾年，藥物也像新貯的一樣。那丸散之類的藥物，用瓷器貯存，不要使它洩氣，那樣三十年都不會壞。諸如杏仁及種子之類的藥物，均須離開地面三四尺，則可以避免中土濕之氣。

按　語

本段講了藥物的儲存方法，不僅可供養生者參考，而且可供中藥工作者參考。

（八）大醫習業

說　明

本文選自《備急千金要方》卷一。作者認為，醫生必須

博覽群書，具備多方面的知識，才能精通醫道，成為普救蒼生的大醫。實則博覽群書不僅是為了學好醫學專業的需要，而且也是養生保健的需要。

原　文

　　凡欲為大醫，必須諳《素問》①、《甲乙》②、《黃帝針經》③，明堂流注④，十二經脈，三部九候⑤。五臟六腑，表裏孔穴，本草藥對，張仲景、王叔和、阮河南、范東陽、張苗、靳邵等諸部經方⑥。又須妙解陰陽祿命⑦，諸家相法⑧，及灼龜五兆⑨《周易》六壬⑩，並須精熟。如此乃得為大醫。若不爾者，如無目夜遊，動致顛殞⑪。次須熟讀此方⑫，尋思妙理，留意鑽研，始可與言屍醫道者矣。又須涉獵群書，何者？不讀五經⑬不知有仁義之道；不讀三史⑭，不知有古今之事，不讀諸子⑮，睹事則不能默而識之⑯；不讀《內經》⑰，則不知有慈悲喜捨之德；不讀《莊》、《老》，不能任真體運⑱，則吉凶拘忌，觸塗而生。至於五行休王⑲，七耀天文⑳，並須探賾，若能具而學之；則於醫道無所滯礙盡善盡美矣。

注　釋

①諳（ㄋ）：熟悉，深知。

②甲乙：指晉代皇甫謐所編的《針灸甲乙經》。

③黃帝針經：即《靈樞》，與《素問》合稱為《黃帝內經》。

④明堂流注：泛指有關針灸經絡腧穴流注的圖譜。

⑤三部九候：語出《素問・三部九候論》，是古代一種全身診法，把身分成頭部、上肢、下肢三部，每部各有上、

中、下三處的動脈，分別在這些部位診脈稱為三部九候。另一種是在兩手橈骨頭內側橈動脈處確定寸、關、尺三部診脈法，每部又分為浮、中、沉三種候脈法，亦稱為三部九候。

⑥王叔和：魏晉醫學家，著有《脈經》。阮河南：即阮炳，號文叔，晉代人，善醫。范東陽：即范汪，字玄平，晉代醫學家，著有《范東陽方》，原書已佚。張苗、靳邵；二人皆晉代良醫，具體生平不詳。

⑦陰陽祿命：指算命一類的迷信書。

⑧諸家相法：有關看相的迷信書。

⑨灼龜五兆：古代用烏龜殼燒灼，視其裂紋走向，來預卜吉凶。兆，預兆。五兆，五種徵兆。《尚書・洪範》：「乃命卜筮，曰雨，曰霽、曰蒙、曰驛、曰克」，這就是五兆，也叫五卜。

⑩周易六壬：六壬是古代的一種占卜方法，最早在《周易》即《易經》中有所敘述。

⑪顛殞：顛覆滅亡，此處指招致失敗。

⑫此方：指《備急千金要方》

⑬五經：指《詩經》、《書經》、《易經》、《周禮》及《春秋》等五種儒家經典著作。

⑭三史：指《史記》、《漢書》和《後漢書》。

⑮諸子：指《論語》、《孟子》、《墨子》、《老子》、《莊子》、《荀子》、《韓非子》等先秦諸子百家的書。

⑯默而識之：默默地識別它，指深刻地分析和辨識事物。

⑰內經：當為內典，指佛家經典。

⑱任真體運：聽其自然，適應自然變化規律之意。

⑲五行休王：指木、火、土、金、水五行之間相生相剋等多種關係。王，同旺，勝也，休，間休之意。《五行大

義》；「五行休旺者，春則木旺，火相，水休，金囚，土死，夏則火旺，土相，木休，水囚，金死……」意即春天木旺，木能生火，故曰火相，水能生木，木既旺則水休；金能剋木，故曰金囚，木能剋土，故曰土死。其餘依此類推。

　　⑳七耀：常寫作七曜，指日、月和木、火、土、金、水五星。

語　譯

　　凡是想當著名的醫生，必須熟悉《素問》、《針灸甲乙經》、《靈樞》，針灸經絡腧穴流注圖譜、十二經脈、三部九候、五臟六腑、人身表裏孔穴、本草書與《雷公藥對》，以及張仲景、王叔和、阮炳、范汪、張苗、靳邵等醫家的著作。又必須巧妙地理解諸家算命看相的書，懂得燒灼龜殼卜卦的方法，通曉《周易》六壬等卜卦原理，並且必須精通熟練，這樣才算是知識淵博的大醫，如不懂得這些就像瞎子在夜晚出遊一樣，走路到處碰壁摔倒。

　　其次應當熟讀我這部《備急千金要方》，尋思其中奧妙的道理，留意進行鑽研，才有資格談論醫學。又必須廣泛地閱讀各種書籍，這是為什麼呢？因為不讀《詩》、《書》、《易》、《禮》、《春秋》等五種儒家經典著作，就不懂得仁義道德；不讀《史記》、《漢書》和《後漢書》等三部史學著作夕就不知道古今歷史變化之事；不讀先秦諸子百家的著作，碰見大是大非的事就不可能深刻地進行辨析和識別；不讀內典即佛家的經典著作，就不懂得同情憐憫他人與棄惡揚善的美德；不讀《莊子》和《老子》等書，便不知道按自然規律辦事，勢必違反禁忌，使災禍隨時隨地產生。至於木、火、土、金、水五行相生相剋的道理，日月五星等方面

藥王孫思邈道醫養生

的天文知識，均必須深入地加以探索和研討。倘能全面具體地進行學習，對於掌握醫藥學知識來說就不會碰到困難和攔路虎了，醫術即可達到盡善盡美的境界。

按　語

孫氏強調醫生必須通曉天文、地理、博物、歷史、哲學、文學等各方面的知識，這無疑是非常正確的。博覽群書不僅有利於精通醫術，而且對鍛鍊人們的思維能力，防止大腦過早衰老，乃至對整個養生保健來說，均有十分積極的意義。

但孫氏又提出，醫生必須熟知陰陽祿命、諸家相法以及灼龜五兆等卜卦方法，這些大多屬於封建迷信內容，反映了作者的歷史局限性，是不足為取的。

（九）大醫精誠

說　明

本篇選自《備急千金藥方》卷一。這是一篇十分重要的醫德專論，從中可以看出孫氏非常重視醫生的品德修養。本文以「大醫精誠」為題，「精」是指醫學要專精，「誠」是說對病人要誠懇，要盡心盡意去救治。

具有高尚的醫德，不僅是醫生這一神聖職業的特別需要，而且對於醫者自身的養生保健來說，也是十分必要的。醫務工作者竭誠盡智，精心醫治和護理病人，給患者以良性刺激，將使疾病痊癒得更快；反過來患者積極配合醫務人員的治療，衷心感謝醫務人員的救護，又將給醫務人員帶來莫大的安慰和愉快，這就有益於醫務人員本身的健康長壽。

原　文

張湛曰①：夫經方之難精，由來尚已②。今病有內同而外異，亦有內異而外同。故五臟六腑之盈虛，血脈榮衛之通塞，固非耳目之所察，必先診侯以審之。而寸口關尺③，有浮、沉、弦、緊之亂④；俞穴流注，有高下淺深之差；唯用心精微者，始可與言於茲矣。今以至精至微之事，求之於至粗至淺之思，其不殆哉⑤！若盈而益之，虛而損之，通而徹之，塞而壅之，寒而冷之，熱而溫之，是重加其疾，而望其生⑥，吾見其死矣。故醫方卜筮，藝能之難精者也。既非神授，何以得其幽微！世有愚者，讀方三年，便謂天下無病可治；及治病三年，乃知天下無方可用。故學者必須博極醫源，精勤不倦，不得道聽塗說，而言醫道已了，深自誤哉！

注　釋

①張湛：東晉學者，著有《養生要集》和《列子注》。

②尚：久。

③寸口關尺：指診脈部位，手肘橈骨莖突處為關，關之前（腕端）為寸，關之後（肘端）為尺，寸、關、尺三部的橈動脈搏動，分別稱為寸脈、關脈和尺脈。

④浮沉弦緊之亂：浮、沉、弦、緊，是中醫診斷的四種病理脈象。亂，紛亂，在此作分別講。

⑤其：同豈。

⑥而：代詞，你。

⑦卜筮：古代占卜即卜卦時有兩種方法，用龜甲稱卜，用蓍草稱筮，合稱卜筮。

語　譯

晉代張湛說：古代醫學經典著作難以精通，此種情況已經歷時很長久了。現今的疾病有裏證相同而表證相異的，也有裏證各別而表證相似的。因五臟六腑的虛實，血脈與榮、衛二氣的通暢與阻塞，本來就不是耳聽眼觀所能覺察到的，必定要由按脈診候才能弄明它的真相；然而手肘寸、關、尺三個診脈部位，有浮、沉弦、緊等多種脈象的紛亂；腧穴中氣血的流注，有高低深淺的差別；肌膚筋骨，有稟賦厚薄與剛強柔弱的不同，只有用心精細的人，才有資格談論醫學技術啊！

現今拿最精細的醫療衛生工作，卻尋求那粗心大意的人去擔當，哪有不危險的呢！結果是實證而去補它，是虛證又去攻它，通利之證卻去瀉它，閉塞之譚反而去固澀它，寒證偏用涼藥，熱證而用辛溫藥，這只能加重患者的疾病，你希望把人救活，我看他將要被你治死了。所以醫術與卜筮之事，是技藝之中最難以精通的。既然不是上天之神的傳授，又怎能輕易地掌握它的奧秘呢！

世上有那愚蠢的人，剛剛學醫三年，就說天下沒有什麼危重病證可以難住他，及至臨床治病三年之後，才知道天下可供選用的有效方藥太少了。所以學醫的人必須博覽群書、窮極醫學源流，精勤不倦地努力學習，不得道聽塗說，偶然聽到別人一鱗半爪的介紹，便認為自己掌握了全部的醫學知識，那樣勢必誤己又害人啊！

按　語

作者在此指出，醫術很難精通，如果道聽塗說，一知半解，便以為自己通曉醫術，那樣只能誤害別人。醫術關係著

人們的生命安危，也關係到自己健康，必須竭誠盡智地進行鑽研，切不可淺嘗輒止。廣大醫務工作者應當把孫氏所說的「博極醫源，精勤不倦」當作自己的座右銘。

原　文

　　凡大醫治病，必當安神定志，無欲無求，先發大慈惻隱之心①，誓願普救含靈之苦②。若有疾厄來求救者，不得問其貴賤貧富，長幼妍媸③，怨親善友，華夷愚智④，普同一等，皆如至親之想。亦不得瞻前顧後，自慮吉凶，護惜生命。見彼苦惱，若已有之，深心悽愴⑤，勿避嶮巇⑥，晝夜寒暑，饑渴疲勞，一心赴救，無作功夫行跡之心⑦，如此可為蒼生大醫⑧，反此則是含靈巨賊。自古名醫治病，多用生命，以濟危急。雖曰賤畜貴人，至於愛命，人畜一也。損彼利己，物情同患，況於人乎！夫殺生求生，去生更遠。吾今此方所以不用生命為藥者，良由此也。其虻蟲水蛭之屬⑨，市有先死者，則市而用之，不在此例。只如雞卵一物，以其混沌未分，必有大段要急之處⑩，不得已隱忍而用之，能不用者，斯為大哲⑪，亦所不及也。其有患瘡痍下痢⑫，臭穢不可瞻視，人所惡見者，但發慚愧淒憐憂恤之意⑬，不得起一念蒂芥之心⑭，是吾之至也。

注　釋

①惻隱：同情憐憫之意。

②含靈：有靈魂的，指人類。

③妍媸：（ㄧㄢˊ　ㄔ）：美醜。妍，美麗，豔麗；媸，醜陋，難看。

④華夷：漢族和少數民族。華，華夏族，即漢族。夷，

古代稱少數民族為夷人。四方的少數民族有不同的名稱,如東夷、西戎、北狄、南蠻之類。此處的「夷」是泛指一切少數民族的。

⑤悽愴:痛苦悲傷。《說文》悽:痛也。愴,悲傷。此處是指同情病人的疾苦。

⑥不避嶮巇(ㄒㄧㄢˇ ㄒㄩˋ):嶮,同險;巇,山險峻貌。此處是指不畏艱險。

⑦無作功夫形跡之心:有兩重解釋,一說是不要托故表明醫生自己很忙而推辭出診;另一說是指醫生不要只圖在表面上裝著認真看病下工夫的樣子。

⑧蒼生大醫:人民群眾的高名醫生。

⑨虻蟲水蛭:虻蟲,即牛虻,可入藥,能逐瘀血,消癥結。水蛭,即螞蟥,能破血祛瘀,通經消症。

⑩大段要急之處:非常需要急用的地方。

⑪大哲:大賢、大智之人。

⑫瘡痍:瘡癤及創傷。

⑬慚愧:在此表示同情之意。

⑭蒂芥:又作芥蒂,指小梗塞物,比喻心中的不快。

語 譯

凡屬大醫給人治病,必定要安定神志,沒有個人的私欲和追求,首先發出大的慈悲和同情憐憫之心,發誓願意普遍救治人們的疾苦。假若有抱病染疾的患者來求救治,不問他的地位高低貴賤,財產有無多寡,年齡少長老幼,容貌姿色美醜,也不管是仇怨人家還是親戚朋友,是漢族還是少數民族,是愚蠢者還是聰明人,一律平等相待,都看成是自己的至親好友,不能前怕狼後怕虎似的顧慮重重,只擔憂個人的

吉凶安危，處處護惜自己的身軀和性命。

看到病人的苦惱，就好像自己有同樣的痛楚，深深地憐憫同情，不要畏避艱險。不管白晝黑夜還是嚴寒酷暑，也不顧饑渴疲勞，一心一意去救治病人，不要假裝實在忙不過來的樣子而推辭出診。這樣才能算是人民群眾的好醫生，否則就是人類的蟊賊。

自古以來名醫治病，多開處有生命的動物藥，用來救治危重疾病，雖然說賤視畜牲而貴重人體，然而在愛惜性命這一點上，人與動物都是相同的。殺傷動物生命而用來補益自己，在情理上講都是值得憂患的事，更何況是對待人呢！殺害動物生命來拯救人的生命，離開救生的原則就更遠了。現今我這部方書之所以不用有生命的動物做藥，確實是因為這個道理。

那牛虻和螞蟥之類，市面上有已經死了的，就可以採購回來運用，不在此種限制之列。單就雞蛋來說，蛋黃蛋白混在一起，生命雖然尚未形成，也要等到十分緊急需要時，才不得已而忍心採用它，這樣方可稱為大賢大智之人，這一點也是很不容易做到的。有患癰疽瘡瘍潰爛流水或下痢不止，因臭穢不堪而難以審視，一般人都很厭惡見到的病人，醫生必須抱著高度同情憐憫之心，不可產生半點嫌惡的想法，這就是我的志向和誓願。

按　語

本段提出，對病人不分貴賤貧富，長幼妍媸，怨親善友，華夷愚智，一律平等相待，皆以至親好友視之。對患瘡痍下痢臭穢不可瞻視的病人。也不能產生半點嫌惡的想法，均要高度同情關懷，一心一意進行救治。

這些論述，反映了孫氏的高尚醫德，今天仍然值得努力加以繼承和發揚。至於文中提出不用有生命的動物藥，則反映了佛家不殺生的慈悲觀念，是不可取的，孫氏受佛家學說影響之深，由此可見一斑。

原　文

夫大醫之體，欲得澄神內視①，望之儼然②，寬裕汪汪③，不皎不昧④。省病診疾，至意深心，詳察形候，纖毫勿失，處判針藥，無得參差。雖曰病宜速救，要須臨事不惑，唯當審諦覃思⑤，不得於性命之上，率爾自逞俊快，邀射名譽，甚不仁矣。又到病家，縱綺羅滿目⑥，勿左右顧盼；絲竹湊耳，無得似有所娛；珍饈迭薦⑦，食如無味；醽醁兼陳⑧，看有若無。所以爾者，夫一人向隅⑨，滿堂不樂，而況病人苦楚，不離斯須，而醫者安然歡娛，傲然自得，茲乃人神之所共恥，至人之所不為，斯蓋醫之本意也。

注　釋

①澄神內視：精神集中，目不外視。內視，道家修方法之一，即內視反聽，意想丹田之類，言其能自我審察，深入思索。

②儼然：端正、嚴肅、莊重的樣子。

③寬裕汪汪：寬宏大度，大大方方。

④不皎不昧：猶言不亢不卑。

⑤審諦覃（ㄊㄢˊ）思：審慎琢磨，深入思考。覃，深也。

⑥綺（ㄑㄧˇ）羅滿目：綺有文采的絲織品。羅，輕軟而有稀孔的絲織品。此句是說，即使滿眼看到穿著打扮漂亮的

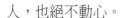

人，也絕不動心。

⑦珍饈迭薦：山珍海味接連不斷地端送到桌上。

⑧醴酥（ㄌㄧˇ ㄌㄨˋ）兼陳：指各類美酒都陳列於席上。醴酥美酒名。

⑨一人向隅：指一人有憂愁悲傷之事。漢代劉向《說苑・貴德》：「今有滿堂飲酒者，有一人獨索然向隅而泣，則一堂之人皆不樂矣。」

語　譯

作為高明醫生的儀表體態，應當精神凝聚而內視反聽。看起來很端莊，大大方方，不亢不卑。視疾診病，專心致志，詳細診察形體和證候，絲毫不得有差失，判處方藥或針灸，不得產生謬誤。雖然說疾病應當急速救治總該臨事不疑惑，審慎琢磨，深入思考，不得在關係生命安危大事上，輕率地自我表露出迅速敏捷，邀功射利，竊取名譽，這是很不仁道的。

又出診來到病人家裏，縱然滿目看到穿著綾羅綢緞而打扮得很漂亮的男女，也不要左顧右盼；滿耳聽到絲竹管弦之聲，亦不可表現出很高興的樣子；山珍海味不斷端到席上，吃起來似乎並無味道；各種美酒陳列滿桌，見了就和沒有看到一樣。

為什麼要這樣做？因為一人有憂愁悲傷之事，滿堂的人就會感到不快樂，何況病人時時感到痛苦，沒有一分一秒是安寧的呢！在此種情況下，當醫生的卻心安理得地表現出快樂的樣子，甚至傲然地露出洋洋自得的情緒，這是人和神靈共同感到羞恥的，品德高尚的人絕不會這麼做，這大概要算是醫生必須具備的基本條件了。

藥王孫思邈道醫養生

按　語

孫氏在此提出，醫生應當儀態大方，舉止莊重，出診來到病家，必須專心致志地治病，不得左顧右盼，貪聲好色，也不得自我陶醉，傲然取樂，要處處高度同情病人的苦楚。這些至今仍然值得醫務工作者注意。

原　文

夫為醫之法，不得多語調笑，談謔喧嘩①，道說是非，議論人物，炫耀聲名，訾毀諸醫②，自矜己德③。偶然治差一病④，則昂頭戴面⑤，而有自許之貌，謂天下無雙，此醫人之膏肓也⑥。老君曰⑦：人行陽德，人自報之，人行陰德，鬼神報之。人行陽惡，人自報之；人行陰惡，鬼神害之⑧。尋此二途，陰陽報施豈誣也哉⑨！所以醫人不得恃己所長，專心經略財物，但作救苦之心，於冥運道中⑩，自感多福耳。又不得以彼富貴，處以珍貴之藥，令彼難求，自炫功能，諒非忠恕之道⑪。志存救濟，故亦曲碎論之⑫，學者不可恥言之鄙俚也⑬。

注　釋

①談謔（ㄒㄩˋ）喧嘩：笑談戲謔，高聲大嚷。謔，戲耍、戲言，開玩笑。

②訾（ㄗˇ）毀諸醫：貶低和誹謗其他醫生。訾。詆毀，說別人的壞話。

③自矜己德：己誇耀功德。矜，自尊自大。

④差：同瘥（ㄔㄞˋ），指疾病痊癒。

⑤昂頭戴面：即昂頭仰面，形容趾高氣揚的樣子。

⑥膏肓：不治之症的代稱。典出《左傳·成公十年》：

晉景公生病，夢見疾病化為二豎子，居於膏之下，肓之上，即在心臟之下，橫膈膜之上。晉景公請秦國名醫醫緩治病，醫緩說病居膏肓，疾不可為。故後世常以病入膏肓來指代不治之症。此處是指醫生的致命弱點。

⑦老君：指春秋時的思想家老子李聃，姓李名耳，字伯陽，相傳《老子》一書為他所著，被尊為道家的創始人。

⑧人行陽德等句：這幾句話，實際上是佛家因果報應之說的反映，並不能代表道家思想，且帶有明顯的迷信色彩，應當予以揚棄。

⑨誣：欺詐，虛假。

⑩冥運道中：佛家講究修來世，認為生前積德可以在陰間為來世創造好的命運。這種宿命論觀點。同樣是一種唯心的和迷信的說法，亦應予以揚棄。

⑪諒非忠恕之道：諒，誠也，的確。忠恕之道，即忠誠寬厚地待人的道德原則。

⑫曲碎：瑣碎。

⑬鄙俚：粗鄙俚俗，指不文雅。

語　譯

做醫生的法度，不得說話太多或隨意開玩笑，又不得輕佻戲謔或大聲喧嘩，亦不可說長道短，搬弄是非，品頭評足地議論他人，更不可炫耀本人聲名而詆誹其他醫生的名譽，甚或一味誇耀自己的功德。偶然治好了一個病，便昂頭仰面，而有自我贊許之貌，以為像自己這樣的技藝天下找不到第二個，這就是醫生本身的膏肓之疾。

老子李耳說過；人們公開地幹積德的好事，自然有人會來公開報答你；人們公開地幹缺德的壞事，自然有人會來公

開報復你。人們私下幹積德的好事，便有鬼神來報答你；人們暗地裏幹下罪惡勾當，鬼神就會給他帶來禍害。

尋思這樣兩個方面，難道陰陽報施是虛假不實的嗎？所以醫生不得仰仗自己有一技之長，便專門去索取他人的錢財和禮物，只能抱著普救一切患者的決心，在修來世的冥運中，自然會感到福氣倍增啊！又不能因病家很富貴，便故意開處珍貴的方藥，使他難以購買和搜求，企圖以此炫耀自己本領的高強，這確實不符合忠誠寬厚地待人接物的道德原則。一心只想多救活一些人，所以很瑣碎地談了上面這些話，希望學醫的人們不要因我的語言粗鄙俚俗而不予重視啊！

按　語

孫氏在此提出了醫務人員之間應當怎樣相處的問題。他反對自矜己德，炫耀聲名，打擊別人，抬高自己，認為那樣就是醫生本身的膏肓之疾。他主張同行之間互相學習，互相尊重，互相支持，互相愛護。

後來明代陳實功正是受了他的啟發，才寫出了「五戒十要」這篇醫德規範。孫氏又提出，醫生不得恃己所長，專心經略財物，這一條尤其值得重視；在今天的醫療衛生工作中，除了也應注意抓好經濟效益之外，更應注意抓好醫德醫風教育。

醫務工作關係著人們的生命安危，倘若在經濟效益與社會效益二者不可得兼之時，毫無疑義，仍然應當把救死扶傷這個社會效益放在頭等重要地位，絕不可本末倒置。

但文中所論醫療道德，總的來說必須充分予以肯定，但文中所宣揚的因果報應之說，尤其是鬼神冥報之說，反映了

作者的歷史局限性，應當予以揚棄。

二、《千金翼方》選錄釋譯

《千金翼方》三十卷，為孫思邈晚年所著，實為《備急千金要方》之補編。其主要內容有藥物、傷寒、婦人、小兒、雜病、色脈、針灸及養生等。其中卷十二養性，卷十三辟穀，卷十四退居：卷十五補益，這四卷涉及養生保健的內容不少。本書擬選錄或節選其中部分篇章，加以注釋和語譯，以便讀者參閱（選文所依據的版本係清翻刻元大德梅溪書院本，人民衛生出版社影印，1955 年 5 月第一版，1982 年 1 月第 1 版第五次印刷。）

（一）養性禁忌節

說　明

本篇節選自《千金翼方》卷十二，主要論述了養生的原則和方法，可與《千金要方》的「養性序」和「道林養性」等篇對照參閱。

原　文

論曰：張湛稱養性，繕寫經方，在於代者甚眾①。嵇叔夜論之最精，然辭旨遠不會近②。余之所言，在於義與事歸實錄以貽後代。不違情性之歡，而俯仰可從，不棄耳目之好，而顧眄可行③。使旨約而贍廣④，業少而功多，所謂易則易知，簡則易從。故其大要：一曰嗇神⑤，二曰愛氣⑥，三曰養形，四曰導引，五曰言論，六曰飲食，七曰房室，八曰反俗⑦，九曰醫藥，十曰禁忌。過此以往，未之或知也。

藥王孫思邈道醫養生

注　釋

①代：世也。因唐太宗李世民之名諱而將世改寫成「代」。

②辭旨遠不會近：指文辭意義深遠卻不能聯繫實際。

③眄（ㄇ一ㄢˇ）：《說文》：目偏合也，一曰邪也。即以一目視物曰眄，此處作隨便流覽觀看講。

④旨約而贍廣：即辭旨（目的意義）簡明內容豐富。

⑤嗇神：愛惜精神。

⑥愛氣：愛護元氣。

⑦反俗：行動舉止與一般社會習俗不同。

語　譯

晉代張湛很稱道養生之術，並繕寫醫學文獻，在社會上流傳的已經不少。晉代嵇康對養生的論述最為精深，然而文辭意義深遠卻不大切近實際。現今我所說的養生，無論是講道理或舉事例都要聯繫實際，特寫錄下來以傳授給後世人。不違背追求歡樂的本性，俯仰之間便可照著去做，不必拋棄耳目視聽之所好，隨便流覽一番就可以推行，辭旨簡明而內容豐富，花費的力氣少而功效頗多。

所謂易即容易知道，所謂簡就是簡單易行。總括起來有以下幾個要點：一叫愛惜精氣，二叫愛護元氣，三叫調養形體，四叫氣功導引，五叫言談話語。六叫調理飲食，七叫房室生活，八叫不同流俗，九叫醫藥衛生，十叫注意禁忌。離開了這十項，那就不知道還有什麼別的養生原則了。

按　語

孫氏在此提出了養生的十條原則，大多很切合實際，今

天仍有參考價值。

原　文

列子曰①：一體之盈虛消息②，皆通於天地，應於物類。故曰陰氣壯則夢涉大水而恐懼，陽氣壯則夢涉大火而燔爇③，陰陽俱壯則夢生殺。甚飽則夢與，甚饑則夢取。是以浮虛為疾者則夢揚，沉實為疾者則夢溺，藉帶而寢者則夢蛇④，飛鳥銜發者則夢飛，心躁者夢火，將病者夢飲酒歌舞，將衰者夢哭。是以和之於始，治之於終，靜神滅想，此養生之道備也。

注　釋

①列子：戰國時人，名叫列御寇，傳說今本《列子》為他所撰。本段引文中自《列子·周穆王》，但文字有所改動。

②盈虛消息：即虛實消長。消息：消滅與生長。

③燔爇（ㄈㄨㄛˋ）：焚燒。

④藉帶：用草席作臥具而不解衣帶。

語　譯

列子說：一個人身體的虛實與消長，都與天地相通，與物類相適應。所以說陰氣盛則夢見涉足於大水之中而恐懼，陽氣盛即夢見穿過大火而被焚燒，陰陽俱盛就夢見生殺爭鬥。吃得很飽則夢見給予別人東西，饑餓時卻夢見向別人索取東西。

如果犯了虛浮的疾病就夢見向上飄揚，患了沉實的疾病則夢見解小便，不解衣帶而寢臥於草席之上便夢見蛇，頭髮被飛鳥銜去就夢見飛翔，心情急躁的夢見火，將要生病的人

夢見飲酒和唱歌跳舞，將要衰老的人夢見痛哭流涕。因此從一開始就應注意調理和順，最終要重視醫療，內心保持寧靜而恬淡，消除一切雜念，養生的道理就都具備了。

原　文

彭祖曰：每施寫訖①，特導引以補其虛，不爾，血脈精髓日損，犯之者生疾病，俗人不知補寫之義故也。飲酒吐逆，勞作汗出，以當風臥濕，飽食大呼，疾走舉重，走馬引強，語笑無度，思慮太深，皆損年壽。是以道者務思和理焉②。口目亂心，聖人所以閉之，名利敗身，聖人所以去之。故天老曰③；丈夫處其厚，不處其薄，當去禮、去聖，守愚以自養。斯乃德之源也。

注　釋

①施寫：同施瀉，指瀉精。

②和理：調和、調理。

③天老：相傳為黃帝臣，知醫，《漢書·藝文志》有《天老雜子陰道》二十五卷。

語　譯

彭祖說；每次瀉精以後，當操練氣功導引以補其虛，否則血脈和腦髓會一天天地受到損傷，違反這一條就會生病；這是由於一般人不懂得補瀉道理的緣故，飲酒嘔吐，勞動出大汗，又當風寢臥於濕地，飽食之後大喊大叫，快速跑步和舉重，騎馬疾馳挽強弓，言語笑談無度；思慮過多過深；都會損傷年壽。

因此講究養生之道的人，務必考慮怎樣調整和順的問

題。口目之欲使惑亂，所以聖人經常緊閉口目，名利招禍敗身，所以聖人堅持摒除名利。

　　因而老天也說：大丈夫當處於強體厚生的境地，不處於弱體薄生的境地，當去掉禮制、去掉聰明，保守愚拙，以便養護自己的身體。這就是養之道的本源。

原　文

　　彭祖曰：上士別床，中士異被，服藥百裹①，不如獨臥。色使目盲，聲使耳聾，味使口爽②，苟能節宣其宜適，抑揚其通塞者，可以增壽。一日之忌者，暮無飽食；一月之忌者，暮無大醉；一歲之忌者，暮須遠內③；終身之忌者，暮常護氣。夜飽損一日之壽，夜醉損一月之壽，一接損一歲之壽，慎之。清旦初以左右手摩交耳④，從頭上挽兩耳又引髮⑤，則面氣通流。如此者令人頭不白，耳不聾。又摩掌氣熱，以摩面，從上向下二七過，去皯皮汗⑥，令人面有光，又令人勝風寒、時氣⑦、寒氣、頭痛，百病皆除。真人曰：欲求長生壽考，服諸神藥者，當須先斷房室，肅齋沐浴薰香，不得至喪孝家及產乳處⑧，慎之慎之。古之學道者，所以山居者，良以此也。

注　釋

　　①百裹：一百包。
　　②口爽：口味變壞，即味覺受到損傷。
　　③遠內：遠離內人，即不與妻子同居，也就是不過房室生活。
　　④左右手摩交耳：即用左右手互相交叉按摩雙耳。
　　⑤挽兩耳：挽法是一種推拿法，即用兩手推拿運動。此

處指用兩手推拿按摩兩耳。

⑥皮皯（ㄏㄢˋ）：皮，指臉上發黑。皮皯，《說文》：面黑氣也。

⑦時氣：又稱時行，指依季節流行的具有強烈傳染性疾病。

⑧產乳處：正在分娩的產婦家。

語　譯

彭祖說：上士與妻子分開床鋪寢臥，中士與妻子分開被窩寢臥，服藥一百包，不如個人獨自睡眠。色慾能使眼睛變瞎，五聲可以使耳朵變聾，飲食五味能使人的味覺變壞。倘若能合理調節，補其虛而通其阻塞，自然可以增加壽命。一日之內的禁忌，晚不可飽食；一個月之內的禁忌，夜晚不要飲酒大醉；一年之內的禁忌，夜晚寢臥時當遠離妻室；終身的禁忌，每晚必須護惜陽氣。夜晚過於飽食會損傷一天的壽命；夜晚醉酒，會損傷一個月的壽命；每交媾一次，將損傷一年的壽命，必須慎重。

每天清早起床，用左右手交互按摩雙耳，從頭頂開始推拿按摩，經過兩耳，又撫摩頭髮，則面部陽氣通流。這樣做，將使人頭髮不易轉白，耳朵也不易變聾。又兩手互相按摩使之發熱，再去按摩顏臉，從上向下推拿十四次，可以去掉臉上的黑氣，使面部產生光澤，又可以使人戰勝風寒、時行瘟疫、寒熱病及頭痛等，使百疾都能袪除。

古代精通養生之道的真人說：要想長壽考而服食各種藥物的人，當首先斷絕房室生活，要堅持吃素和洗頭洗澡，在衣服上薰些香氣，不得前往新辦喪事或產婦正在分娩的人家，要慎之又慎。古代習養生之道的人，為什麼喜歡隱居於

山林之中，就是為了避忌這些的緣故。

按　語

孫氏在此提出暮無飽食及暮無大醉等，無疑是很正確的，特別是晚餐少吃，在養生保健方面確有重要意義。至於說每交媾一次便損一年之壽，則未免危言聳聽，實不可信。房室生活只要安排得合理，非徒無害，而且有益於身體健康。

原　文

且起常言善事，天與之福，勿言奈何及禍事，名請禍。慎勿床上仰臥，大凶，臥伏地大凶，飽食伏地大凶，以匙筋擊盤大凶①。大勞行房室露臥，發顛病。醉勿食熱，食畢摩腹能除百病。熱食傷骨，冷食傷肺，熱無灼唇，冷無冰齒。食畢行步踟躕②則長生。食勿大言。大飽血脈閉。臥欲得數轉側。冬溫夏涼，慎勿冒之。大醉神散越，大樂氣飛揚，大愁氣不通。久坐傷筋，久立傷骨。凡欲坐，先解脫右靴履大吉。用精令人氣乏，多睡令人目盲，多唾令人心煩，貪美食令人瀉痢。沐浴無常不吉。

注　釋

①匙筋：即湯匙與筷子。

②踟躕（ㄔˊ　ㄔㄨˊ）：心裏猶豫，要走不走的樣子。此處指踱來踱去地自由散步。

語　譯

每天早晨起床後應該說些吉利的事，老天就會賜給你幸福，不要談論災禍之事，否則就叫做請禍。不要展身在床上

藥王孫思邈道醫養生

仰臥，有大災；不要俯伏臥於地上，有大災；飽食之後伏臥於地，有大災；用湯匙或筷子敲擊餐盤，有大災。大勞疲憊之後行房而又露臥，發癲狂病。醉酒以後不要吃熱東西。飯後按摩腹部能消除百病。過於吃熱食則傷骨，過於吃冷食便傷肺，熱食不能燙嘴唇，冷食不能冰牙齒。飯後自由散步可以長生；進食時不要大聲說話，吃得太飽會使血脈瘀閉。睡眠時要多轉動身軀變換睡臥姿勢。冬天氣溫忽然升高，夏天突然氣溫變冷，都不要冒犯。

大醉之後精神越散，過於喜樂使陽氣飛揚耗散，大愁苦則使氣血鬱閉不通。久坐會傷筋，久立則傷骨。當要坐的時候，以先解脫掉右腳的鞋靴為吉祥，多用精神使人氣乏，睡眠太多使人目盲，吐痰太多則使人心煩。過於貪圖肥美厚味則使人腹瀉下痢。洗頭洗澡的次數太多並無好處。

按　語

孫氏在此提出：「食勿大言，大飽血脈閉，」貪美食令人瀉痢」，「大醉神越散」。提倡飯後按摩腹部；行步跼躅，主張不吃過冷過熱的飲食，反對大勞疲憊之後行房等，無疑是有益於養生的。

至於說早晨起床後當言善事；不言惡事，否則容易招禍，此說並不可信，但早起多言善事對保持當天的良好情緒可能產生積極影響。

文中提到仰臥於床、俯伏臥於地，用匙筋敲盤等主大凶等，皆屬無稽之談；不過俯伏臥於地及用匙筋敲碗盤則很不雅，作為個人修養是應當注意的。

原　文

老子曰：人生大限百年①，節護者可至千歲②。如膏用小炷之與大炷，眾人大言而我小語，眾人多繁而我小記，眾人悖暴而我不怒③。不以不事累意④，不臨時俗之儀⑤。淡然無為，神氣自滿。以此為不死之藥、天下莫我知也。

注　釋

①大限：死亡的期限。

②節護：節制和護養。指飲食起居有節制而身體護養得法。

③悖暴：悖，違背，逆亂，暴，暴怒。此處指不可抑制的憤激暴怒。

④不事：不值得重視的事，無意義的事。

⑤不臨時俗之儀：即不參加社會上的禮儀活動。

語　譯

老子說：人的生命限期一般是一百年，注意節制和養護的人可以活到一千歲。如油燈分別用小炷或大炷燃點，則燃燒的時間長短不同。眾人大聲說話而我輕言細語，眾人處事紛繁而我記事簡約，眾人勃然大怒而我毫不生氣。不因區區小事而耿耿於懷，也不去迎合眾人的生活習俗和禮儀活動，恬淡虛靜，精氣自然飽滿。用此種做法來充作長生不死之藥，我這訣竅是天下人不易知道（或不易理解）的。

按　語

孫氏在此以油燈作比喻，強調長壽的訣竅在於節制和養護，其哲理性很強，是很能發人深省的。

（二）養老大例

說　明

本文選自《千金翼方》卷十二。該篇主要論述了老年人的生理、心理特點，以及養生保健所要注意的問題。可供老年人和老年醫學研究者參考。

原　文

論曰：人之在生上，多諸難遘①，兼少年之時，樂遊馳騁，情敦放逸②，不至於道。倏然白首③。方悟虛生。終無所益。年至耳順之秋④，乃希湌餌⑤。然將頤性⑥，莫測據依。追思服食者，於此二篇中求之⑦，能庶幾於道足以延齡矣。語云人年老有疾者不療，斯言失矣。緬尋聖人之意，本為老人設方，何則？年少則陽氣猛盛，食者皆甘，不假醫藥，悉得肥壯。至於年邁，氣力稍微，非藥不救，譬之新宅之與故舍，斷可知矣。

注　釋

①多諸難遘（《ㄡˋ）：猶言要遇見多種災難。遘，遇上，碰見。

②情敦：情意敦誠，指沉溺於情慾。

③倏（ㄕㄨˋ）然：忽然，突然。

④耳順之秋：六十歲的時候。《論語·政》：「三十而立，四十而不惑，五十而知天命，六十而耳順。」

⑤乃希湌餌：才希望由服食補養藥物來求得健康長生。湌，同「餐」。

⑥頤性：頤養情性，即養生。

⑦此二篇：指本篇《養老大例）和同卷的《養性服餌》篇。

語　譯

立論說：人生在世上，總要遇到多種災難，加之少年時期，樂於遊蕩馳騁，篤於情慾而又任意放縱，不合乎養生之道。忽然到了白髮蒼蒼的老年時期，這才感到年華虛度，終究無所獲益。到了六十歲的時候，乃希望服食滋補藥以求長生。然而想頤養情性，卻又找不到依據。追思服食藥物的人們，當在我這兩篇文章中尋求答案，大概就可以延長年壽了。有這樣一種說法：人年老而患有疾病就不可救治，此說是錯誤的。

遙想古代聖人的意思，本來是要為老年人設立方藥的，為什麼呢？因為人們年少時陽氣旺盛，不論吃什麼食物都感到甘美，不必借助於藥物，也會長得很肥美健壯。到了年老體衰之時，如不服食藥物則難以維持健康，就好像舊房子和新房子的道理一樣，很顯然是容易弄明白的。

原　文

論曰：人年五十以上，陽氣日衰，損與日至。心力漸退，忘前失後，興居怠惰①，計授皆不稱心②。視聽不穩，多退少進，日月不等③。萬事零落。心無聊賴，健忘瞋怒，惰性變異，食飲無味，寢處不安。子孫不能識其情，惟云大人老來惡性不可諮諫④。是以為孝之道，常須慎護其事，每起速稱其所須需，不得令其意負不快⑤。故曰；為人子者，不植見落之木。《淮南子》曰：木葉落，長年悲⑥。夫栽植卉木⑦。上尚有避忌，祝俯仰之間⑧，安得輕脫乎！

注　釋

①興居：起居。

②計授：計，計畫；謀略。授，授予，傳授。謂計事與傳授知識，又計授或當作授計，佛家語，即佛對修行的人授予將來成果作佛的預計。

③日月不等：即不能與時俱進。指老年人不可能因歲月的增長而使體質不斷增強。此恃亦可理解為歲多少不等，即時間不多之意。

④諮諫：即詢問和批評。

⑤意負不快：思想上背著不痛快的包袱。

⑥木葉落，長年悲：此語今本《淮離子・說山訓》作「故桑葉落而長年悲也。」又說：「一葉落而知歲之將暮。」這句話的意思是說，由木葉凋落而想到歲暮，由歲暮而想到人的晚年，故常有感歎衰老的悲傷。

⑦卉木：即草木。草的總稱曰卉。

⑧俯仰之間：指很短時間內。

語　譯

立論說：人年滿五十歲以後，陽氣日漸衰落，損傷與日俱增。心力漸漸衰退，忘記前事而又丟了後事，起居也很懶惰，謀慮和傳授事宜都不能稱心如意。視覺和聽力皆不準確，只有衰減而無長進，體質也不可能隨著年歲的增長而增強，對萬事萬物都很冷漠。心中常常感到百無聊賴，健忘而又易於激動和憤怒，性情變化得與往常大不相同，任聽吃什麼美饌珍饈也覺得沒有味道，寢臥居處也煩躁不安。

子孫們感到很不理解，只說老人家近來變得性情惡劣，不可詢問和批評。因此孝敬老人的原則和方法是，經常要謹

慎護理，每天早晨起床後迅速滿足其需求，不要讓老人在思想上背著不痛快的包袱。所以說作為兒子輩的人，不要栽種眼見正在落葉的樹木。《淮南子》曾經說過：木葉落。長年悲。連栽種花草也要講究避忌，況且老年人在瞬息之間就可能出問題。又怎麼能忽視呢！

按　語

本段著重分析了老年人的生理和心理特點，勸人們理解老年人，關心體貼老年人，儘量滿足其正當的需求。這對贍養老人的青年男女及老年醫學土作者來說，均有十分重要的參考價值。

原　文

論曰：人年五十以去，皆大便不利，或常苦於下痢，有斯二疾，常須預防。若秘澀①，則宜數食葵菜等冷滑之物②；如其下痢，宜與薑、韭溫熱之菜。所以老人於四時之中，常宜溫食，不得輕之。老人之性，必恃其老，無有藉在③，率多驕恣，不循軌度，忽有所好，即須稱情。既曉此術，當宜常預慎之。故養老之要，耳無妄聽，口無妄言，身無妄動，心無妄念，此皆有益老人也。又當愛情④，每有念誦，無令耳聞，此為要妙耳。又老人之道，常念善，無念惡，常念生，無念殺，常念信，無念欺。養老之道，無作博戲⑤，強用氣力，無舉重，無疾行，無喜怒，無極視，無極聽，無大用意，無大思慮，無吁嗟，無叫喚，無吟吃⑥，無歌嘯，無口幸啼⑦，無悲愁，無哀慟⑧，無慶吊，無接待賓客，無預局席⑨，無飲興。能如此者，可無病長壽，斯必不惑也。又常避大風、大雨、大寒、大暑、大露霜霰雪⑩，旋

風惡氣。能不觸冒者，是大吉祥也。凡所居之室，必須大周密，無致風隙也。

　　夫善養老者，非其書勿讀，非其聲勿聽，非其務勿行，非其食勿食。非其食者，所謂豬豘雞魚蒜鱠⑪，生肉生菜，白酒大酢大鹹也。常學淡食。至於黃米、小豆，此等非老者所宜食，故必忌之，常宜輕清甜淡之物，大小麥麵、粳米等為佳。又忌強用力，咬齧堅硬脯肉⑫，反致折齒破齦之弊。人凡常不饑不飽，不寒不熱，善。行住坐臥，言談語笑寢食，造次⑬之間，能行不妄失者⑭，則可延年益壽矣。

注　釋

①秘澀：指大便燥結不通。

②葵菜：（即冬葵）南方稱為冬莧菜。

③無所藉在：即無所拘束，指沒有人能約束住。

④愛情：此處指愛護情志，防止驚恐憤怒。

⑤博戲：即局戲。博，通「簿」，以擲采籌定勝負，近於賭博。

⑥吟吃：即吟誦，指高聲朗讀。

⑦嘩（ㄒㄧㄥˋ）啼：指大聲吼叫。嘩，《玉第》：利害聲。

⑧哀慟：指極度悲痛。

⑨無預局席：即不要進入到局戲（博戲）的坐席。

⑩霰（ㄒㄧㄢˋ）：像粟米或米粒似的小雪珠，俗稱米雪或粒雪。

⑪豬豘：即豬豚，指小豬。

⑫脯（ㄈㄨˇ）肉：乾肉。

⑬造次：倉卒，急遽，突然。

⑭行不妄失：行動舉措無妄亂差失。

語　譯

　　立論說；人們年滿五十以後，多患大便不通利，或者常苦於下痢不止，有這樣兩種疾病的，必須經常注意預防。若大便秘澀不通，就應多次進食冬葵萊等冷滑之品；如果下痢不止，又當服食老薑、韭菜等溫熱之物。因此老年人在春夏秋冬四季的生活中，常常需要進溫食，切不可輕忽。老人的性格，必定憑著自己年老，沒有人能約束他，大多驕恣放肆，不遵循法度，忽然有所愛好，當盡量滿足其需要，使之稱心如意。既然懂得這條規律，就當經常謹慎地進行防護。所以養老的要點是：耳朵不要亂聽，嘴巴不要亂說，身軀不要輕舉妄動，心中不要亂想，這樣做才對老人有益。又當愛惜情志，每次念誦經文，不要發出能讓耳朵聽得到的聲音，此中自有其奧妙呢！又老年人養生的原則，心中經常想著善良之事，不要想邪惡之事，經常想到生長，不要想到殺滅；經常想到彼此信賴，不要想到互相欺詐。

　　養老的法度，不要參加博奕等遊戲，不要強用力氣，不可舉重，不可快步疾行，不要任意喜怒，不要極目遠視，也不要極力遠聽。不要作過大的計畫和打算，不要作過多過深的思考，不要嗟歎，不要叫喚，不要高聲吟誦，不要放歌長嘯，不要大聲吼叫，不要悲哀愁悶，不要過分傷心悲痛，不要參加喜慶和弔喪，不要接待和應對賓客，不要進入局戲（博戲）的坐席，不要以飲酒為樂。能夠做到這些，自然無病長壽，也就不會被迷惑了。

　　又經常要躲避大風，大雨、大寒、大暑熱、大露、大霜和霰雪，以及旋風和邪氣。能夠不觸犯這些，就是很大的安

泰和吉祥。凡老年人居住的房子，必須十分周密，沒有招致邪風的縫隙。

善於養老的人，不適宜的書不讀，不適宜的音響不聽，不是應當做的事就不幹，不是很適合於服食的東西就不吃。所謂不適宜的食物，包括了諸如豬豚、雞肉、肥魚、蒜鱠等肥膩之物，生肉生菜、白酒及醋漿等大酸大鹹的東西。要經常學習淡食。黏性很重的黃米及難以消化的小豆之類，也都不適宜於老年人吃，因而必須避忌。應當經常吃些輕清甜淡的東西，如大麥、小麥、粳米等就很好。又應避免強用力氣，不要咬嚼堅硬之物及乾肉等，否則折斷牙齒，損傷牙齦反而導致嚴重後果。

人們在日常生活中能長期做到不饑不飽，不寒不暖，那就很好。倘若在行走坐立，言談笑語及飲食寢臥之時，倉卒之間，行動舉措不發生妄亂差失的話，就一定能夠延年益壽了。

按　語

本段對老年的生理、心理、病理特點作了進一步的分析和闡述。除了繼續提出理解、關心、體貼老年人的需求之外，還在飲食起居、思想情志等方面向老人本身提出了許多具體的要求。老年人必須自覺遵循養生的法度，要有自我約束能力，不能自持其老而放恣。要做到「耳無妄聽，口無妄言，身無妄動，心無妄念」，要「常念善，無念惡」，多想些積極樂觀的東西，少想或不想消極悲觀的東西。還要選讀一些內容好的書刊，不斷開闊胸境，這樣做將大大有益於老年人的健康長壽。

（三）養老食療

說　明

本篇選自《千金翼方》卷十二。論篇專論食療，前為序論，後附方藥。對於序論部分，仍然全面加以注釋和語譯；而方藥部分，鑒於上篇以經作了較多的介紹，此處只照錄原文，略加注釋，不作語譯。

原　文

論曰：衛汎稱扁鵲云①，安身之本，必須於食，救疾之道，惟在於藥。不知食宜者，不足以全生，不明藥性者，不能以除病。故食能排邪而安臟腑，藥能恬神養性以資四氣②。故為人子者，不可不知此二事。是故君父有疾，期先命食以療之，食療不癒，然後命藥。故孝子須深知食藥二性，其方在《千金方》③。

注　釋

①衛汎：東漢醫家張仲景的弟子。

②四氣：也叫四性，指寒熱溫涼。

③千金方：指《備急千金要方》；該書第二十六卷專論食療。

語　譯

立論說：東漢衛訊引述先秦名醫扁鵲的話說，安身的根本在於飲食，治療疾病的手段在於藥物，不知道怎樣攝取適宜的飲食營養，便無法談論養生保健；不明白藥性的人，是不可能治好疾病的。因為食物能排除病邪而安定臟腑，藥物

能頤情養性而救治寒熱溫涼四性之所偏。

所以作為奉養老人的兒女之輩，不可不知藥食這兩件事。因此君父有疾，當首先採用食物療法，食療不能痊癒，然後再使用藥物。故當孝子的人必深深懂得食物和藥物的性質，其處方全收錄在《備急千金要方》之中。

原　文

論曰：人子養老之道，雖有水陸百品珍饈，每食必忌於雜，雜則五味相撓①。食之不已，為人作患。所以食噉鮮肴②，務令簡少。飲食當令節儉，若貪味傷多，老人腸胃皮薄，多則不消，彭亨短氣，必致霍亂。夏至已（以）後，秋分已（以）前，勿進肥濃羹臛酥油酪等③，則無他矣。夫老人所以多疾者，皆由少時春夏取涼過多，飲食太冷。故其魚膾、生菜、生肉、腥冷物多損於人，宜常斷之。惟乳酪酥蜜，常宜溫而食之，此大利益老年。雖然，卒多食之，亦令人腹脹瀉痢，漸漸食之。

注　釋

①相撓：互相擾亂。撓，阻撓，攪亂。

②噉：同啖，吃的意思。

③臛（ㄏㄨㄛˋ）：臛，即肉羹。酥：用牛奶凝成的薄皮製成的食品。酪，用動物的乳汁做成的半凝固食品。

語　譯

立論說：作為兒子輩奉養老人的原則，雖有山珍海味，每天供給老人的飲食也不宜太雜，太雜就會使五味互相擾亂。長期如此，必然給病人帶來病患。因此每次進食鮮美的

菜肴，務必品種減少而量不多，飲食應當節儉，若貪圖膏粱厚味而吃得太多，老人的腸胃本來已經薄弱，吃多了就不能消化，肚子膨脹而短氣，必然導致上吐下瀉的霍亂病。夏至以後，秋分以前，不要多吃肥濃的肉羹及酥油乳酪之類，這樣自然不會引起其他毛病。

老年人為什麼多疾病，都是由於少年時期春夏季過分納涼，飲食過於寒冷所致。所以生魚、膾、生肉、生菜等腥冷之物大多損傷人，宜長期禁食。惟有乳酪、酥油及蜜蜂等，宜加溫而後服食，這對老年人非常有益處。雖然如此，也不能猛然多食，吃多了同樣使人腹脹泄瀉，宜緩緩地進食。

原　文

論曰：非但老人須知服食將息節度，極須知調身按摩，搖動肢節，導引行氣。行氣之道，禮拜一日勿住①，不得安於其處，以致壅滯。故流水不腐，戶樞不蠹，義在斯矣。能知此者，可得一二百年。故曰安者非安，能安在於慮亡；樂者非樂，能樂在於慮殃。所以老人不得殺生取肉以自養也。

注　釋

①禮拜：此處是指躬身彎腰等氣功導引動作。

語　譯

立論說；老人不但必須知道飲食服藥及將息節度，還極其需要知道調養身體的按摩方法，經常搖動四肢各個關節，導氣運行於全身。

行氣的原則，操練躬身彎腰等各種導引動作一天也不能停止，不能貪圖安逸，致使血脈壅滯。所以說流水不會腐

藥王孫思邈道醫養生

臭，門的轉軸不會生蠹蟲，其意義就在其中了。能夠懂得這一點，便可以活上一二百歲。所以說，能安身的人並非盲目求安，其安身的訣竅在於經常考慮到危亡；快樂的人並非盲目求快樂，其快樂在於能憂慮到有災殃；因此老年人不能殺死活生生的動物而取其肉來調養自身。

按　語

本段特別強調將食療與氣功導引相結合，這樣無疑地有利於養生。文中所提居安思危、行樂慮殃的觀點，更是非常可取的，這對預防疾病有積極意義。至於主張不殺生取肉以調身，則反映了佛家因果報應之說的消極影響。

食療方

耆婆湯①主大虛冷風羸弱無顏色方一云酥蜜湯酥一斤，煉生薑一合，切薤白三握，炙令黃酒二升　白蜜一斤，煉油一升椒②一合。汗胡麻仁③一升橙葉④一握，炙令黃豉⑤一升糖一升。

右（上）一十一味，先以酒漬鼓一宿，去滓，內（納）蜜糖油酥於銅器中，煮令勻沸。次內（納）薤、薑，煮令熟。次下椒，橙葉、胡麻，煮沸。下二升豉汁，又煮一沸。出內（納）瓷器中，密封。空腹吞一合，如人行十里，更一服，冷者加椒。

注　釋

①耆婆湯：從印度傳過來的藥方。耆婆，古印度名醫，姓阿提梨，字賓迦羅。《宋史·藝文志·醫書類》載有《耆婆脈經》三卷，《耆婆六十四問》一卷，《耆婆要用方》一

卷，《耆婆五臟論》一卷。

②椒：即花椒，為芸香科落葉灌木植物花椒的果殼，有溫中散寒，驅蛔止痛的作用。合，一升的十分之一。汗，炙炒見濕氣。

③胡麻：即芝麻，入藥多用黑芝麻，能補肝腎，潤五臟。

④橙葉：與桔葉相近，入藥常用桔葉，有疏肝、行氣、消腫、散結的作用。

⑤豉：即淡豆豉，有疏風解表、宣鬱除煩的作用。方中的斤、兩、升、合等計量單位均比現在小。

服烏麻方①

純黑烏麻及旃檀色者②，任多少與水拌，令潤，勿使太濕，蒸令氣遍即下，暴乾再蒸③。往九蒸九暴訖，擣去皮作末，空肚水若酒服二方寸匕；日二服，漸慚不饑絕穀④。久服百病不生，常服延年不老耐寒暑。

注 釋

①烏麻：即黑芝麻。

②旃（ㄓㄢ）檀：香名。《酉陽雜俎》云。一木四香，根曰旃檀，節曰沉香，花曰雞舌香，膠曰薰陸。此處用來形容芝麻顏色有如旃檀香色者，指紫色或紫黃色的芝麻。

③暴：同「曝」，太陽曬。

④絕穀：又稱辟穀，即不食五穀。古代道家認為行導引之術，不食五穀，可以長生。

蜜餌主補虛羸瘦乏氣力方

白蜜二升① 臘月豬肪脂一升 胡麻油半升 乾地黃末一升

右（上）四味合和，以銅器重金煎，令可丸下之。服如梧桐子三丸，日三。稍加，以知為度②。久服肥充益壽。

注 釋

①白蜜：即蜂蜜，又名蜜糖，有滋陰、潤燥、解毒的功效。

②以知為度：即以見效為準則。

服牛乳補虛破氣方

牛乳三升 畢撥半兩，末之綿裹①

右（上）二味，銅器中取三升水和乳合，煎取三升，空肚頓服之，日一。二七日除一切氣②，慎面豬魚雞蒜生冷。張澹云③：波斯國及大秦甚重此法④，謂之悖散湯。

注 釋

①畢撥：即蓽茇，為胡椒科植物蓽茇的未熟果穗。本品辛熱，能溫中散寒，下氣止痛。末之，即把蓽茇研碎成為粉末。

②二七日：即十四天。

③張澹：人名，生平不詳。

④波斯國及大秦：波斯，古國名，即今之伊朗。大秦，我國古時稱羅馬帝國為大秦。

豬肚補虛羸乏氣力方①

肥大豬肚一具，洗如食法人參五兩椒一兩，汗乾薑一兩

半蔥白七兩，細切粳米半升，熟煮。

右（上）六味，下篩合和相得，內（納）豬肚中縫合，勿令洩氣。以水一斛半微火煮令爛熟②，空腹食之，兼少與飯，一頓令盡，可服四五劑極良。

注　釋

①豬肚：味甘。微溫，《名醫別錄》言其「補中益氣止渴，斷暴痢虛羸」；李時珍說：「方藥用之補虛，以胃治胃也。」豬肚加上諸藥，其補虛之功更著。老年人脾胃虛弱者居多，故宜食之。

②斛（ㄏㄨˊ）：量器名，古時初起以十斗為一斛，後來又以五斗為一斛。

論 牛 乳

論曰：牛乳性平，補血脈，益心長肌肉，令人身體康強潤澤，面目光悅，志氣不衰。故為人子者，須供之以為常食，一日勿闕，常使恣意充足為度也。此物勝肉遠矣。

按　語

孫思邈在此充分肯定了牛乳的營養價值，認為「此物勝肉遠矣」，並且提倡經常服食牛奶不絕，這對養生保健來說，確有重要作用。

服牛乳方

鐘乳一斤、上者細研之如粉①人參三兩　甘草五兩，炙乾地黃三兩　黃耆三兩　杜仲三兩，炙蓯蓉六兩②。茯苓五兩　麥門冬四兩，去心薯蕷六兩③石斛二兩④。

右（上）十一味，擣篩為散，以水五升先煮粟，採七升為粥，內（納）散七兩，攪令勻和，少冷，水牛渴飲之令足。不足更飲水，日一。余時患渴，可飲清水。平旦取牛乳服之，生熟任意。牛須三歲以上，七歲以下，純黃色者為上，餘色者為下⑤。其乳常令犢子飲之，若犢子不飲者，其乳動氣，不堪服也。其乳牛淨潔養之，洗刷飲飼須如法，用心看之。慎蒜豬魚生冷陳臭等物。

注　釋

①鐘乳：即石鐘乳，礦物藥，可補虛壯陽，不可多用。

②菠蓉：即肉蓯蓉，能補腎壯陽，潤腸通便。

③薯蕷：即山藥，能補益脾胃，益肺滋腎。

④石斛：為蘭科草本植物石斛的莖，能養陰清熱。

⑤餘色：其他顏色。

按　語

孫氏在此提出，先以滋補藥物飼養母水牛，再取其奶服食，使藥物與食物二者有機地結合，其法頗為別致。

補虛羸方

有人遭重病，虛羸不可平復，以此方補之甚效。其方如左（下）：

生枸杞細根細切，一大斗，以水一大石（擔），煮取六斗五升，澄清，白羊骨一具

右（上）二味合之，微火煎取五大升，溫酒服之，五日令盡，不是小小補益。一方單用枸杞根，慎生冷酢滑油膩七日。

補五勞七傷虛損方

白羊頭蹄一具，以草火燒令黃赤，以淨綿急塞鼻胡椒一兩　蓽撥一兩　乾薑一兩　蔥白一升，切香豉二升

右（上）六味，先以水煮羊頭蹄骨半熟，內（納）藥更煮，令大爛，去骨，空腹適牲食之；日食一具，滿七具止。禁生冷鉛丹瓜果肥膩①，及諸雜肉濕面白酒粘食大蒜，一切畜血。仍慎食大酢、滑、五辛、陳臭、豬、雞、魚、油等七日。

注　釋

①鉛丹：泛指各種礦物煉製的丹藥。

療大虛羸困極方

取不中水豬脂肪一大升①，內（納）蔥白一莖，煎令蔥黃止。候冷暖如人體，空腹平旦服之，令盡。暖蓋覆臥，至日晡後乃食白粥稠糜②。過三日後服補藥，其方如左（下）：

羊肝一具，細切羊脊骨䐃肉一條，細切③曲　末半升枸杞根十斤，切，以水三大斗，去取一大斗，去滓。

右（上）四味合和，下蔥白豉汁，調和羹法，煎之如稠糖，空腹飽食之，三服，時慎食如上。

注　釋

①不中水：未摻水。

②日晡：申時曰晡，指下午三點、至五點。

③䐃（ㄅㄢˊ）肉：即夾脊肉。

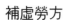

補虛勞方

羊肝、肚、腎、心、肺一具，以熱湯洗肚，餘細切之胡椒一兩　蓽撥一兩　豉心半升　蔥白兩握，去心，切犁牛酥一兩①

右（上）六味合和，以水六升。緩火煎取三升，去滓，和羊肝等並汁皆內（納）羊肚中；以繩急繫肚口。更別作；絹袋，稍小於羊肚，盛肚煮之。若熟，乘熱出，以刀子並絹袋刺作孔，瀝取汁，空肚頓服令盡，餘任意分作食之。若無羊五臟，羊骨亦可用之，其方如左（下）：

羊骨兩具，碎之右（上）以水一大石（擔），微火煎，取三斗依食法任性作羹粥麵食。

注　釋

①犁牛：有雜色花紋的牛。

不食肉人①油面補大虛勞方

生胡麻油一升　淅粳米泔清一升②

右（上）二味，微火煎盡泔清乃止，出貯之，取三合。鹽汁七合。先以鹽汁和油令相得。溲面一斤③，如常法作餺飥④，煮五六沸，出置冷水中，更漉出盤上令乾。乃更一葉葉擲沸湯中，煮取如常法，十度煮之，面熱乃盡，以油作臛澆之，任飽食。

注　釋

①不食肉人：即吃素的人。

②淅粳米泔清：即淘洗粳米後經過澄清的淘米水。

③溲面：即用水調和過的麵粉。經揉搓後可以做成糕餅

之類。

④餺飥（ㄅㄛˊ ㄊㄨㄛ）：餅子之屬。

烏麻脂主百病虛勞久服耐寒暑方

烏麻油一升　薤白三升

右（上）二味，微火煎薤白，令黃，去渣，酒服一合，百日充肥，二百日老者更少，三百日諸病悉癒。

服石英乳方

白石英十五兩①，擣石如米粒，以綿裹密帛盛右（上）一味，取牛乳三升，水三升，煎取三升，頓服之。日一度，可二十遍煮乃一易之，過篩以酒漬二七日服之。常令酒氣相接，勿至於醉，以補人虛勞更無以加也。有力能多服一二年彌益。凡老人舊患眼暗者，勿以酒服藥，當用飲下之②。目暗者，能終不與酒蒜③，即無所畏耳。

注　釋

①白石英：係氧化矽類礦物石英的純白礦石，性味甘溫，有溫肺腎、安心神、利小便等作用。

②飲：指用水煎成湯藥。

③終不與酒蒜：即始終不與酒和大蒜打交道，也就是長期禁食酒與蒜。

藥療方

論曰：上篇皆是食療，而不癒，然後命藥，藥食兩攻，則病無逃矣。其服餌如左（下）：

大黃芪圓（丸）

黃芪、柏子仁、天門冬去心、白朮、乾地黃、遠志去心、澤瀉、署預①、甘草炙、人參、石斛、麥門冬去心、牛膝、杜仲、薏苡仁、防風、茯苓、五味子、茯神、乾薑、丹參②。肉蓯蓉、枸杞子、車前子、山茱萸、狗脊③、萆薢、阿膠炙，巴戟天、菟絲子、覆盆子

右（上）三十一味，各一兩，擣篩煉蜜為丸，日稍加至四十圓（丸）。性冷者加乾薑、桂心、細辛二兩、去車前子、麥門冬、澤瀉；多忘者加遠志、菖蒲二兩；患風者加獨活、防風、川芎二兩，老人加牛膝、杜仲、萆薢、狗脊、石斛、鹿茸、白馬莖各二兩④。無問長幼，常服無絕。百日以內，慎生冷、酢、滑、豬、雞、魚、蒜、油膩，陳宿鬱浥⑤；百日後，惟慎豬、魚、蒜、生菜、冷食；五十以上，雖暑月三伏時亦忌冷飯。依此法可終身常得藥力不退。藥有三十一味，合時少一味兩味亦得，且服之。

注　釋

①署預：常寫作薯蕷，即山藥，係多年蔓生草本植物薯蕷的塊根，具有補益脾胃，益肺滋腎的作用。《本草綱目》言其「益腎氣，健脾胃，止瀉痢，化痰涎，潤皮毛」。

②丹參：為唇形科多年生草本植物丹參的根，有活血祛瘀、清心安神之效，為現今治療心臟病、冠心病之要藥。

③狗脊：為蚌殼蕨科多年生草本植物金毛狗脊的根狀莖。本品有補腎強腰、祛濕除痹的作用。

④鹿茸：為脊椎動物鹿科梅花鹿或馬鹿的雄鹿頭上未骨化而帶毛茸的幼角。本品性味甘鹹溫，有壯陽益精，補腎健骨，止崩束帶等作用。白馬莖。即白馬陰莖，性味甘鹹平，

《神農本草經》言其主治「傷中、脈絕、陰不起，強志益氣，長肌肉肥健，生子」。

⑤陳宿鬱浥。當是指相隔較多時日的羹湯或酒醋之類。

彭祖延年柏子仁圓久服強記不忘方

柏子仁五合、蛇床子①菟絲子②覆盆子各半升，石斛、巴戟天各二兩半③，杜仲炙、茯苓、天門冬去心、遠志各三兩，去心天雄一兩，炮去皮續斷④、桂心各一兩半，菖蒲、澤瀉、署預、人參、乾地黃、山茱萸各二兩，五味子五兩⑤，鐘乳三兩，成煉者肉蓯蓉六兩

右（上）二十二味，擣篩煉蜜和丸如桐子大，先食服二十丸。稍加至三十丸，先齋日乃服藥。服後二十日，齒垢稍去，白如銀，四十二日面悅澤，六十日瞳子黑白分明，尿無遺瀝；八十日四肢偏潤，白髮更黑，腰背不痛；一百五十日意氣如少年。藥盡一劑，藥力周至，乃入房內。忌豬；魚、生、冷；酢、滑。

注　釋

①蛇床子：為傘形科一年生草本植物的成熟果實，有溫腎壯陽、殺蟲止癢的作用。

②菟絲子：為旋花科一年生寄生蔓生草本植物菟絲子的成熟種子，有補腎固精、養肝明目之功。

③巴戟天：為茜草科多年生草本植物巴戟天的根，有溫腎壯陽、祛風除濕之效。

④續斷：為山蘿蔔科多年生草本植物續斷的根，有接骨療傷、強壯筋骨、止漏安胎的作用。

⑤五味子：為木蘭科多年生落葉木質藤本植物五味子的

成熟果實。本品有斂汗止渴、益腎固精、澀腸止瀉的作用。

紫石英湯主心悸寒熱百病令人肥健方

紫石英十兩①、白石英十兩、白石脂三十兩②、赤石脂三十兩③、乾薑三十兩。

右（上）五味子㕮咀完畢④，用二石英各取一兩，石脂等三味各取三兩，以水三升合，以微火煎。宿勿食，分為四服，日三夜一服，後午時乃食。日日依前稱取前日藥⑤，乃置新藥中共煮。乃至藥盡常然。水數一準新藥盡訖，常添水去滓，服之滿四十日止，忌酒肉，藥水皆用大升，稱取亦用大升。服湯訖即行，勿住坐臥，須令藥力遍身，百脈中行。若大冷者，春秋各四十九日，服令疾退盡，極須澄清服之。

論曰：此湯除固冷莫過於此，能用之有如反掌。恐學者謂是常方，輕易而侮之。若一劑得差（瘥），即止，若服多令人大熱，即須服冷藥壓之，宜審而用之。

注　釋

①紫石英：為螢石的礦石，可治心悸怔忡。

②白石脂：又名高嶺土，為矽酸鹽或礦物白陶土，能澀腸止血。

③赤石脂：又名紅土、赤石土。為紅色的多水高嶺土塊狀體，能澀腸止血。

④㕮咀：咬嚼之意，此處是指把藥研碎。

⑤日日：每天。

按　語

本篇所敘方藥，大多為補虛羸方，這與當時人們生活水

準低、營養差、體質弱的實際情況是相吻合的。今天人們普遍生活水準有所提高，健康狀況大為改善，有的非但體質不虛，而且營養過剩，因此除了確有虛證者外，不可照搬孫氏原方。最後一方完全用礦物藥，更要慎用，否則反而損傷身體。

（四）退居序

說　明

本文選自《千金翼方》卷十四。本卷總題為「退居」，共收醫論七篇，前有小序，辭約義豐，故選錄之。所謂退居，即退隱歸家居住之意。孫氏晚年退隱家居，著力研究養生，特別是在老年養生的理論和實踐方面，有許多精闢的論述。

原　文

論曰：人生一世，甚於過隙①，役役隨物②，相視俱盡，不亦哀乎？就中養衛得理，必免夭橫之酷。若知進而不知退，知得而不知喪，嗜欲煎其內，權位牽其外，其於內熱之損，胡可勝言，況乎身滅覆宗之禍不絕於世哉③！今撰退居養志七篇，庶無禍敗夭橫之事。若延年長生，則存乎別錄，高人君子宜審思之。

注　釋

①過隙：即白駒過隙，形容時光過得很快，就像白駒躍過空隙一樣。

②役役隨物：即事事隨波逐流。

③覆宗：使宗族覆滅。封建社會一人犯罪，株連九族，有因株連而覆滅宗族者。

語 譯

立論說：人生在世上，比白駒過隙還快，事事隨波逐流，好像互相對視的一剎那間就過完了，不是很值得哀歎嗎？其中養生得法的人，必定可以免除夭亡的橫禍。假若只知道前進而不知道後退，只知道有所得而不知道有所失，嗜欲煎熬內臟，榮華權勢引誘於外，將造成過分陰虛內熱的損傷，又哪能說得盡呢。況且還有殺身甚至覆滅宗族的禍害不斷發生啊！

現今撰寫退居養志的文章七篇，希望能免除夭折橫禍之事。至於延年長生的道理，則載錄在其他各篇中，重視養生的人當認真研究思考一番。

按 語

孫氏在此提出，人們到了年老的時候，就應當退居，即告老還鄉居住，以便頤養天年。如果此時仍然「知進而不知退，知得而不知喪，嗜欲煎其內，權位牽其外」，就將嚴重妨礙養生。作者指出這一點，至今還能給人以有益的啟示。

（五）擇 地

說 明

本篇選自《千金翼方》卷十四，主要論述了怎樣選擇居處環境。

原 文

山林深處，固是佳境，獨往則多阻，數人則喧雜。必在人野相近①，心遠地偏②，背山臨水，氣候高爽，土地良沃，泉水清美，如此得十畝平坦處，便可構居。若有人功，

可至二十畝。更不得廣，廣則營為關心，或似產業，尤為煩也。若得左右映帶崗阜形勝，最為上地。地勢好，亦居者安，非他望也。

注　釋

①人野相近：指村鎮與山野相毗鄰的地方。

②心遠地偏：此語原出於晉代陶淵明《飲酒》詩之五。結廬在人境，而無車馬喧。問看何能爾。心遠地自偏。言心不存榮華權勢之想，不與達官貴人交往。則居地必定僻靜。

語　譯

深山老林離城鎮很遠，固然是良好的環境，但一個人獨自往深山隱居則有不少困難和阻礙，好幾個人一同前往居處又嫌喧鬧嘈雜。一定要選擇山林與村鎮相毗鄰、僻靜而不與官府相交往，依山傍水，氣候高曠爽朗，土質優良肥沃，泉水清澈美麗，在這樣的地方選擇十畝平坦的土地，便可以建造住宅。如果人力富裕，也可以擴大到二十畝。不能再擴大了，過於寬廣則經營照管非常操心，近於廣置田地產業的地主，尤其使人煩惱。如能得到山岡土阜左右相映帶的形勝之地，就要算是最好的上等地理環境了。地勢良好，可使居住者感到安定，並非為了別的什麼。

按　語

孫氏主張老人退處山林，選擇良好的地理環境建房居住，無疑是有益於養生的。但他提出選擇土地十畝甚至二十畝用來構造住宅，這在唐代人少地多的情況下，當然不成問題，在今天人多地少的情況下，則根本行不通。唯有選擇農

村山地安度晚年這一點，仍能給人以有益的啟示。

（六）締 創

說 明

本篇選自《千金翼方》卷十四，全文論述了構造住宅的規格和要求，從中可以看出孫氏晚年的生活和居處等情況。

原 文

看地形向背，擇取好處①，立一正屋三間。內後牽其前梁稍長②，柱令稍高，椽上著棧③，棧訖，上著三四寸泥，泥令平，待乾即以瓦蓋之。四面築牆，不然塹壘④，務令厚密，泥飾如法。須斷風隙拆縫門窗，依常法開後門。若無瓦，草蓋令厚二尺，則冬溫夏涼。於簷前作格子房以待客⑤。客至引坐，勿令人寢室及見藥房，恐外來者有穢氣，損人壞藥故也。若院外置一客位最佳。

堂後立屋兩間，每間為一房，修泥一准正堂，門令牢固。一房著藥，藥房更造一立櫃，高腳為之。天陰霧氣，櫃下安少火，若江北則不需火也。一房著藥器，地上安厚板，板上安之，著地土氣恐損。正屋東去屋十步，造屋三間，修飾准上。二間作廚，北頭一間作庫。庫內東牆施一棚，兩屋，高八尺，長一丈，闊四尺，以安食物。必不近正屋，近正屋則恐煙氣及人，兼慮火燭，尤宜防慎。於廚東作屋二間，弟子家人寢處，於正屋正西北立屋二間通之。又於正屋後三十步外立屋二間，椽梁長壯，柱高間闊，以安藥爐，更以籬院隔之，外人不可至也。西屋之南立屋一間，引簷中隔著門，安功德⑥，充念誦入靜之處⑦。

中門外水作一池，可半畝餘，深三尺，水常令滿，種芰

荷菱芡⑧，繞池岸種甘菊⑨，既堪採食，兼可閱目怡閑也。

注　釋

①好處：好的處所，即好的地方。

②內後牽其前梁：即內部及後部均與前梁相牽引。

③椽上著棧：即在椽條上釘著短木。

④塹壘：深坑高壘的牆。

⑤格子房：即以木格子相隔開的房間。

⑥安功德：指安放佛經之類。佛家稱念佛、誦經、佈施等為功德。

⑦入靜：道家的一種修練方法，指靜處一室，屏去左右，獨自澄神靜慮。

⑧芰荷：即荷花，也叫蓮花。

⑨甘菊：即菊花。

語　譯

觀察地形是向陽還是背陽，選擇好的地方，先建立正屋三間。屋內屋後均與前樑相牽引，前樑要長一些，所立木柱也力求高一些。椽條上面釘上短木，釘完之後再鋪上三四寸泥土，泥土弄平整，待乾了之後，再蓋上新瓦。四面築起牆壁，或者用深溝高壘的方法築牆，牆壁要厚而密，用泥粉飾如法。必須堵塞一切風隙裂縫及門窗，依據常規的方法開設後門。如果沒有瓦，就用草蓋成二尺厚的屋頂，那麼可收到冬溫夏涼的效果。

在屋簷前面西邊建一個格子房以接待賓客。客人來了引導請坐，不要讓他進入寢室及藥房，這是為了預防病邪穢氣從外邊傳入，以免損傷人或損壞藥物的緣故。若能在院子外

邊設置客人的座位，那是最好不過的了。

堂屋後邊又建房兩間，每間獨自成一房，泥飾粉刷的方法與正屋相同，門必須牢固。一個房間專門放藥，藥房裏還要造一個立櫃，櫃腳儘量做高一些，如天氣陰冷潮濕或有霧氣，必須在櫃下安置一爐小火，若在長江以北，就不必備火了。另一個房間安放製藥、貯藥的器皿，地上要安厚厚的木板，將藥器安置在板上，怕藥器沾地土潮濕氣而使藥物受到損傷。正屋的東面，離開屋子十多步的地方，又造房屋三間，其修飾方法與上邊相同，兩間做廚房！北頭一間作庫房。庫房內東牆邊放置一個棚子，共兩層，高為八尺，長十尺，寬四尺。以便安放食物。廚房與庫房切不可靠近正房，靠近正房便有煙氣薰人，加上擔心怕發生火災，尤其應當謹慎提防。

在廚房東面建造房屋兩間，讓弟子和家人居處在裏邊，又在正屋西北面建造房屋兩間，使之與家人弟子的居室相通。再在正屋後面三十步之外建屋二間。椽條及樑柱要又長又粗壯，柱子要高，間隔要寬。以便安放藥爐，再用籬笆隔開來。這是製藥陣地，外人是不讓進的。西屋的南邊造一間房，把屋簷延長向外伸展，中間造一張門。房內安放佛經，是念佛誦經恬淡入靜的地方。

中門外挖一水池，面積約半畝地大，深三尺，經常灌滿水，種上荷花、菱角及茨實之類。圍繞著池塘堤岸種上菊花，既可採摘食用，又可供觀賞，更令人心曠神怡。

按 語

從本文可以看出，孫氏的住宅房屋眾多，面積寬敞，陳設有致。他嗜潔成癖，十分講究衛生，如臥室及藥房不讓外

人進去，這對防止疾病廊染和藥物汗損很有積極意義。又很注意美化環境，使人居處安定，心曠神怡。這些無疑都有益於健康長壽。但也不能照搬孫氏的經驗，我們今天人多地少，絕不可能像他那樣建造大面積的住宅。

（七）飲　食

說　明

本篇選自《千金翼方》卷十四。其內容主要論述了日常飲食的選擇、加工製作方法及食前食後應注意的事項，強調食補，防止飲食損傷人體。很值得人們特別是中老年人加以重視。

原　文

身在田野，尤宜備贍①，須識罪福之事②，不可為食損命。所有資身③，在藥菜而已，料理如法④，殊益於人，枸杞、甘菊、牛膝、苜蓿⑤，商陸⑥、白蒿⑦、五加⑧，服石者不宜吃⑨。商陸以上藥，三月已前苗嫩時採食之，或煮或齏⑩，或炒或醃，悉用土蘇、鹹豉汁加米等色為之⑪，下飯甚良。蔓菁作齏最佳⑫。不斷五辛者⑬，春秋嫩韭，四時採薤，甚益：麴雖擁熱⑭，甚益氣力，但不可多食，致令悶憒⑮。料理有法，節而食之。百沸鑄飥⑯、蒸餅及羔⑰，索餅⑱、起麵等⑲，法在食經中⑳。白粳米、白粱、黃粱、青粱米㉑，常須貯積，支料一年。炊飯煮粥，亦各有法，並在食經中。綠豆、紫蘇、烏麻、亦須宜貯，俱能下氣㉒。其餘鼓醬之徒，食之所要，皆須儲蓄。若肉食者必不得害物命，但以錢買，猶愈於殺㉓。第一戒慎勿殺。若得肉必須新鮮，似有氣息則不宜食，爛臟損氣，切須慎之戒之。料理法在食經

中。

注　釋

①備贍：充足。

②罪福之事：即禍福之事。

③資身：滋補身體之益。資，助也。

④料理：指飲食的調理加工，一般指加工菜餚。今天日本猶呼菜餚為料理。

⑤苜蓿：又名金花菜，為豆科植物紫苜蓿或南苜蓿的全草，能清熱利尿。

⑥商陸：又名見腫消。為商陸種植物商陸或垂序商陸的根，能治水腫脹滿或瘡瘍腫毒。

⑦白蒿：又名蔞蒿，能療瘡毒及風寒濕痹，補中益氣。

⑧五加：即五加皮，又名南五加皮，為五加科植物五加或短梗五加等的根皮。能祛風濕，強筋骨。

⑨服石者：指喜服五石散一類壯陽礦物藥的人。

⑩虀（ㄐㄧ）：將菜細切或搗碎。

⑪色：在此作「物」講。

⑫蔓菁：即蕪菁，屬十字花科一二年生草本植物。直根肥大，質較蘿蔔緻密，有甜味，呈球形或扁圓形，為常用蔬菜之一。

⑬五辛：又各五葷，指薤、薑、蒜、韭、蕓。

⑭麴：即酒麴，能助消化。

⑮憒（ㄎㄨㄟ）：昏亂、糊塗。

⑯餺飥（ㄅㄛˊ ㄊㄨㄛˊ）：餅屬，即南方所說的糊粑、湯丸或糰子之類。

⑰羔：在此同糕，即糕點。

⑱索餅：即麵條。

⑲起麵：當是指用鹼之類與麵粉攪拌加水揉搓所成的麵。俗稱發麵。

⑳食經：孫氏研究飲食及食療食補的專著，今已失傳。或者就是指《備急千金要方》第二十六卷「食治」。

㉑白粱、黃粱、青粱米：皆小米即粟的不同品種。

㉒下氣，其含義有二：一是治療肺胃之氣上逆，一盡治療腸道阻滯。

㉓愈於殺：即勝過殺生。

語　譯

處身在山林村野，尤其應當儲備充足的食物，必須懂得禍福之事，不可因飲食不適而損傷壽命。所有滋補身體的東西，主要在於藥和菜兩個方面，調理加工得法，委實很有益於人。枸杞、甘菊、牛膝、苣蓿、商陸、白蒿、五加皮等中藥，常服五石散等礦物藥的人就不宜吃。

在上舉商陸以前的各種藥物，春三月之前已有嫩苗，正好可以採食，或烹煮，或切碎擣細，或炒食，或煎成小餅團，都用土生的紫蘇、鹹豆豉汁加米等物合製成副食品，用來下飯頗好。將蕪菁切碎擣細做成齏最佳。不禁蔥薑蒜薤韭等五辛的人，春秋採食嫩韭葉，四時可採食薤頭，頗有益處。酒麴雖然助熱，甚能補益氣力，但不可多吃，致使人心氣悶而昏亂。食物加工調理得法，可以有節制地吃一些。經過百沸的餺飥小餅、蒸餅、蒸糕、麵條，發麵等，其具體製法和服食法均記錄在《食經》之中。

白粳米及白粱、黃粱、青粱米等不同品種的粟米，也必須經常加以儲藏，至少要能應付一年之所需。炊飯煮粥也各

有方法，在《食經》中均有所論及。綠豆、紫蘇、黑芝麻等，亦必須貯藏，這些都能降逆下氣。其他像豆豉及各種醬類，也是飲食所必需的，都應當儲藏。

如果是愛好肉食的人。必定不得殺害生命，只有用錢去買肉，還是勝過殺生的。第一要謹慎的就是不可殺生。如果得到肉食，必須是新鮮的，只要稍微聞到有變質的氣味就不宜再吃，腐敗的肉類會使人體內臟受損，陽氣被傷，更應當小心謹慎地加以注意。關於調理和加工的方法，同樣記載在《食經》之中。

按　語

本段提出，滋補身體在於藥食，藥物固然重要，但飲食尤為重要，因而突出地論述了飲食。不論主食、副食的選擇、貯存、加工方法及食用原則等，均提出了具體的要求。文中談到肉有異味則不宜食，這是很合乎衛生原則的。至於主張買肉而不殺生，則反映了「君子遠庖廚也」的儒家慈悲思想，是很不足取的。

原　文

食後將息法：平旦點心飯訖，即自以熱手摩腹，出門庭行五六十步，消息之①。中食後，還以熱手摩腹，行一二百步。緩緩行，勿令氣急。行訖，還床偃臥②，四展手足勿睡。頃之氣定，便起正坐，吃五六顆蘇煎棗③，啜半升以下人參、茯苓、甘草等飲④。覺似少熱，即吃麥門冬、竹葉、茅根等飲⑤，量性將理。食飽不得急行，及飽不得大語、遠喚人、嗔、喜臥睡覺。食散後隨其事業，不得勞心勞力。覺肚空即須索食，不得忍饑。必不得食生硬、黏滑等物，多致

霍亂。秋冬間暖裏腹⑥，腹中微似不安，即服厚朴、生薑等飲⑦。如此將息，必無橫疾。

注　釋

①消息：本意為消長，消即消滅，息即生長。此處有聽其自然和幫助消化之意。

②偃臥：仰臥。

③蘇煎棗：即用紫蘇湯煎煮過的大棗。紫蘇能發散風棗，寬中理氣。大棗能補益脾胃，養心安神。

④人參、茯苓、甘草等飲：即用人參、茯苓、甘草等藥煎成的湯劑。人參能益氣生津，滋補脾肺，寧神益智；茯苓能健脾滲濕，寧心安神，甘草能補中益氣，清熱解毒。

⑤麥門冬、竹葉，茅根等飲：即用麥門冬、竹葉、茅根等藥煎成的湯劑。麥門冬能潤肺止咳，養胃生津；竹葉，即淡竹葉，能清熱除煩，滲濕利尿；茅根，即白茅根，能涼血止血，清熱生津。

⑥暖裏腹：用溫中之藥去腹中之寒。又飲食皆溫熱，使腹內保持溫暖。

⑦厚朴、生薑等飲：即用厚朴，生薑等藥熬成的湯劑。厚朴能燥濕行氣，化痰降逆；生薑能發散風寒，溫胃止嘔。

語　譯

進食以後的將息調養方法：每天早晨吃完早點之後，便自己用熱手按摩腹部，走出門庭行五六十步，自由地進行活動，以便促進食物消化。中餐以後，仍然用熱手按摩腹部散步，出門走上一二百步。慢慢地行走。不要使呼吸急促。散步完了，回到寢室仰臥在床，伸展手足四肢，不要真睡。

頃刻之間，氣息平定，便起床端坐，吃五六顆用紫蘇湯煎煮過的大棗，喝上半升左右用人參、茯苓、甘草等藥熬成的湯劑。自覺好像有些發熱，便吃麥門冬、淡竹葉、白茅根等熬成的湯藥，根據身體的實際情況進行調理。飽食以後不得急步行走，凡到了飽食的程度就不要大聲說話，也不得向遠處呼喚人或者嗔怒吼叫，亦不得喜臥嗜睡。吃完飯以後當聽其自然，自由自在地進行活動，不得急於勞心和勞力。覺得腹內空虛就當立即覓食，不得故意忍耐饑餓。必定不吃過於生硬、黏滑的食物，否則容易引起霍亂病。秋冬之際腹內要保持溫暖，如果腹內稍稍感到有些不舒適，馬上就服厚朴、生薑等熬成的湯藥。這樣將息調理的話，必定不會橫遭夭傷。

按　語

孫氏在此強調適時進食，並要堅持飯後摩腹散步，還要根據各人體質的強弱虛實，選擇適宜服用的湯藥。其中有不少將息調理方法是很可取的，非常值得重視。

（八）養　性

說　明

本篇選自《千金翼方》卷十四。文中除了提到一般的將息調理之外，還特別強調思想意識和情志等方面的修養。孫氏認為，心理健康將直接影響身體健康，主張由讀書來增強思想意識和情志等方面的修養，是很能發人深省的。

原　文

雞鳴時起，就臥中導引。導引訖，櫛漱即巾①。巾後正坐，量時候寒溫，吃點心飯若粥等②。若服藥者，先飯食，

服吃藥酒。……良久事訖，即出徐徐步庭院間散氣③。地濕即勿行，但屋下東西步，令氣散。家事付與兒子，不得關心。所云退居，去家百里五十里，但時知平安而已。應緣居所要，並令子弟支料頓送，勿令數數往來憒鬧也④。一物不得在意營之⑤。平居不得嗔，不得大語，大叫，大用力，飲酒至醉，並為大忌。四時氣候和暢之日，量其時節寒溫，出門行三里二里，及三百二百步為佳。量力行，但勿令氣乏氣喘而已。親故鄰里來相訪問，攜手出遊百步，或坐，量力宜談笑，簡約其趣⑥，才得歡適，不可過度耳。

人性非合道者，焉能無悶悶，則何以遣之？還須畜數百卷書⑦，《易》、《老》、（莊子）等，悶來閱之，殊勝悶坐。衣服但粗縵⑧，可禦寒暑而已。第一勤洗浣，以香霑之，身數沐浴，務令潔淨，則神安道勝也。浴法具《養生經》中⑨。所將左右供使之人，或得清淨弟子，精選小心少過謹慎者，自然事閑，無物相惱，令人氣和心平也。凡人不能絕嗔，得無理之人，易生嗔喜，妨人道性。

注　釋

①櫛漱即巾：櫛，本為梳子，此處指梳頭。漱，漱口。巾，本為手巾，此處指洗臉。這句話是說，早起梳頭漱口之後馬上就洗臉。

②飯若粥：即飯或粥。若，作或講。

③散氣：即排除廢氣，吐故納新。

④憒鬧：擾亂情緒。

⑤一物不得在意營之：即不要一心一意去追求某種事物。

⑥簡約其趣：「趣」本為旨趣，即宗旨和意義，此處作「內容」講。承上文意即應當簡約談話的內容，不宜太深太

廣。

　　⑦畜數百卷書：畜，同蓄，言應當收藏數百卷書。

　　⑧粗縵（ㄇㄢˊ）：衣服粗糙而沒有文采。

　　⑨養生經：孫氏有關養生的專著。今已失傳。或者就是指《備急千金要方》第二十七卷「養性」。

語　譯

　　每天雞叫的時候就起床，便在臥室中操練氣功導引。做完導引之後，當梳頭、漱口、洗臉。浣洗之後，正襟端坐，根據季節寒溫的情況，選用早餐，吃點心或粥等。如果是有服藥習慣的人，可以先吃飯，後服藥或吃藥酒。……良久，便起身在庭院間慢慢地散步，排除廢氣，吐故納新。地上潮濕就不要行走，只在屋簷下東西往來散步，使廢氣排出，家庭事務全部交給兒子去照管，自己不必操心。要營造退隱閒居的住宅，應選在離家一百里或五十里左右的地方，只讓家人知道自己平居就行了。

　　凡退居所需要的各種物品，讓子弟們支付供給，並且整批地送來，省得他們頻繁往返打擾修道情緒。不得一心一意去追求某種事物。平常居處不得惱怒，不要大聲說話，大聲吼叫和強用力氣，飲酒絕不可弄到酩酊大醉的程度，這些都是養生家所大忌的。一年四季，在氣候和暢宜人的日子裏，根據寒熱變化的時令特點，出門走上二里三里，或三百步、二百步為佳。量力步行，或者靜坐，適可而止地與人笑談。簡約談話的內容及其深度和廣度，剛好達到歡樂愉快為止，亦不可過度。

　　人們的思想情志並非全都合乎養生之道，哪能沒有鬱悶不樂的時候呢？有鬱悶該怎樣排遣？還應當收藏幾百卷書，

如《易經》、《老子》、《莊子》等。心中煩惱的時候讀讀書，確實勝過鬱鬱悶坐。衣服雖然粗糙而無文采，可以禦寒暑就行了。第一要緊的是勤於洗換衣服，衣服上霑點兒香水，並要經常洗頭洗澡，務必做到整潔乾淨，那麼精神就會安定愉快，最能體現養生保健的原則。關於洗澡的方法，具體詳細地記載在《養生經》中。

常在左右服務供使喚的人，當挑選整潔乾淨的弟子，精選其中小心謹慎而鮮有過錯的人，自然事情簡少，不會帶來惱怒和麻煩，使人心氣平和。大凡人們不可能沒有嗔怒，如果常和無理取鬧的人在一起，就很容易產生惱怒，妨礙人們養生保健的情緒和習性。

按　語

本篇特別強調思想情志修養，主張藏書數百卷。認為在煩惱的時候多讀點書，使人開闊眼界、增長知識，遠遠勝過悶坐，孫氏提倡讀《易經》、《老於》、《莊子》等哲理性很強的著作，這是根據當時的歷史條件提出來的，因為這些書能夠啟迪人們的思維，學到一些樸素的辯證法思想。我們今天可以選擇觀點新穎的自然科學（包括醫藥書）、社會科學包括政治、歷史、哲學及優秀的文藝作品等。讀讀這些書可以增長許多新的知識，並且學會運用辯證唯物主義和歷史唯物主義的觀點觀察分析問題，包括解決個人感到苦悶煩惱的問題。實踐證明，多讀好書是有益於身心健康的。

（九）敘虛損論

說　明

本篇選自《千金翼方》卷十五。作者一針見血地指出，

凡虛損夭傷，「皆由不自愛惜」所致。因而告誡人們，要除去不良嗜好，節制情慾，這才是最好的防治疾病的方法。否則任意放恣，等到病入膏肓再去哀求救治，那就悔之晚矣。

原　文

論曰：凡人不終眉壽①，或致夭歿者，皆由不自愛惜，竭情盡意，邀名射利。聚毒攻神②，內傷骨髓，外敗筋肉，血氣將亡，經絡便壅，皮裏空疎，惟招蠱疾。正氣日衰，邪氣日盛，不異舉滄波以注爝火③，頹華嶽而斷涓流④，語其易也。又甚於此。

注　釋

①眉壽：長壽之意。周代金文銘上刻有「萬年眉壽」、「眉壽無疆」等語。舊說眉長是高壽者的特徵，故曰眉壽。

②聚毒攻神：毒，毒藥，即藥物。聚集藥物本為治病，結果損傷精神和正氣，反面成為致病因素。如古代盛行服石煉丹之風，有的丹藥有大毒，致使許多人深受其害。

③爝（ㄐㄩㄝˊ）火：古時用葦子束成火炬，點燃火炬（稱為爝火）以除不祥。

④涓流：細細的流水。

語　譯

立論說：大凡人們不能終其天年以獲長壽，或者導致夭亡早死，都是由於不能自我愛惜所致。如竭盡情意，貪圖色慾，到處邀射名利等等。聚集各種藥物治病，反而損傷人的精神和正氣，內則損傷骨髓，外則敗壞筋肉，氣血將要敗亡，經絡便壅滯不通，體內虛損空疎，只能招來疾病。正氣

一天天衰敗，邪氣一天天旺盛，不異於用滄海的水去澆滅一個火炬，推倒華山的土石來斷絕一條小小的溪流，說的是致病夭殤太容易了。何況還有比這更厲害的呢？

原　文

然疾之所起，生自五勞①，五勞既用，二臟先損，心腎受邪，臟腑俱病。故彭祖論別床異被之戒，李耳陳黃精鉤吻之談②。斯言至矣，洪濟實多③。今具錄來由，並貫病狀，庶智者之察微，防未萌之疾也。五勞者，一曰志勞，二曰思勞，三曰心勞，四曰憂勞，五曰疲勞。即生六極④：一曰氣極，氣極令人內虛，五臟不足，外受邪氣，多寒濕痺，煩滿吐逆，驚恐頭痛。二曰血極，血極令人無色澤，恍惚喜忘，善驚少氣，舌強喉乾，寒熱不嗜食，苦睡眩冒，喜瞑。三曰筋氣，筋氣令人不能久立，喜倦拘攣腹脹，四肢筋骨疼痛。四曰骨極，骨極令人酸削⑤，齒不堅牢，不能動作，厥逆、黃疸⑥，消渴、癃腫⑦，疽發膝重⑧，疼痛浮腫如水狀。五曰精極，精極令人無髮，髮膚枯落，悲傷喜忘，意氣不行。六曰肉極，肉極令人發痓⑨，如得擊，不復得言，甚者至死復生。

七傷者，⑩一曰寒熱，二曰陰痿，三曰裏急，四曰精連連而不絕，五曰精少囊下濕，六曰精清，七曰小便苦數，臨事不卒⑪，名曰七傷。七傷為病，令人邪氣多，正氣少，忽忽喜忘而悲傷不樂。奪色鰲黑⑫，飲食不生肌，膚色無潤澤，發白枯槁，牙齒不堅。目黃淚出，遠視目流⑬，見風淚下。咽焦消渴，鼻衄唾血⑭，喉仲介介不利，胸中噎塞，食飲不下。身寒汗出，肌肉酸痏⑮，四肢沉重，不欲動作。膝脛苦寒，不能遠行，上重下輕，久立腰背苦痛，難以俯仰，繞臍急痛。饑則心下虛懸，唇乾口燥，腹裏雷鳴，胸背相引

痛，或時嘔逆不食，或時變吐。小便赤熱，乍數時難，或時傷多，或如針刺。大便堅澀，時泄下血，身體瘙癢。陰下常濕，黃汗自出，陰痿消小，臨事不起。精清而少，連連獨泄，陰端寒冷，莖中疼痛，小便餘瀝，卵腫而大⑯，縮入腹中。四肢浮腫，虛熱煩疼，乍熱乍寒，臥不安席。心如杵舂，驚悸失脈，呼吸乏短，時時噩夢，夢與死人共食入塚。此由年少早娶，用心過差⑰，接會汗出⑱，臟皆浮滿⑲，當風臥濕，久醉不醒，及墜車落馬僵仆所致也。

注　釋

①五勞：中醫學所說五勞，一般指五臟之勞，即心勞、肝勞、脾勞、肺勞、腎勞。依本篇下文所述，五勞則為志勞、思勞、心勞、憂勞、疲勞。

②李耳陳黃精鉤吻之談：李耳即老子。黃精為補藥，鉤吻為毒藥，二者在外形上有相似之處，容易混淆，此處託名老子陳述了二者的區別。

③洪濟實多：言其能普救眾人之災難，益處很多。

④六極：指六種勞傷虛損的病症。「血極」則發墮善忘，「筋極」，則拘攣轉筋，「肉極」則肌削萎黃。「氣極」則短氣喘急，「骨極」則齒浮足痿，「精極」則目暗耳聾。

⑤酸削：令人酸痛如刀削。

⑥厥逆黃疸：厥逆，指氣機逆亂，四肢厥冷，甚至突然昏倒，不省人事的病證。黃疸，以身黃、目黃、小便黃為主證。多由脾胃濕邪內蘊，腸胃失調，膽液外溢而引起。

⑦消渴：指渴而飲多，食多反而消瘦，尿多和出現尿糖一類病證，類似於糖尿病。

⑧膝重：即膝腫。

⑨發疰（ㄓㄨˋ）：指具有傳染性的慢性消耗性疾病，如肺癆之類。「疰」有注入和久住之意，形容癆病患者的病程很長，又能轉注即傳染給他人，故名。

⑩七傷：七種勞傷的病因，具體說法不一，除本篇下文的解釋外，在《諸病源候論。虛勞候》中又說；「一曰大飽傷脾……二曰大怒氣逆傷肝……三曰強力舉重，久坐濕地傷腎，……四曰形寒寒飲傷肺，……五曰憂愁思慮傷心，……六曰風雨寒暑傷形，……七曰大恐懼不節傷志」。

⑪臨事不卒：即臨到小便時解不出來，或者餘瀝不盡。

⑫奪色黧黑：奪。脫也。脫色黧黑，指肌膚失去健康的顏色，而變成黯黑。

⑬遠視目流：目不明也，模模糊糊之意。

⑭鼻衄（ㄋ丨ㄡˋ）：俗稱流鼻血，多由肺熱上壅，或胃熱薰蒸所致。

⑮酸痟（ㄒ丨ㄠ）：即酸痛。痟，本指頭痛，此處作痛講。

⑯卵腫而大：指睪丸腫大。古代中醫文獻上稱睪丸為卵或陰卵。

⑰用心過差：即用心過度。

⑱接會汗出：指性交時大汗淋漓。

⑲臟皆浮滿：指臟器虛浮而病邪實滿。

語　譯

然而疾病的發生，多因五勞所引起，五勞既已出現，心腎二臟必先受邪而遭損傷，進而導致臟腑俱病。彭祖曾經說過：上士別床，中士異被；老子李耳也曾指出，補藥黃精與毒藥鉤吻容易混淆，要注意區別。這些言論都是極可貴的，

其普救眾人之效益實在太大了。

現今詳細敘述虛損的來由，並連貫系統地介紹其病狀，希望聰明人能夠觀察到疾病的微細兆徵，預防尚未萌芽的疾病。所謂五勞，一叫志勞，二叫思勞，三叫心勞，四叫憂勞，五叫疲勞。由五勞轉而滋生六極病；第一個叫氣極，所謂氣極，使人臟腑虛損，心、肝、脾、肺、腎五臟均不足，外受邪氣侵襲，形成寒濕痹症，煩躁腹滿、厥逆嘔吐，驚恐而頭痛。二叫血極，所謂血極病，使人皮膚無色澤，恍恍惚惚，常常忘事，多驚恐而少氣，舌頭強硬，喉部乾燥，時寒時熱，不嗜飲食，苦於睡眠時眩暈昏冒，又喜嗔怒。三叫筋極，所謂筋極，使人不能久立，經常疲倦、拘攣、腹脹，四肢筋骨均感疼痛。四叫骨極，所謂骨極，使人感到酸痛如刀削，牙齒不堅勞，不能隨意動作，肢體厥冷逆亂，或患濕熱黃疸，或患消渴及癰腫，疽瘡萌發，膝部腫大，疼痛浮腫得像灌了水一般。五叫精極，所謂精極，使人不長頭髮，皮膚枯燥而毛髮脫落，情志悲傷而又健忘，即使想做某件事也沒有決心去做。六叫肉極，所謂肉極，使人產生如肺癆病二類的傳染性疾患，好像被突然擊中，尚未來得及訴說就病倒了，厲害的甚至有九死一生的危害。

所謂七傷，一叫陰寒，二叫陰痿即陽痿，三叫裏急，四叫精液連連溢出而不止，五叫精少而陰囊下濕腫，六叫精清，七叫苦於小便頻數，臨到小便時尿排不出來，或者餘瀝不盡。這些統稱之為七傷。七傷所造成的疾病，使人邪氣多而正氣少，忽然忘記大事而又悲哀不樂。

臉部失掉正常的顏色，常呈現暗黑色，飲食再多也不長肌肉，膚色沒有潤澤，頭髮變得全白而枯槁，牙齒不堅固。眼睛發黃。淚水不斷流出，遠望昏昏沉沉，迎風則目中淚

下。咽喉焦燥而又消渴，鼻子流血或口中唾血，喉中像有梗阻似的很不爽利，胸部也彷彿有物堵塞，飲食吃不下。身體虛寒而大汗出。肌肉發酸痛，四肢感到很沉重，不想做任何動作。膝脛苦於寒冷而又不能遠行，上身重，下身輕，站久了腰背就疼痛，難以屈伸俯仰，繞臍周圍急痛。

飢餓時感到心下虛懸，唇乾而口燥，腹內像雷鳴似地作響，胸背互相牽引而痛，或時時有嘔逆之感而不想吃東西，或者直接變為嘔吐。小便赤黃而熱，或者小便次數很多而排解十分困難，有時一次的小便量特別多有時解小便象針刺一樣地感到疼痛。大便堅硬固澀，有時下血，全身皮膚瘙癢。陰囊之下常濕，黃汗流出，陰莖萎縮變小，臨到房事之時又勃不起來，精液清稀而量少，連連獨自溢精，陰莖頂端寒冷，莖中感到疼痛，小便餘瀝不盡，睾丸腫大，甚至上縮腹中。手足四肢浮腫，陰虛內熱而煩躁疼痛，時寒時熱，睡臥不能安寢席。心中好似杵臼搗米似的，驚悸恐懼而失去正常的脈象，呼吸短促乏力，時時做噩夢。夢見與死人一同進入墳墓吃飯。

這些都是由於少年時期早婚，思慮過度，行房之時大汗淋漓不止，臟腑皆正虛邪盛，又當風臥於濕地，或者久醉不醒，以及驅車騎馬摔傷僵仆等所造成的。

按　語

本段論述了五勞、六極、七傷等多種疾病的具體症狀。並且著重指出，此類疾病的根源，多為「年少早娶，用心過差，接會汗出，臟皆浮滿，當風臥濕，久醉不醒，及墜車落馬僵仆所致也，」這個分析是很中肯的，就中尤以早婚之害，更值得人們引以為戒。

藥王孫思邈道醫養生

原　文

故變生七氣①，積聚堅牢，如杯留在腹內，心痛煩冤②，不能飲食，時來時去，發作無常。寒氣為病，則吐逆心滿；熱氣為病，則恍惚悶亂，長如眩冒，又復失精，喜氣為病，則不能疾行，不能久立，怒氣為病，則上氣不可當，熱痛上沖心，短氣欲死，不能喘息；憂氣為病，則不能苦作，臥不安席；恚氣為病③，則聚在心下，不能飲食；愁氣為病，則平居而忘，置物還取，不記處所，四肢浮腫，不能舉止。五勞、六極，力乏氣畜，變成寒熱氣疰，發作有時，受邪為病。

注　釋

①七氣：即下文所說的寒氣、熱氣、喜氣、怒氣、憂氣、恚氣、愁氣。

②煩冤：即煩躁與煩悶之意。

③恚（ㄏㄨㄟˋ）：恨也，怒也。

語　譯

所以七傷又可轉化為七氣病，積聚成症瘕而很堅牢，就像一個覆過來的杯子裏在腹內，心痛而煩悶，不能進飲食，時作時止，發作無常。寒氣產生疾病，就會嘔吐呃逆而胸中脹滿；熱氣產生疾病，將會恍恍惚惚，非常悶亂，好像長期患了眩冒病，復又損失陰精；喜氣產生疾病，則不能快速行走，不能久久站立；怒氣產生疾病，則氣上沖而不可阻擋，疼痛上沖於心，短氣欲死，不能喘息，憂氣為病，便不能從事艱苦的勞動，寢臥不安席；憤恨不已的恚氣為病，則積聚生於心下，不能進飲食；愁氣為病，平常居處容易忘事，存放東西再去拎取，卻又忘記了處所。手腳四肢浮腫，不能採

取正常的行動舉止。五勞、六極為病，使人乏力而邪氣蓄積，產生寒熱病或者形成傳染性的癆病，隨時發作，只要有外邪侵襲馬上就會生病。

原　文

凡有十二種風：風入頭，則耳聾；風入目，則遠視䀮䀮；風入肌膚，則身體癮疹筋急①；風入糓則動，上下無常；風入心，則心痛煩滿悸動，喜腹瞋脹②；風入肺，則欬逆短氣；風入肝，則眼視不明，目赤淚出，發作有時；風入脾，則脾不磨，腸鳴蕭滿；風入腎，則耳鳴而聾，腳疼痛，腰屍尻不隨，甚者不能飲食；（風），入膽，則眉間疼痛，大小便不利，令人疼痹。五勞、六極、七傷、七氣積聚變為病者，甚則令人得大風緩急③，濕痹不仁，偏枯筋縮，四肢拘攣，關節隔塞，糓不通，便生百病，羸瘦短氣，令人無子。病欲及人，便即夭逝，勞傷血氣，心氣不足所致也。若或觸勞風氣，則令人角弓反張④，舉身皆動，或眉鬚頓落，惡氣腫起，魂去不足，夢與鬼交通；或悲哀不止，恍惚恐懼，不能飲食；或進或退，痛無常處。至此為療，不亦難乎！

注　釋

①癮疹（ㄧㄣˇ ㄓㄣˇ）：亦作隱疹。《集韻》：外皮小起也，指皮膚腫起或皮膚上起小疹子。

②瞋（ㄔㄣ）脹：即脹滿。

③大風：即痲瘋病。

④角弓反張：病人頭項強直，腰背反折，向後彎曲如角弓狀，這是風病和熱極動風的一種症狀。

藥王孫思邈道醫養生

語　譯

風病有十二種；邪風侵入頭部，就發生耳聾；邪風侵入眼目，則遠視模模糊糊；邪風侵入肌膚，身上便生疹子，而且筋脈緊急；邪風侵入血脈，則上下流竄無常；邪風侵入心臟，則心痛煩悶悸動，腹部容易發生脹滿，邪風侵入肺部，則咳嗽呃逆而短氣；邪風侵入肝臟，則眼睛視物不清，目赤流淚，不時發作；邪風侵入脾臟，則脾不運化，腸中嚨嚨作響而脇下脹滿；邪風侵入腎臟，則耳鳴而發聾，腿腳感到疼痛，腰臀部位不能隨意運動，嚴重的不能進飲食，邪風侵入膽腑，則兩眉之間疼痛，大小便不利，使人生痛痹。五勞、六極、七傷、七氣一齊聚積起來變生成疾病，厲害的就會得嚴重的大風病，（指麻風病之類），使人產生濕痹而麻木不仁，肢體偏枯而筋脈萎縮，手足四肢拘攣抽搐，關節阻滯隔塞，經脈不通暢，因而產生百病，身體羸瘦而短氣，使人不能產子。此種疾病不論降臨到誰身上，都會夭折早逝。這是由於勞傷血氣，心氣虛損不足所造成的。

假若勞而觸風，則令人發生腰背反折的角弓反張：全身皆抽動，或眉毛鬍鬚陡然掉落；或因惡氣侵襲而腫起，神魂離去，夢見與鬼交合，或者悲哀憂傷不止，神志恍惚而又恐懼，吃不下飲食。疾病或進或退，疼痛無常處。到了這步田地再尋求治療，不是太難了嗎？

按　語

本段由各種風病的敘述，說明疾病不是一朝一夕造成的，極力主張有病早治，無病早防，不要等到病人膏肓再去求治。這個看法很正確。值得養生者重視。

中國道家養生廿字要訣

——中山大學舉辦「羅浮山道家養生與哲學專題講座」
綱要之一
世界著名丹道壽星吳雲青弟子、中山大學兼職教授
中國廣東羅浮山軒轅庵、紫雲洞道長　蘇華仁

中國道家養生之道，其養生效果真實而神奇。其道理
「道法自然」規律，博大精深，師法並揭示宇宙天地人萬事
萬物變化規律。因而能夠讓全人類達到健康長壽、天人合
一。確如中華聖祖《黃帝陰符經》中所言：「宇宙在乎手，
萬化生乎身」。

一、中國道家養生廿字要訣內容

中國道家養生之道，其具體方法卻極其簡單、至簡至
易，便於操作。正如古今丹道祖師所言：「大道至簡。」要
爾言之，不過「道家養生廿字要訣。」其內容如下：

　　永保童心，早睡早起，
　　長年食素，煉好內丹，
　　積德行功。

以上「中國道家養生廿字要訣。」是我多年反覆學習道
家養生經典：《黃帝陰符經》《黃帝內經》《黃帝外經》
《老子道德經》《太上老君內丹經》和《周易參同契》《孫
思邈千金要方・道林養性》《呂洞賓祖師全書》《張三豐全

集》等道家經典，然後對其中道家養生之道成功經驗的高度濃縮與高度概括；同時是我多年來，學習當代多位年逾百歲猶童顏的道家內丹養生高師吳雲青、李理祥、趙百川、唐道成和道功名家邊治中、李嵐峰，道家內丹養生之道成功經驗的高度濃縮與高度概括。

二、中國道家養生廿字要訣眞實效果

我近年來，應邀在海內外講學，講授中國道家養生之道時，我都主要講：「道家養生廿字要訣。」無數實踐證明：凡是聽課者能切切實實執行「道家養生廿字要訣」的，都能取得身心康壽、開智開慧、事業成功的真實而神奇的養生效果。故大家稱讚「道家養生廿字要訣。」

為「健康聖經。」為此，我特意寫出「道家養生廿字要訣。」禮贊：

> 永保童心返歸嬰，早睡早起身常青，
> 長年食素免百病，煉好內丹天地同，
> 積德行功樂無窮。

三、黃帝《陰符經》老子《道德經》
中國道家養生廿字要訣本源

中國道家養生廿字要訣，其方法簡便易行，效果真實神奇。溯其根源，主要來源於中華民族神聖祖先、中國道家始祖黃帝《陰符經》、中國道家祖師老子《道德經》。

當我們靜觀細讀、反覆揣摩黃帝《陰符經》老子《道德經》，你自然而然會真切地感受到，黃帝與老子對人類身心

健康長壽的關懷與大慈大悲的博大胸懷。

為了全人類健康長壽，黃帝、老子自願將他們取得養生長壽，成功經驗，毫無保留地貢獻給全人類，衷心地希望全人類，獲得健康長壽。《史記‧五帝本紀》《史記‧封禪》記載：黃帝平生用道家養生之道，獲得壽高一百一十一歲以上高壽，《史記‧老莊韓非列傳》記載老子「壽高二百餘歲不只知所終」。

1.「永保童心」源自黃帝《陰符經》「至樂性餘」老子《道德經》「聖人皆孩子」。

「永保童心」，是古今中外壽星與養生名家取得養生長壽共同成功經驗之一，故黃帝《陰符經》老子《道德經》，反覆諄諄、循循善誘的教導全人類要從「爭名奪利」，「庸碌一生」中解脫出來，人類的生活方式，要全方位地回歸自然，要時時刻刻保持心性樂觀，做到「至樂性餘，至靜性廉」，（黃帝《陰符經》下篇）同時，時常永保童心，如嬰兒之未孩。並且特別指出：聖人的養生要訣是：「聖人皆孩子」（老子《道德經》第四十九章。）詳情請看：黃帝《陰符經》老子《道德經》全文。

2.「早睡早起」來源於黃帝《陰符經》、老子《道德經》「道法自然」規律養生。

眾所周知：人是大自然的兒子，人是宇宙萬物之靈，故人與大自然本來就是天人合一天人一體的。這一點：我們中華民族的偉大祖先、中國道家始祖黃帝，早在約五千年前就發現這一科學真理。故黃帝《陰符經》上篇曰：「宇宙在乎手，萬化生乎身。」中國道家祖師老子早在二千五百多年，繼承發展黃帝關於「天人合一」思想，老子在其名著老子《道德經》中曰：「人法地，地法天，天法道，道法自

然。」

不言而喻：「道法自然」規律是人類養好生的根本法則、根本準則、根本保證。

「日出而作，日落而息」是古今人類與大自然同步的具體體現。

「早睡早起身體好」是婦幼皆知的養好生的好習慣與成功經驗。

「萬物生長靠太陽」是婦幼皆知的生命生長的根本法則。

中國道家傳統養生要訣詩曰：

> 天有三寶日月星，地有三寶水火風；
> 人有三寶精氣神，善用三寶可長生。

道家傳統養生要訣又曰：「人生在卯」指人生健康長壽要卯時起床，修煉與工作。卯時，即早上 5～7 點，而早上 5～7 點，恰恰是日、月、星三寶聚會之時。

清晨初生的太陽光，古人稱之為「日精」，將日精吸入人體之內稱為「採日精」。無數採日精者經驗證明：對著清晨的太陽練功、沐浴清晨的陽光，呼吸清晨的新鮮空氣，對人類健康長壽補益甚大。

月亮光，古人稱之為「月華」，早上 5～7 點和晚上 5 點～7 點，對著初升的月光修煉，將月亮光呼吸入人體之內古人稱之為「吸月華」，對身體也有很大的補益。

星星光，古人稱之為「星輝」，早上 5～7 時，和晚上 5 點～7 時，包括夜晚對著星辰修煉，將星光呼吸入人體之內，對身體也有很大的補益。而且可以激發人類大腦的活力

與想像力、創造力。

而現代科學透過現代化儀器，試驗表明：太陽光、月亮光、星星光中，均含有大量的對宇宙生命生長，特別是人類生命有益的大量的微量元素。而每天早上 5～7 點，正是太陽光、月亮光、星星光三光相聚之時，三種光綜合為一產生的微量元素對人類健康長壽，更為有益。這是無數早上卯時修煉者，取得健康長壽與開發智慧成功的經驗總結。

黃帝《陰符經》下篇曰：「聖人知自然之道不可違，因而制之。」老子《道德經》第二十五章曰：「人法地、地法天、天法道，道法自然。」這兩者之說，都是強調人類養生一定要「道法自然」規律，而早睡早起，則是「道法自然」規律、具體養生方法之一，早睡早起身體好，是無數取得養生長壽者的寶貴經驗，誰認真遵行誰身心健康受益。

3.「長年食素」源自老子《道德經》「見素抱樸」「深根固蒂」。

「長年食素」是中國道家傳統養生二十字要訣之一，也是中國道家取得養生長壽成功經驗。老子《道德經》第十九章、五十九章曰：「見素抱樸」是謂「深根固蒂」「長生久視」之道。

「長年食素」對人類健康長壽有益。早已為現代科學由實踐證明：故現代科學之父愛因斯坦，運用大智大慧，經過長期的嚴謹科學實驗後，深刻而精闢地指出：「我認為素食者的人生態度，乃是出自極單純的生理上的平衡狀態，因此，對於人類的影響應是有所裨益的。」

在中國古代老子與現代科學之父愛因斯坦等大聖哲、大科學家影響下，當今世界食素的人數越來越多，各國素食學會如雨後春筍，日益增多。有資料表明：在台灣很早以前就

率先建立了「素食醫院」。新加坡等國家和地區早已有了素食幼兒園、素食中學與素食大學。

更有資料表明：除上述老子與愛因斯坦外，長年食素者還有古今中外許許多多的大聖哲：如中國儒家聖人孔子、佛祖釋迦牟尼，耶穌基督……大科學家達爾文、愛迪生、牛頓……大政治家邱吉爾、甘地……大作家托爾斯泰、蕭伯納、馬克吐溫、伏爾泰……大畫家達芬奇和體壇名人劉易斯……

綜上所述：「長年食素」是中國道家傳統養生二十字要訣之一，是中國道家養生長壽成功經驗，也是古今中外諸多大智大慧者的明智選擇，更重要的是您只要認真的食素一個月，您的心身健康素質和智商就會改善。這是無數健康長壽者的經驗之談。

還有重要的一點是：現在環境污染與轉基因飼料飼養動物，給人類健康造成危害日益嚴重，故當今人類實行長年素食者日益增多。

4.「練好內丹」源於黃帝《陰符經》、老子《道德經》《老子內丹經》。

「練好內丹」是中國道家傳統養生二十字要訣之一，因為，中國道家養生之道精華是中國道家內丹養生之道。中國道家內丹養生之道，是古今中國各界泰斗和中國道家養生名家取得養生長壽，開發大智，事業成功、天人合一的真實而神奇法寶。古今中外無數修煉者的實踐表明：中國道家內丹養生之道，也是全人類取得養生長壽，開發大智，事業成功、天人合一的真實而神奇法寶。

中國道家內丹養生要訣與秘訣，主要蘊含於黃帝《陰符經》、老子《道德經》、《老子內丹經》之內。黃帝《陰符經》中講得「宇宙在乎手，萬化生乎身。知之修煉，謂之聖

人」是指修煉中國道家內丹養生之道。修煉中國道家內丹養生之道的核心是人與宇宙天人合一。

老子《道德經》中第一章講的「常有欲觀其竅，常無欲觀其妙」，實是講修煉中國道家內丹養生之道的第一要訣是「守玄觀竅」，所以其下緊接著曰：「玄之又玄，眾妙之門」。

鑒於上述，故中國道家南宗祖師張伯端在《悟真篇》中，用詩歌禮讚黃帝《陰符經》與老子《道德經》曰：

> 陰符寶字逾三百，道德靈文止五千，
> 今古上仙無限數，盡從此處達真詮。

老子《道德經》與《老子內丹經》一同珍藏於中國《道藏》之內。《老子內丹經》在《道藏》中原題名為《老上老君內丹經》，眾所周知：「太上老君」是中國道家與中國道教對老子的尊稱，緣於此《太上老君子內丹經》，實是《老子內丹經》。《老子內丹經》闡述中國道家內丹養生之道要訣曰：「夫練大丹者，精勤功行。修生之法，保身之道，因氣安精，因精養神，神不離身，身乃長健。」

5.「積德行功」源於《黃帝陰符經》「天人合發」，老子《道德經》「重積德則無不克」。

「積德行功」是中國道家傳統養生二十字要訣之一。

「積德行功」源於《黃帝陰符經》「天人合發、萬變定基」，「知之修煉、謂之聖人」，與老子《道德經》第五十九章：「重積德則無不克。」倘我們靜觀、細讀《黃帝陰符經》和老子《道德經》，您可以從字裏行間深深體會到：黃帝、老子對「積德行功」精華的論述。特別是老子《道德

經》第五十一章、五十四章、五十九章論述尤顯詳細、尤顯重要，故今敬錄如下：

老子《道德經》第五十一章曰：「道生之，德蓄之，物形之，勢成之，是以萬物莫不遵道而貴德，道之尊，德之貴，夫莫之命而常自然。故道生之，德蓄之，長之育之，成之熟之，養之復之。生而不有，為而不恃，長而不有，是謂玄德。」

老子《道德經》第五十九章曰：「治人事天莫若嗇。夫唯嗇，是謂早復，早復謂之重積德，重積德則無不克。無不克則莫知其極，莫知其極則可以有國，可以長久。是謂深根固蒂，長生久視之道。」

老子《道德經》第五十四章曰：「修之於身，其德乃真，修之於家、其德乃餘，修之於鄉、其德乃長，修之於國、其德乃豐，修之於天下，其德不普；故以身觀身，以家觀家，以鄉觀鄉，以國觀國，以天下觀天下。吾何以知天下之然哉？以此。」

中華丹道·傳在吳老

——己丑年（2009 年）恭拜世界著名壽星吳雲青真身獻辭
（徵求意見稿）
吳雲青入室弟子、廣東羅浮山軒轅庵蘇華仁
（吳老賜道號：蘇德山）

一

五月十五、歲在己丑，恭立安陽、吳老身後，
靜觀人類、放眼宇宙，面對現實、悲歡皆有，
諸多災難、時降五洲，經濟風暴、令人哀愁，
信仰迷茫、競擬走獸，甲型流感、侵襲全球，
人類繁榮、大家共求，仰問蒼天、良方何有？

二

當今世界、中華獨秀，雖歷滄桑、終居上游，
舉世仰慕、探其源由，究其根源、全在道家，
道家文化、孕育偉大，人類歷史、啓示人類，
道家文化、救世良方，得道者昌、失道者亡。

三

道家文化、淵源流長，中華聖祖、黃帝開創，
越五千年、如日月光，聖祖黃帝、演易《歸藏》，
著《陰符經》《黃帝內經》；偉哉老子、集其大成，
著《道德經》、傳《內丹經》。道家文化、「道法自
然」，人類遵之、自然日興，

道家核心、「天人合一」人類忠行、萬事可成。

四

道家秘傳、最重內丹，養生法寶、修眞成仙；
因此中華、也稱神州，縱觀古今、橫覽中外，
朗朗乾坤、獨尊內丹，中華泰斗、多煉內丹，
黃帝煉成、龍馱升天，龍的傳人、因此開端；
老子丹成、著《道德經》，「東方聖經」、世世永傳；
孔子學道、拜師老子；發獨龍嘆、《史記》明載；
孫子兵法、萬古流傳，修道保法、乃其大概；
商祖范蠡、攜同西施，外助勾踐、內煉內丹，
隱居太湖、逍遙自在。

五

智聖鬼谷、煉成內丹，注《陰符經》、隱雲蒙山，
入世法傳、蘇秦張儀，毛遂徐福、孫臏龐涓，
出世法傳、茅蒙茅山，雨王赤松、稱黃大仙，
內丹煉成、逍遙人天，育出張良、一代國師，
功成身退、辟穀修仙；張良玄孫、名張道陵，
爲傳大道、創立道教，從此中華、方有敎傳，
外傳法術、內傳內丹，光陰似箭、越二千年，
代代仙眞、口傳內丹，名家輩出、功德永傳，
葛洪煉丹、隱羅浮山，著《抱朴子》、建立道觀，
偉哉藥王、名孫思邈，著《千金方》、內丹詩傳。

六

呂祖洞賓、天仙狀元，爲學內丹、受盡苦難，

鍾離權師、口授眞傳，爲使大道、永傳人間，
偉哉呂祖、不避艱險，東西南北、爲度有緣，
中華大地、遺跡猶在，《呂祖全書》、德澤人天：
北有七眞、祖述呂祖，南有五祖、根在呂仙，
大江西派、呂祖開源，呂祖師友、最尊陳摶，
高臥華山、傳道眞脈，承前啓後、繼往開來，
育出弟子、火龍眞人，育出徒孫、名張三豐，
創太極拳、秘傳內丹，造福人類、口碑永傳。

七

方今世忙、人身少健，爲益身心、惟有內丹，
歷史經驗、史書明載，煉好內丹、心身康泰，
煉好內丹、轉危爲安，煉好內丹、人類日健。

八

當今之世、內丹何在？中華大道、內丹誰傳？
吳老雲青、煉成內丹，上承黃帝、老子眞傳，
吳老雲青、眞人典範，年逾百歲、鶴髮童顏，
積德行功、廣度有緣，臨終坐化、歸空九天，
金身不壞、萬世稱讚，我輩效之、煉成內丹，
度己度人、造福人天，笑傲滄桑、得大自在。

二〇〇九年六月七日吟於安陽
有修改意見請打手機：13138387676

道家養生長壽基地崛起山東沂蒙山

——代《中國道家養生與現代生命科學系列叢書》再版後記

　　承蒙海內外各界有識有緣之士的理解與厚愛，《中國道家養生與現代生命科學系列叢書》出版上市後很快脫銷開即將再版，我有幸作為本叢書總主編，首先懷著十分感恩的心情，懇謝我們中華民族神聖祖先伏羲、黃帝、老子等古之大聖哲，是他們運用大智大慧，參透宇宙天地人生命變化規律，而後克服無數艱難險阻，給我們創立了古今中外有識之士公認為全人類最佳養生長壽之道的中國道家養生之道。

　　再者懇謝對在本叢書編寫、出版、傳播過程中給以支持的海內外各界有緣之士；同時懇謝海內外各界有緣又深深的讀者們。

　　這其中特別值得一提的是：中國當著名傳統養生文化研究專家、博士，海內外著名的中國傳統養生文化傳播者李志杰博士，結緣於我隱居修煉中國道家養生之道的中國廣東羅浮山軒轅庵，我們倆一談相知，因為我們對中國傳統養生文化精華中國道家養生之道認識、理解、研究、完全一致，在相見恨晚的談話中，李志杰博士告訴我一個令人十分鼓舞的喜訊；為了盡快弘揚中國道家養生文化，造福世人、身心康壽。他已和山東金匯蒙山旅遊資源開發有限公司董事長李興等有關同道，在位於中國山東沂蒙山腹地蒙陰縣「蒙山國家森林公園」與「蒙山國家地質公園」內，已經開始建設一個中國道家養生長壽基地，而且已初具規模。李志杰博士希望

我能盡快實地考察，如有緣，他希望我以後能常到基地去講授、傳播中國道家養生之道。

因為我是學習與研究中國歷史和中國道家養生之道的，故我深知：中國山東沂蒙山和沂蒙山廣闊的周邊地區，是一片地靈人傑的風水寶地。根據諸多史書明確記載：古來這塊寶地孕育造就出為數不少的中國儒家聖人與中國道家仙真，同時孕育出數位大軍事家與中國文化名人，其中，最著名的有儒家聖人孔子、孟子、曾子、荀子與中國書法聖人王羲之、顏真卿以及中國算術聖人劉洪、中國孝聖王祥、孔子的老師之一郯子也生活在蒙山一帶，最著名的中國道家仙真有鬼谷子、赤松子、安期生、黃大仙……最著名的軍事家有孫武子、孫臏、蒙恬、諸葛亮……，緣於此，山東沂蒙山也被史家稱為中華仙聖文化的搖籃。

緣於上述原因，我欣然應諾李志杰博士的邀請。於是，2009 年 6 年 7 日，我先邀請李志杰博士、李興董事長、河南省工商銀行劉樹洲先生、河南電視台辦公室劉素女士、青島甘勇董事長、廣西張勇董事長、深圳中華養生樂園創辦人張莉、河南易學新秀李悟明等一行九人來到我的故鄉，舉世聞名的《周易》發源地中國河南安陽。

在安陽靈泉寺內參加了我與師弟山西大學劉鵬教授合辦的我的道家養生師父、世界名壽星吳雲青不腐肉身拜謁儀式。而後，《中國道家養生與現代生命科學系列叢書》編委、河南省著名企業家、《周易》學者、安陽市貞元集團董事長駢運來的夫人梁婷梅與台灣易學名人、《周易》學會理事長丁美美設午宴盛情款待我們。下午二時，我們一行十人告別古都安陽，驅車千里，於當晚到達位於山東沂蒙山腹地的蒙陰縣蒙山國家森林公園內，此處是著名的國家 4A 級名

勝風景區。

當日夜半，我們一行十人登上蒙山，舉目四望，但見在皎潔月光輝映下，群峰起伏，莽蒼蒼的蒙山像一條沉睡的巨龍安臥在齊魯大地上，滿山遍野的松樹林散發的陣陣松花香味沁人心脾，使人身心頓爽……

次日清晨，李志杰博士帶領我們一行數人到蒙山頂上考察。我們登上白雲繚繞的蒙山峰頂，環顧四方曠野，親身體驗了孔子當年「登蒙山而小齊魯」的神韻；同時，親身體驗了荀子身為「蘭陵令」即沂蒙山地區長官所生活多年的山水與人文風貌……

次日上午，李志杰博士又特意安排專人帶我們考察了位於蒙山峰頂的兩座古道觀「雨王赤松子、黃大仙廟」（當地人簡稱為雨王廟）與「紫雲觀」（紫雲觀之名源於老子「紫氣東來坐觀天下」）。但見廟觀建築風格古樸而壯重，廟內供奉的神像有中國雨王赤松子、黃大仙、中華智聖鬼谷子、中國道家真人呂洞賓、道佛雙修的慈航道人觀音菩薩，於此足見蒙山中國道家文化底蘊深厚……

次日下午，李志杰博士、李興董事長特意與我就在蒙山籌建中國道家養生長壽基地，交換了各人觀點與打算，令我們三人感到十分滿意的是，我們三人見識、觀點與打算竟然不謀而合。最後我們三人達成了共識：充分發揮蒙山得天獨厚的壯美大自然環境與底蘊深厚的人文環境。同時以蒙山現有的四星級標準的蒙山會館為基礎，盡快籌建起中國道家養生長壽基地。隨後，李博士、李董事長又與我詳細探討了中國道家養生長壽基地的近期與遠期規劃。

我們到蒙山的第三天，李志杰博士又特意安排兩個專人陪我們一行人從山上一直考察到山下，又從山下考察到山

上，其間收穫甚豐；最大的收穫為參觀中國戰國時代軍事家孫臏與龐涓修道讀書的山洞。孫臏洞給我們留下的印象尤為深刻；我們身臨孫臏洞，但見四周美如仙景，那古樸幽靜的山洞高低深淺適度，令我們遐想當年大軍事家孫臏拜中國智聖鬼谷子為師，在地靈人傑的蒙山中學習與研究其祖父孫武子所著《孫子兵法》，而後成為大軍事家、著出流傳萬世而不衰的《孫臏兵法》的一幕幕……而今，山東臨沂銀雀山漢墓竹簡博物館陳列出土的《孫臏兵法》竹簡，是孫臏著兵法的印證。

下午，我們則重點考察了具有四星級標準的蒙山會館，但見蒙山會館主體大樓座西面東、背山面水、紫氣東來。蒙山會館大樓共有四層，設施與服務水準可以說是一流的，蒙山會館可以容納一百多人的食宿與學習，其標準房間和會議室裝修風格使人有賓至如歸的感覺。

第三天晚上，我們一行人和李志杰博士、李興董事長舉行了晚餐會。其間，我們進一步確立了中國道家養生基地基本框架：以蒙山大自然的環境為大課堂，以蒙山會館作為生活與學習的小課堂，以《中國道家養生與現代生命科學系列叢書》為中國道家養生基地的主要教材。

光陰似箭，轉眼三天過去，當我即將離開蒙山之時，我看著李志杰博士與李興董事長大慈大悲，立志建設中國道家養生基地，大力弘揚中國道家養生長壽文化，造福人類健康長壽的雄偉藍圖，同時，我再一次飽覽了山東蒙山壯美的風光山色，深信曾經孕育造就出諸多聖人與仙真的中國大軍事家和文化名人的山東沂蒙山，緣於中國道家養生基地的建立，一定會在當代孕育出更多的中國道家養生人才而造福世人。

我深信中國山東蒙山道家養生基地會越辦越好。

我深信世界各地中國道家養生基地會越辦越多。

我深信來中國道家養生基地養生者會越來越多。

蘇華仁

2009 年 7 月 1 日寫起於中國廣東羅浮山軒轅庵中

聯繫手機：13138387676

郵箱：su13138387676@163.com

休閒保健叢書

1 瘦身保健按摩術
定價200元

2 顏面美容保健按摩術
定價200元

3 足部保健按摩術
定價200元

4 養生保健按摩術
定價280元

5 頭部穴道保健術
定價180元

6 健身醫療運動處方
定價230元

7 實用美容美體點穴術
定價350元

8 中外保健按摩技法全集+VCD
定價550元

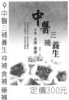
9 中醫三補養生神補食補藥補
定價300元

10 運動創傷康復診療
定價550元

11 養生抗衰老指南
定價350元

12 創傷骨折救護與康復
定價220元

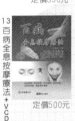
13 百病全息按摩療法+VCD
定價500元

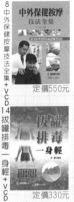
14 拔罐排毒一身輕+VCD
定價330元

15 圖解針灸美容+VCD
定價350元

16 圖解針灸減肥
定價350元

圍棋輕鬆學

1 圍棋六日通
定價160元

7 中國名手名局賞析
定價300元

8 日韓名手名局賞析
定價330元

9 圍棋石室藏機
定價250元

10 圍棋不傳之道
定價250元

11 圍棋出藍秘譜
定價250元

12 圍棋敲山震虎
定價280元

13 圍棋送佛歸殿
定價280元

14 無師自通學圍棋
定價280元

15 圍棋手筋入門 必做題
定價250元

象棋輕鬆學

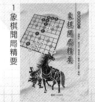
1 象棋開局精要
定價280元

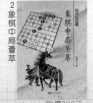
2 象棋闡局精萃
定價280元

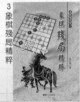
3 象棋殘局精粹
定價280元

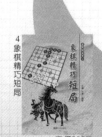
4 象棋精巧短局
定價280元

太極武術教學光碟

太極功夫扇
五十二式太極扇
演示：李德印 等
(2VCD)中國

夕陽美太極功夫扇
五十六式太極扇
演示：李德印 等
(2VCD)中國

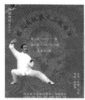

陳氏太極拳及其技擊法
演示：馬虹(10VCD)中國
陳氏太極拳勁道釋秘
拆拳講勁
演示：馬虹(8DVD)中國
推手技巧及功力訓練
演示：馬虹(4VCD)中國

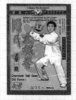

陳氏太極拳新架一路
演示：陳正雷(1DVD)中國
陳氏太極拳新架二路
演示：陳正雷(1DVD)中國
陳氏太極拳老架一路
演示：陳正雷(1DVD)中國
陳氏太極拳老架二路
演示：陳正雷(1DVD)中國
陳氏太極推手
演示：陳正雷(1DVD)中國
陳氏太極單刀・雙刀
演示：陳正雷(1DVD)中國

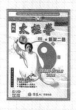 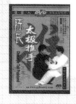

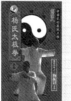

楊氏太極拳
演示：楊振鐸
(6VCD)中國

本公司還有其他武術光碟
歡迎來電詢問或至網站查詢
電話：02-28236031
網址：www.dah-jaan.com.tw

原版教學光碟

歡迎至本公司購買書籍

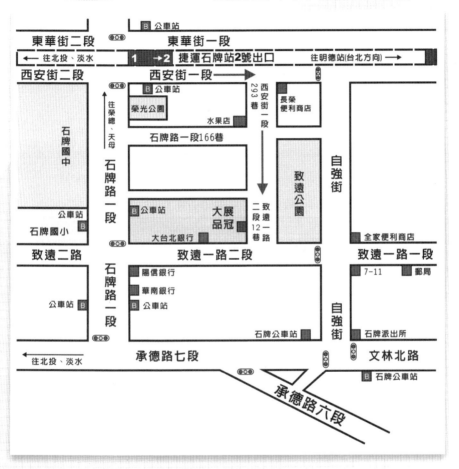

建議路線

1. 搭乘捷運・公車

　　淡水線石牌站下車，由石牌捷運站２號出口出站(出站後靠右邊)，沿著捷運高架往台北方向走(往明德站方向)，其街名為西安街，約走100公尺(勿超過紅綠燈)，由西安街一段293巷進來(巷口有一公車站牌，站名為自強街口)，本公司位於致遠公園對面。搭公車者請於石牌站(石牌派出所)下車，走進自強街，遇致遠路口左轉，右手邊第一條巷子即為本社位置。

2. 自行開車或騎車

　　由承德路接石牌路，看到陽信銀行右轉，此條即為致遠一路二段，在遇到自強街(紅綠燈)前的巷子(致遠公園)左轉，即可看到本公司招牌。

國家圖書館出版品預行編目資料

藥王孫思邈道醫養生/巫懷徵　蘇華仁　劉繼洪　任芝華　編著
——初版，——臺北市，大展，2011〔民100 . 10〕
面；21公分 ——（道家養生與生命科學；2）
ISBN　978－957－468－832－6（平裝）
1.（唐）孫思邈　2.中醫　3.養生　4.道家
413 . 21　　　　　　　　　　　　　　　　　100015580

藥王孫思邈道醫養生

編　　著/巫懷徵　蘇華仁　劉繼洪　任芝華
責任編輯/趙志春
發 行 人/蔡森明
出 版 者/大展出版社有限公司
社　　址/台北市北投區（石牌）致遠一路 2 段 12 巷 1 號
電　　話/（02）28236031・28236033・28233123
傳　　眞/（02）28272069
郵政劃撥/01669551
網　　址/www.dah-jaan.com.tw
E - mail / service@dah-jaan.com.tw
登 記 證/局版臺業字第 2171 號
承 印 者/傳興印刷有限公司
裝　　訂/建鑫裝訂有限公司
排 版 者/弘益電腦排版有限公司
授 權 者/山西科學技術出版社
初版 1 刷/2011 年（民 100 年）10 月

定　價/400 元

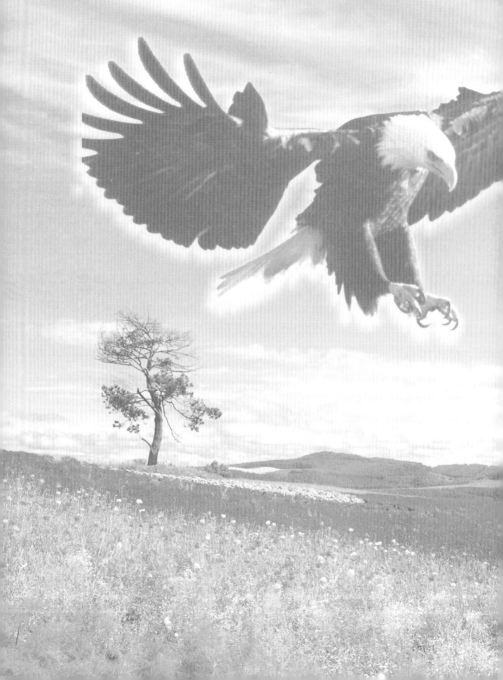

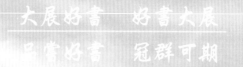
大展好書　好書大展
品嘗好書　冠群可期

大展好書　好書大展

品嘗好書　冠群可期